SÉ
JOVEN

SÉ JOVEN

Verte, sentirte y mantenerte joven a cualquier edad

Dr. Shino Bay Aguilera

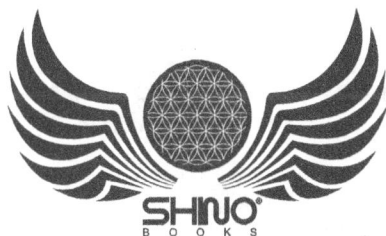

SHINO BOOKS

Miami, Florida

La intención de este libro es oficiar únicamente como un marco de referencia, no como un manual médico. La información ofrecida aquí está diseñada para ayudarte a tomar decisiones informadas sobre tu salud. No pretende sustituir cualquier tratamiento que podría prescribir tu médico. Si sospechas que tienes un problema, por favor busca la ayuda médica en referencia a dicho problema.

La mención de empresas, organizaciones o autoridades específicas en este libro no implica apoyo ni representación por parte del autor ni de los editores, tampoco implica la mención de empresas, organizaciones o autoridades específicas que éstas apoyan o representan a este libro, su autor o los editores. Las direcciones de Internet y los números de teléfono indicados en este libro eran correctos al momento de impresión.

Correctora de estilo: Heather Dubnick
Diseño interior y de tapa: Gus Yoo
Foto de tapa: Antonio Cuellar Photography

Edición y descripción literaria: Verónica Álvarez Puente

Shino Bay Books
350 Las Olas Boulevard, Suite 110
Fort Lauderdale, FL. 33301
www.beyouthfulbook.com
(954) 765-3005

Biblioteca del Congreso de los Estados Unidos
Información de catalogación de publicaciones

978-0-9911445-2-5 (en rústica)
978-0-9911445-3-2 (electrónico)

1. Belleza 2. Salud 3. Anti-envejecimiento 4. Aspecto personal
5. Cuidado de la piel 6. Dermatología 7. Cosmética

Dedico este libro a mi hermosa madre, Ángela, que me enseñó la bondad y compasión al prójimo, y que la belleza interna realza la belleza externa.
Dedico este libro, también, a mi hermosa abuela, Carmen, quien me enseñó a ser fuerte en medio de la adversidad y me inspiró para convertirme en un médico comprensivo y solidario.

Contenido

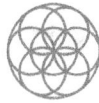

Prólogo

Como dermatólogo cosmético, escucho las mismas preguntas día tras día durante las consultas con mis pacientes:

"¿Cómo puedo evitar el envejecimiento?"

"Con todo el daño que tengo por culpa del sol, ¿tengo alguna esperanza?"

"¿Qué puedo hacer para evitar hacerme un *lifting*?"

Cada persona con la que me cruzo parece estar luchando desesperadamente por frenar el reloj. Muchas veces, la gente llega a mi consultorio con bolsas llenas de lociones, pociones y sueros, buscando mi opinión sobre sus tratamientos de belleza. Quiere saber cuál de esos ingredientes cumple la promesa de ser la solución perfecta contra el envejecimiento. Otras veces, llega con sus propias ideas pre-existentes sobre cómo quiere que utilice rellenos, Botox® y láser para combatir su proceso de envejecimiento. Hoy en día nadie quiere perder la batalla contra el paso del tiempo.

La batalla que estoy describiendo se debe, en parte, a nuestra obsesión en la cultura occidental con la juventud y se debe, también, a que la medicina ha avanzado rápidamente en las últimas décadas. Estamos viviendo más años y queremos que nuestro aspecto nos acompañe. No sólo queremos la longevidad; queremos sentirnos bien y vernos bien, también. Es casi considerado un agravio en nuestros tiempos llamar a alguien *viejo*.

Nuestra actual preocupación por la juventud no es nueva; se han documentado sentimientos similares a lo largo de la historia. La antigua búsqueda para encontrar las aguas curativas de la legendaria Fuente de la Juventud fue emprendida durante más de mil años por exploradores notables como Ponce de León, el europeo que descubrió Puerto Rico y Florida. La búsqueda de la juventud ha sido constante y mayormente infructuosa— hasta hace poco. Recientemente hemos realmente progresado en esta área.

Ahora contamos con un restaurador de juventud viable. ¿Te gustaría saber cuál es esta nueva fuente de juventud que ha sido descubierta? Es una combinación de formas en las que podemos cuidarnos para mantenernos sanos por dentro y por fuera. Muchos factores contribuyen a nuestra habilidad para mantenernos jóvenes, incluyendo modificaciones simples al estilo de vida tales como un buen tratamiento de cuidado del cutis.

Durante las consultas, mientras mis pacientes me cuentan sus preocupaciones acerca de su aspecto, observo tranquilo sus caras. Trato de determinar qué está causando su envejecimiento. Nunca me preocupo por su edad cronológica, más bien me preocupo por su edad *aparente*. Existen factores tanto intrínsecos como extrínsecos que aceleran el proceso de envejecimiento. Los *factores intrínsecos* son temas relacionados a la salud interna, tales como los hábitos alimenticios, el ejercicio, el sueño y el estrés. Los *factores extrínsecos* son asuntos ambientales, tales como la exposición al sol y la contaminación. En términos generales, nunca es uno solo el factor que contribuye a una cara que envejece.

CÓMO USAR ESTE LIBRO

En *Sé joven*, aprenderás cómo hacer para mantener tu cutis sano y de aspecto joven durante cada década de tu vida. Estoy compartiendo contigo la misma información y los mismos consejos que doy a mis propios pacientes en el Shino Bay Cosmetic Dermatology, Plastic Surgery and Laser Institute.

En el Capítulo 1, hablaremos sobre la importancia de la adiposidad saludable para mantener un aspecto joven en la madurez. En el Capítulo 2, nos detendremos en el tema de cómo impacta en nuestro aspecto la pérdida ósea. Estudiaremos las proporciones y la simetría que hacen que nuestras caras se vean estéticamente agradables.

En el Capítulo 3, compartiremos información sobre las distintas capas de la piel y sobre la importancia del colágeno y de la elastina. Aquí entraremos también en detalle sobre los factores intrínsecos y extrínsecos que envejecen la piel, siendo en este último caso el tabaquismo y la luz solar los principales responsables.

El Capítulo 4 está dedicado a los trastornos más comunes de la piel: el acné, la rosácea, el eczema, las arrugas, las cicatrices, el melasma y las lesiones pigmentarias. Son condiciones mayormente benignas, a las que igualmente denominamos las "siete plagas".

En el Capítulo 5, nos sumergiremos en el tema del daño por efectos del sol y el fotoenvejecimiento, responsable de la mayoría de las arrugas y de las manchas oscuras que aparecen a medida que envejecemos. Aprenderás sobre las diferentes longitudes de onda de la luz ultravioleta y cómo salvaguardar la piel joven de todas ellas. Existe mucha confusión sobre la protección solar: aquí encontrarás claridad.

En el Capítulo 6, iremos década por década desde los veinte años hasta los sesenta y más para descubrir cuáles son los cambios físicos que atraviesa el cuerpo y cómo podrían impactar en tu piel y alterar tu aspecto con el paso de los años. Te daré recomendaciones específicas sobre qué tipo de hidratantes, limpiadores y tratamientos son apropiados y necesarios para usar en las progresivas edades. Hay una sección especial para las mujeres que se preparan para enfrentar la menopausia.

En el Capítulo 7, viajaremos por el mundo de los neuro-moduladores: Botox®, Dysport® y Xeomin®. En el Capítulo 8, hablaremos del tema de los rellenos inyectables—siliconas, transferencias de lípidos, colágeno y ácidos hialurónicos, entre otros, como así también las inyecciones autólogas de plasma y de células madre. Autólogas simplemente significa que estas inyecciones se llevan a cabo con las células madre y el plasma de la propia persona preparados médicamente para este fin específico.

En el Capítulo 9, exploraremos en detalle mi dispositivo favorito: el láser. Los láseres de distinta longitud de onda pueden ser utilizados para tratar distintos tonos de piel y los problemas que se presentan en tonos que abarcan toda la gama de la paleta de colores. Aquí describiremos los mejores equipamientos existentes hoy en día en el mercado para tratar el vello indeseado, las lesiones vasculares, las arrugas, el fotoenvejecimiento y mucho más.

Las lociones y las pociones aparecen en el Capítulo 10. ¿Cuál es la diferencia entre los retinoides y los ácidos hidróxidos? ¿Cuándo debes tomar dimetiletanolamina (DMAE) o vitaminas? ¿Y los péptidos? Es aquí donde exploraremos los antioxidantes, los productos botánicos y los cosméticos farmacéuticos—¡inclusive la baba de caracol!

En el Capítulo 11, daremos una especial mirada a cómo el sentirte bella o bello proviene tanto de adentro como de afuera.

El Capítulo 12 es un capítulo maravilloso que nos ha aportado mi querida amiga Loren Psaltis, quien a lo largo de su carrera se ha desempeñado en muchos aspectos de la industria de la belleza, incluso como artista elite de maquillaje. Loren es una mujer exitosa. Entre sus logros, ha desarrollado una marca propia de cosméticos para una cadena de tiendas y ha sido Directora de Marketing para Calvin Klein. Al igual que en el Capítulo 6, el material en el Capítulo 12 ha sido organizado de acuerdo a las décadas arrancando en los veinte y continuando hasta los sesenta y más. Loren describe primero las herramientas del oficio del maquillaje, tales como cepillos, pinzas, esponjas y rizadores de pestañas. Luego detalla los tapa poros, las bases, los correctores y los polvos; los rubores y contornos; y las técnicas correctivas para distintas formas de ojos.

En el Capítulo 13, conversaremos sobre cómo contribuye la actitud a la vitalidad y al sentirse joven. Vivir como si fuéramos jóvenes nos hace sentir más jóvenes que entregarnos al reloj. El ejercicio, la nutrición y la buena salud mental son todos importantes para mantenernos activos, curiosos, involucrados y felices.

RECUERDA, LA BELLEZA NO TIENE EDAD

El mejor consejo antienvejecimiento que te puedo dar es que mires hacia adentro. Dado que la belleza externa se marchita y la juventud tiene fecha de vencimiento, si queremos ser percibidos como bellos durante toda la vida, debemos primero encontrar nuestra belleza interna. Como dermatólogo cosmético, convivo con la vanidad, los miedos y las pesadillas de la gente. Aunque es mi karma y mi talento divino como médico ayudar a mis pacientes a revertir o desafiar el proceso de envejecimiento y mantenerse con aspecto joven, mi trabajo va más allá de las simples apariencias. Dentro de mi corazón comprendo que estoy aquí para dar a aquellos que están bajo mi cuidado *liftings espirituales*, y ayudarlos a despertar esa fuerza vital interior que les permitirá alcanzar sus metas. Una vez que se active tu fuerza vital interior, comprenderás que tu belleza no tiene edad. La juventud es un estado mental. El amor y la bondad son los verdaderos elixires de la eterna juventud.

Por encima de todo lo demás, proponte ser amable contigo mismo. Puedes reducir el estrés ejerciendo la autoaceptación y manteniéndote positivo. Suelta los resentimientos y construye relaciones en las que des y recibas amor, afecto y aliento. Mantenerte joven consiste en estar dispuesto a probar cosas nuevas y ser curioso sobre la vida. Toma la sabiduría que viene con la experiencia y con los años, y aplícala a aceptarte y a amarte en cuerpo, mente y espíritu.

Shino Bay Aguilera, D.O.
Fort Lauderdale, Florida
Junio 2014

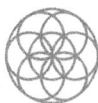

CAPÍTULO 1

La adiposidad saludable es tu aliada

A veces la información que comparto con mis pacientes los sorprende. Luego de escuchar durante un rato sus preocupaciones, puedo preguntarles, por ejemplo, "¿Sabías tú que la grasa es uno de los ingredientes clave de esa fuente de juventud que estás buscando?"

Momento en el cual, generalmente, me miran con incredulidad. Abren los ojos, y luego ríen un poco. Finalmente llegan a entender que hablo en serio.

Cuando mis pacientes preguntan por mi edad, les respondo que tengo cuarenta y tantos. Como luzco mucho más joven, saber mi edad los ayuda a empezar a creer que quizás sí tengo algunas respuestas sobre cómo detener o revertir el envejecimiento. Algunos se confunden, cuando me ven tan delgado, con una contextura que apenas tiene unos gramos de grasa. "Pero eres muy delgado," señalan. "¿Cómo puede la grasa ser la fuente de la juventud?"

"La fuente de la juventud no es la grasa del cuerpo", les respondo. "¡Es la de tu cara!"

UN POCO DE HISTORIA

Existe una absoluta aversión hacia la adiposidad. Esto se debe, en parte, a la evidencia científica de que la obesidad (el exceso de adiposidad corporal almacenada, especialmente en la zona del abdomen) podría ser responsable de algunas enfermedades cardíacas, diabetes e inclusive de algunas formas de cáncer. Como respuesta, la gente ha declarado una lucha contra la adiposidad y se rehúsa a consumir grasas con la convicción de que la grasa en nuestra comida se convierte en adiposidad en nuestros cuerpos. Habiendo tantas personas en este país que luchan con el sobrepeso y los correspondientes temas de salud asociados, no sorprende que muchas sientan animosidad hacia las grasas en la comida, que en el pasado fueron identificadas como el enemigo. Pero éste es un concepto erróneo, ya que la obesidad no es resultante exclusiva del consumo excesivo de un solo nutriente.

Afortunadamente, en años recientes hemos aprendido que no todas las grasas comestibles son insalubres. De hecho, hay "grasas buenas", tales como las que se encuentran en el salmón y en otros pescados aceitosos, en las nueces, semillas de lino, aguacates y aceite de oliva. Las grasas buenas colaboran con los procesos metabólicos, ayudan a repeler las enfermedades y son esenciales para la belleza del cuerpo humano. Las grasas ayudan a mejorar las funciones de los diferentes órganos y sistemas del cuerpo, incluyendo:

- **El cerebro:** Las grasas componen el 60 por ciento del cerebro y son esenciales en varias funciones cerebrales, incluyendo el aprendizaje, la memoria y los estados de ánimo. Es especialmente importante que las mujeres consuman grasas durante el embarazo, ya que son esenciales para el desarrollo cerebral fetal.

- **Las células:** Los ácidos grasos en la superficie de las células ayudan a las mismas a mantenerse flexibles y son responsables de la formación de las membranas celulares.
- **Los nervios:** El material que aísla y protege los nervios está compuesto de grasa: ésta ayuda a aislar sus impulsos eléctricos y a acelerar la transmisión de las señales desde las partes del cuerpo al cerebro.
- **Los ojos:** La grasa orbitaria amortigua y protege los ojos y es esencial para su funcionamiento óptimo.
- **El corazón:** Son esenciales algunas grasas específicas para ayudar al corazón a latir a un ritmo regular. El 60 por ciento de la energía del corazón proviene directamente de la combustión de grasas.
- **Los pulmones:** Las grasas saturadas son esenciales para la producción de los surfactantes pulmonares que previenen el colapso de los pulmones. Estas grasas provienen de fuentes como el pollo, las carnes rojas, los lácteos, el aceite de coco y el aceite de palma.
- **El sistema digestivo:** El tejido adiposo retrasa el proceso digestivo para que el cuerpo cuente con mayor tiempo de absorción de los nutrientes necesarios. También, las vitaminas A, D, E y K requieren de la grasa, en realidad, para su absorción.
- **El sistema inmunológico:** La inflamación, que juega un papel muy grande en el envejecimiento, es atenuada por el tejido adiposo, que ayuda al sistema inmunológico y al metabolismo a funcionar correctamente.
- **Todos los órganos internos:** La grasa omental (en referencia a la que se almacena dentro del tejido que abastece de sangre al intestino) protege y recubre todos los órganos internos.

Como puedes ver, la grasa cumple un rol fundamental en el bienestar corporal: protege los órganos internos, proporciona energía, estimula la producción de elementos básicos para la formación de hormonas y contribuye a la absorción de vitaminas solubles en ella. Dicho esto, una acumulación excesiva de tejido adiposo en el cuerpo generalmente refleja un estilo de vida poco saludable (inactividad y/o comer en exceso) o una predisposición genética a incrementar dicho tejido. El peso insalubre, especialmente el depositado en el área del abdomen, es considerado un precursor de potenciales problemas médicos, más allá de no resultar estéticamente agradable.

Por otra parte, es muy interesante saber que el tejido adiposo facial es uno de los principales tejidos afectados con el envejecimiento. En estudios recientes, la comunidad médica ha establecido que el tejido subcutáneo profundo otorga al rostro su posición, contorno y dimensiones juveniles, y por ende es crítico para aminorar los cambios morfológicos que ocurren en nuestro rostro con el paso del tiempo: cuando perdemos tejido, comenzamos a vernos demacrados y avejentados.

Podemos apreciar con claridad la importancia del tejido adiposo facial al observar a personas que han perdido mucho peso. Sus cuerpos podrán verse maravillosos, pero sus caras se muestran muy envejecidas. Durante todos estos años, la mayoría de nosotros ha estado tratando de mantener al mínimo el porcentaje de grasa corporal sin saber que nuestros rostros estaban siendo afectados negativamente. Resulta irónico, por cierto, que la adiposidad tan odiada sea, en realidad, la que finalmente nos mantiene con aspecto juvenil y alejados del cirujano plástico.

Desafortunadamente, cada uno de nosotros tiene un reloj interno en las células de nuestro tejido adiposo facial que determina cuándo comenzarán a disiparse, causando así la disminución de volumen de nuestros rostros. Algunos de nosotros, debido a factores genéticos, perderemos nuestras células más lentamente que otros. Es por ello que algunas personas, aún aquellas con la piel dañada por efectos del sol, pueden parecer más jóvenes que sus pares de igual edad, y por qué algunas personas que "hacen todo lo correcto" envejecen drásticamente.

Otro factor que afecta las células del tejido adiposo facial es la presión que ejercemos sobre nuestras caras cuando dormimos. Si preferimos apoyar un lado de la cara al dormir, ese lado siempre parecerá más envejecido que el otro. Esto se debe a que ese lado de la cara que está presionado sobre la almohada o el brazo no recibe la misma cantidad de oxígeno y de nutrientes que el otro lado. Las células adiposas del área afectada se debilitan, luego se reducen y eventualmente desaparecen. Es así como puedo descubrir de qué lado de la cama duerme un paciente. El lado afectado se ve hundido y caído, mientras que el otro lado tiende a verse relleno y más joven.

Durante las consultas, generalmente acerco a mis pacientes un espejo para mostrarles cómo se ve más joven un lado del rostro, mientras que el otro lado presenta surcos nasogenianos (líneas desde el borde de la nariz hasta la comisura de la boca) más profundos y la región mandibular más voluminosa. Tendemos a no tener conciencia de los diferentes ritmos de envejecimiento porque generalmente fijamos nuestra atención en los efectos secundarios de la pérdida del volumen adiposo de nuestros rostros. Como la simetría equivale a la belleza, un rostro asimétrico nos resta belleza natural y atractivo.

EL TRIÁNGULO DE LA JUVENTUD VERSUS LA PIRÁMIDE DE LA VEJEZ

Podemos dividir el rostro en tercios: tercio superior, medio e inferior. Durante nuestra juventud, existe una suave transición de los tejidos de un área a otra. A medida que envejecemos, comenzamos a perder tejido adiposo facial, estratégicamente ubicado, que sirve de sostén para las estructuras que están por encima del mismo. La piel también comienza a mostrar una pérdida de elasticidad y una disminución de espesor, volviéndose incapaz de adaptarse a la pérdida de volumen en los tejidos subyacentes. La suave transición que disfrutábamos en el pasado se vuelve más irregular: es el comienzo del proceso de envejecimiento. Nos vemos más envejecidos cuando ya no tenemos el mismo contorno facial que teníamos a los veinte o a los treinta. Por supuesto, ésta es solamente la apariencia más suave de la mediana edad. El rostro senil llega más tarde con la pérdida ósea.

En nuestra juventud, la parte más ancha de la cara es la que está por debajo de los pómulos y se reduce hacia el mentón como un triángulo invertido. Esta zona se conoce como *el triángulo de la juventud* (ver la figura 1a más abajo). Con los años, la frente se reduce debido a una atrofia temporal; también se alarga, provocando la caída de la línea de las cejas. La parte inferior de la cara se ensancha debido a que la pérdida de volumen en el tejido sobre los pómulos provoca flacidez y el consiguiente aumento del volumen en la región de la mandíbula. La mandíbula es entonces remodelada, y parte de su masa ósea es reabsorbida. Todos estos cambios llevan al triángulo de la juventud a convertirse en la *pirámide de la vejez* (ver la figura 1b más abajo).

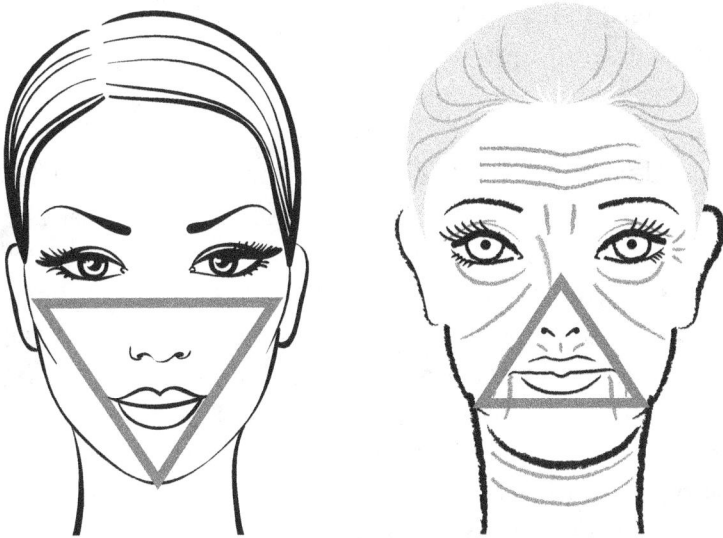

Figuras 1a y 1b. El triángulo de la juventud **(figura 1a)** está delineado por los pómulos y el mentón. La pirámide de la vejez **(figura 1b)** está delineada por los dos ángulos inferiores de las mandíbulas debajo de las orejas y el centro de la frente.

Cada estructura del cuerpo humano está interconectada. Los cambios en cada uno de los tejidos están interrelacionados, y las alteraciones en un tipo de tejido (por ejemplo: adiposo, óseo, cutáneo, muscular) llevan a modificaciones en los otros tipos de tejido. Es el conjunto entero de cambios lo que provoca que cambie el aspecto general del rostro a medida que envejecemos. Por ejemplo, la pérdida de volumen de tejido adiposo profundo en el tercio medio facial resulta en un menor apoyo del sector medio de la mejilla. Esto da como resultado una proyección reducida del rostro medio (es decir, un aplanamiento del rostro) y la profundización de los surcos nasogenianos sobre los que descansa la capa adiposa malar de la mitad de la mejilla, que parece desplazarse hacia delante y hacia abajo con la edad. Este fenómeno, combinado con la gravedad, crea un vector negativo—una fuerza hacia abajo—en la que se ejerce tracción excesiva sobre la piel del párpado inferior, haciendo que se alargue y pierda elasticidad.

Debido a la manera en la que se ubica originalmente la capa adiposa en nuestros rostros, en la juventud tenemos una fisonomía bien redondeada y tridimensional que desesperadamente buscamos retener a medida que envejecemos. Esta adiposidad facial subcutánea está repartida en discretos compartimentos que envejecen independientemente unos de otros. Por esta razón, es posible ver una disminución del volumen de la capa adiposa facial en algunas zonas y una acumulación del volumen en otras. Con el paso del tiempo, se quebrantan las transiciones de una zona del rostro a las otras, creando sombras y alterando los contornos que definen un rostro juvenil. El volumen facial y la fisonomía redonda del rostro exteriorizan diferencias estructurales que crean un aspecto más alargado y envejecido.

Por último, la pérdida ósea por reabsorción lleva a la pirámide de la vejez, en la que hay una migración descendiente de los tejidos blandos faciales que rodean la boca.

EL VIEJO MÉTODO PARA "ROSTROS ENVEJECIDOS"

Fue teoría por mucho tiempo que el envejecimiento facial se debía al relajamiento de los músculos faciales. En consecuencia, fueron creados muchos aparatos y técnicas quirúrgicas para tensar o acortar los músculos faciales a fin de rejuvenecer el rostro, y fueron vendidos diferentes libros y videos que sugerían que se podían utilizar corrientes eléctricas para tonificar los músculos faciales. Sin embargo, esta teoría tenía una falla crítica, puesta en evidencia al observar a pacientes con parálisis facial. Los surcos alrededor de la boca y de los ojos y entre las cejas de aquellos con parálisis de nervios faciales tienden a suavizarse y parecer más jóvenes del lado afectado. Además, el Botox® mejora el aspecto de las arrugas y de los surcos al relajar—y no al tensionar—los músculos alrededor de los ojos, en la frente y sobre el cuello.

De niño recuerdo a mi madre y a mi abuela haciendo todo tipo de ejercicios faciales—ninguno de los cuales parecía ayudar a revertir el envejecimiento de sus rostros. En Internet hay muchos sitios asegurando que los ejercicios isométricos faciales que estimulan la tonicidad muscular previenen las arrugas. Sin embargo, un estudio publicado en el *Journal of Aesthetic Plastic Surgery* por Le Louarn y su equipo de colaboradores (2007) sugiere que repetidas contracciones de los músculos faciales pueden, en realidad, desplazar la grasa de los compartimentos profundos debajo de los músculos a otros compartimentos superpuestos, causando un desplazamiento de la adiposidad facial, estirando y encogiendo los músculos faciales, y produciendo en general una disminución de la tonicidad muscular. Por otra parte, estudios con resonancia magnética en los que se observó la relación entre la grasa y los músculos faciales en personas de diferentes edades demostraron que la posición del tejido adiposo determina la forma del músculo y su acción subsecuente. Los resultados de las resonancias magnéticas revelaron también que los músculos faciales tienen un contorno curvilíneo convexo a causa de la adiposidad facial subyacente.

Los autores de estos estudios teorizan que la forma adquirida de los músculos faciales, a causa de la adiposidad subyacente, determina tanto la dirección como la amplitud de las contracciones musculares que caracterizan una expresión facial juvenil. A medida que envejecemos, estos músculos gradualmente se vuelven más erguidos, se acortan y se hacen más flácidos debido a la pérdida de volumen de la adiposidad subyacente. Esto concuerda con la declaración anterior respecto de que los cambios en un tejido individual llevarán a cambios en otros tipos de tejidos, afectando el aspecto general de una persona a medida que envejece.

Otros estudios con imágenes de resonancia magnética no

han descubierto diferencia alguna en el espesor, largo o volumen muscular facial en pacientes mayores a cincuenta y nueve años y en aquellos entre dieciséis y treinta años. Además, sabemos que el uso de Botox® para evitar el movimiento de músculos faciales ha demostrado ser mucho más eficaz para prevenir el envejecimiento que la rutina diaria de ejercitar estos músculos. Es el movimiento de estos músculos durante la vida diaria lo que contribuye a la formación de las líneas en primer lugar. La constante fricción y tracción y el estiramiento de la piel en la vida cotidiana causan una leve inflamación. Esto, a su vez, afecta la integridad del colágeno y de las fibras elásticas existentes en la dermis, resultando con el paso del tiempo en una piel menos elástica, más delgada y más seca.

El uso de sistemas de tonificación muscular tiene una tendencia a entrar y salir de moda cada tanto. Puedo recordar haber comprado un aparato aprobado por la actriz Linda Evans que se veía como una máscara de terror. Tenía algunas placas de contacto de metal que hacían que una corriente eléctrica estimulara los músculos faciales rítmicamente. Podía controlar la intensidad de la corriente y los niveles según el umbral de dolor. Aunque la usé rigurosamente por unas semanas, nunca vi las mejoras prometidas. La premisa errónea era que el proceso de envejecimiento causa la caída de los músculos y la pérdida de su tonicidad, dando lugar a una piel opaca, envejecida y sin elasticidad, y por lo tanto tonificar los músculos debajo de la piel revertiría el proceso y daría lugar a una piel más lisa y de aspecto más joven. Pero hay poca evidencia de la eficacia de este enfoque.

Continuando con mi investigación, también encontré pesas faciales para la tonificación y desarrollo muscular. La premisa del invento que probé era que usar pesas de cuencas de acero sobre el rostro, seguido de una rutina de ejercicios de resistencia, tonificaría y desarrollaría los músculos faciales. Aunque se ha informado que las pesas faciales ayudan a las personas a recuperarse de la parálisis facial y del trauma, de la infección y de la cirugía facial, no existen datos confirmando que los ejercicios faciales de resistencia al peso mejoren la apariencia o eviten un aspecto envejecido.

Desde lo extraño hasta lo absurdo, he encontrado aparatos que prometen un *"lifting"* sin cirugía mediante estimulación de corriente eléctrica. Todos sus fabricantes aseguran que la pérdida de tonicidad y de masa muscular es una de las principales causas, si no la principal, del envejecimiento y de la caída de la piel del rostro. Todos los viejos métodos de tratamiento para el "rostro envejecido" se referían al tono y a la masa muscular; en cambio, los nuevos métodos de tratamiento apuntan a prevenir la pérdida de volumen en los panículos o compartimentos adiposos faciales.

EL NUEVO MÉTODO PARA "ROSTROS ENVEJECIDOS"

Durante años se creyó que el rostro humano podía ser restaurado a un estado más juvenil mediante métodos quirúrgicos sustractivos, tales como la extracción de grasa y piel. La cirugía consistía en eliminar el exceso de piel y de almohadillas de grasa, y luego estirar los tejidos hasta dejarlos tensos. La meta era el tensado facial. Desafortunadamente, este enfoque hacía que las personas mayores parecieran recién salidas de un túnel de viento, anunciando al mundo: "Me hice un *lifting*". No se veían más jóvenes después del estiramiento de piel; sólo se veían como gente mayor a la que se le había hecho algo artificial. Estirar la piel y los tejidos subyacentes tan fuertemente sobre una cara con menos volumen sólo lleva a un aspecto cadavérico.

La visión de hoy sobre el rejuvenecimiento facial es un cambio de paradigma. El énfasis se ha alejado de las técnicas sustractivas anteriores para enfocarse más en métodos de restauración. Las técnicas más recientes están diseñadas para recuperar el volumen de tejido adiposo facial y contornear dicho tejido en un intento de lograr un rostro de aspecto más joven y más natural. En el nuevo método para el "rostro envejecido", ¡los protagonistas son el tejido adiposo y el volumen! Un rostro joven tiene un volumen amplio. Esto puede ser observado fácilmente en las caras redondeadas y rellenas de los bebés. A medida que crecemos, la adiposidad se redistribuye en los panículos estratégicos que sostienen el rostro. Estos compartimentos de grasa son, por un lado, independientes entre sí, lo que significa que no todos envejecerán a la misma velocidad. Pero por el otro, son interdependientes: los cambios en un compartimento llevarán a cambios en otros, tanto adiposos como de otro tipo de tejidos.

La pérdida de tejido adiposo facial es altamente individual. Varios factores determinan a qué velocidad se disipa la grasa en nuestro rostro. He notado que aquellos pacientes que tienen mejor volumen en sus rostros siempre parecen más jóvenes, aún sin haber tenido ningún procedimiento.

El estilo de vida puede dañar los depósitos de grasa. Los maratonistas y triatletas, que constantemente se exigen físicamente, tienen muy poco tejido adiposo. Las personas que prefieren acostarse del mismo lado y con la cara hacia abajo sobre el colchón mientras duermen pueden reducir las células adiposas en una zona. Las personas confinadas a una silla de ruedas o a una cama, por ejemplo, muchas veces sufren de úlceras por decúbito. Cuando fluye muy poco oxígeno o pocos nutrientes a un tejido, ese tejido queda privado de ellos y comienza a desaparecer. Si bien la mayoría de nosotros no pasa suficientes horas a la noche apoyada sobre el rostro como para tener úlceras, igualmente hay un efecto, dado por el aspecto generado por haber dormido sobre la cara, al que llamo "signo de huella dactilar", pues con el tiempo las bellas manzanas del rostro quedan tan aplanadas y demacradas que pareciera que alguien hubiera utilizado los pulgares para hundirlas—tal como uno haría al moldear la arcilla.

Durante años, he estado educando a mis pacientes sobre la

teoría de que la adiposidad mantiene juvenil nuestra apariencia. No es difícil lograr que estén de acuerdo conmigo, ya que es simple física y biología básica. Si bien hay otros factores que afectan el envejecimiento de nuestros rostros, ninguno tiene el poder de aminorar la marcha del reloj tanto como la adiposidad facial y los huesos. Mira una foto de tus abuelos cuando eran más jóvenes y compárala con cómo se ven ahora o con cómo se veían justo antes de fallecer. Obviamente, hubo cambios pronunciados en la morfología de sus rostros entre la primera y la segunda foto.

Podemos observar a la gente y categorizarla a simple vista según su apariencia. Cuando mi abuela era joven, era una de las mujeres más hermosas que he conocido. Antes de morir, sin embargo, si no hubiese sido por sus hermosos ojos color verde avellana, apenas hubiese podido reconocerla. ¿Cómo pudo haber cambiado tanto? La respuesta es que su tejido adiposo facial comenzó a disiparse y a sufrir una redistribución de acuerdo a la ley de gravedad. También tuvo lugar el proceso de reabsorción ósea; la pérdida de volumen y la redistribución de tejido adiposo son señales de que pronto seguirán otros cambios faciales, tales como la reabsorción ósea, el estiramiento muscular y la flacidez de la piel.

Las mujeres deben estar más atentas que los hombres a estos cambios debido a los efectos de la menopausia sobre los huesos, las fibras colágenas y las fibras elásticas en la piel. La pérdida de adiposidad comienza en las mujeres alrededor de los treinta años, razón por la cual me aseguro de educar a mis pacientes de esta edad sobre la importancia de prepararse a tiempo para el impacto de la menopausia. Cuando tienen la ventaja de su juventud, las mujeres deben hacer ejercicios de soporte de peso y planificar una nutrición balanceada que les ayudará a incrementar la densidad ósea y a mantener un peso ideal. También deben evitar fumar, evitar exponerse excesivamente al sol y, de ser posible, evitar dormir apoyadas en sus rostros. En otras palabras, deben estar atentas para prevenir un déficit de cualquier tejido corporal antes de llegar a la menopausia.

Los hombres también sufrimos cambios morfológicos faciales a medida que envejecemos por no tener suficiente adiposidad facial, pero no a la misma velocidad que las mujeres. No está de más que nosotros también seamos activos en el cuidado de nuestros cuerpos.

Los panículos adiposos debajo de los músculos medio faciales otorgan el contorno curvilíneo al rostro. En su punto más ancho, forman lo que denominamos las manzanas. Con el tiempo, estos depósitos adiposos comienzan a reducirse. Con el aporte de la gravedad, los músculos comienzan a perder su forma, el rostro se alarga y reduce su volumen como un globo. Las preciosas manzanas de la mejilla se asemejan entonces a panqueques humedecidos. La pérdida de grasa deja al rostro con un aspecto plano o hueco y acentúa las líneas conocidas como surcos nasogenianos, que se extienden desde los ángulos de la nariz hasta la comisura de los labios.

Cuando atiendo a pacientes que principalmente están descontentos con sus surcos nasogenianos, siempre observo cuidadosamente sus mejillas: si los surcos se deben a que sus rostros están perdiendo volumen y cayendo, no intentaré corregir los surcos utilizando rellenos. En lugar de ello los asisto utilizando principios de la física: "Imagina que tu rostro está cayendo y que yo le agrego más peso: estaría ayudando a la gravedad a crear un vector hacia abajo que aceleraría el proceso de envejecimiento", les explico. Muchos pacientes llegan a mi consultorio habiendo pasado por un proceso de relleno, y después de mis explicaciones comprenden por qué aún no se ven descansados o más jóvenes. Relleno sus surcos únicamente si cuentan con buen volumen en el tercio medio facial. De no ser así, sólo corrijo la pérdida de volumen y los surcos nasogenianos desaparecen frente a sus ojos sin haber utilizado ningún relleno.

Cuando comenzamos a perder nuestro tejido adiposo en el tercio medio facial, creamos un vector vertical negativo hacia abajo que crea una tracción excesiva sobre el párpado inferior.

Esto eventualmente hace que caiga el párpado inferior revelando más la membrana blanquecina del globo ocular, o esclerótica, fenómeno que da lugar a la llamada "deformidad en V del párpado inferior". Hay estudios que muestran que existe una pérdida de elasticidad de la delicada piel alrededor de los ojos a medida que envejecemos. Figurativamente, es como tener una media vieja que ha perdido su elasticidad de tanto tirar de ella y siempre se cae hasta los tobillos. Para comprobar esta teoría, estudios científicos revelaron que cuando la elevación medial de la mejilla es restaurada con rellenos, hay una mejoría en la recuperación rápida de la piel del párpado inferior después de pellizcarla. Esto se denomina la prueba del pinzamiento (*snap test*).

Observo este fenómeno todos los días en mi consultorio: cuando uno mejora con relleno el volumen de una mejilla hundida, también mejora la elasticidad de la piel en la zona del ojo, en la piel alrededor de la boca, en la mandíbula y en el cuello superior, lo cual evidencia una vez más que nuestros tejidos faciales son interdependientes; los cambios en un tejido afectan a los demás.

Otras áreas estratégicas de importancia para la pérdida de adiposidad y tejido, especialmente para mujeres, son las sienes, muchas veces descuidadas o ignoradas, pero que juegan un papel importante en la prevención del envejecimiento facial. A medida que envejecemos, las sienes se van hundiendo, haciendo que la frente se vea más angosta—una de las señales de la pirámide de la vejez. Esto crea un vector negativo que causa la caída del párpado superior, y constituye también la razón por la que nuestros ojos parecen volverse más pequeños a medida que pasan los años. Cuidar esta zona olvidada de nuestro rostro genera un gran impacto en el rejuvenecimiento del mismo.

Llegó el momento de hablar de los famosos mofletes (también conocidos en algunos países de Latinoamérica como cachetes): varios procesos contribuyen a la formación de los mismos e irónicamente se trata de tener, al mismo tiempo, muy poca y también demasiada adiposidad facial. ¿Has oído alguna vez hablar de flacos-blandos? Yo siempre me sentí así. Soy muy delgado, pero puedo acumular grasa excesiva alrededor de la cintura si no me cuido. Aplicado al rostro, el concepto es el mismo: el rostro pierde adiposidad en algunas zonas, pero puede acumularla en otras.

En el caso de la formación de los mofletes, cuando la adiposidad perioral localizada alrededor de los hoyuelos de la boca comienza a disminuir conjuntamente con la adiposidad pre-auricular ubicada en los ángulos del rostro, justo por delante de las orejas, crea un movimiento hacia adelante. Sumando los vectores hacia abajo y hacia adelante del desgaste temporal, la acumulación de grasa superficial a lo largo de la mandíbula hace que el mentón se convierta en la parte más ancha de la cara. Además de todos estos cambios en los tejidos blandos, también observamos una pérdida ósea y un reposicionamiento del mentón y de la mandíbula. Un déficit del espesor esquelético y de la densidad ósea distorsiona aún más las proporciones de un rostro juvenil.

El colchón de adiposidad malar (la pequeña zona de grasa ubicada inmediatamente sobre el pómulo y por debajo del párpado inferior como una almohadilla) se desliza hacia adelante y hacia abajo y descansa en el surco nasogeniano a medida que envejecemos. Esto, a su vez, hace que la zona debajo del ojo forme bolsas debido a la acumulación de adiposidad en esta región.

No es un secreto que nuestros ojos están envueltos por tejido adiposo. Los ojos se asientan dentro de una cuenca ósea que encierra un espacio conocido como órbita. El borde de esta cuenca ósea se llama reborde orbitario. Además del globo ocular, la órbita contiene un conjunto de pequeños músculos, vasos sanguíneos y nervios que permiten el correcto funcionamiento de los ojos. Cobijando estas estructuras anida la grasa orbitaria, una especie de colchón que protege y amortigua todas estas estructuras delicadas. Cualquier proceso que reduce o perturba la grasa orbitaria tendrá consecuencias negativas sobre el aspecto de esta zona. Se puede ver, por ejemplo, que las personas extremadamente desnutridas con poca grasa corporal tienden a exhibir un aspecto hundido y demacrado alrededor de los ojos.

El compartimento de grasa ocular no es inmune a la pérdida de volumen de los tejidos blandos que acompaña el envejecimiento. A medida que comienzan a disiparse los compartimentos de grasa orbitaria, una persona se ve más cansada y más envejecida. Más tarde, los ojos se ahuecan y proyectan sombras, haciendo que el cutis parezca más oscuro y hundido. En casos extremos, la atrofia de este compartimento de grasa es tan severa que se puede ver el reborde orbitario mismo, otorgando al rostro un aspecto esquelético.

Antiguamente, los cirujanos plásticos solían extraer la grasa orbitaria durante la llamada blefaroplastia o cirugía de párpados. Desafortunadamente, esta técnica sustractiva dejó a muchos pacientes peor que antes, con ojos de aspecto muy hueco o vacío. Hoy en día, la mayoría de los cirujanos plásticos utiliza técnicas que protegen los tejidos. La adiposidad sobresaliente generalmente es devuelta cuidadosamente a su compartimento anatómico normal, volviendo innecesaria la eliminación del exceso adiposo, que sólo se realiza en aquellos pacientes que tienden a sufrir de herniación extrema de la grasa orbitaria.

El tejido adiposo facial es el tejido maestro que guarda el secreto de un rostro juvenil. Cada uno de nosotros lo perderá según nuestra genética, nuestro género y nuestro estilo de vida. La pérdida adiposa es, además, muy individualizada entre los compartimentos del rostro. Cada compartimento perderá volumen independientemente de los demás, potencialmente provocando una asimetría en el rostro. Esto hace también que el contorno del rostro se pliegue o caiga, no importa lo bien que uno haya cuidado su cutis. En definitiva, los cambios del tejido adiposo facial pueden influenciar los cambios en otros tejidos como la piel y los músculos, y posiblemente los huesos. El nuevo método para "rostros envejecidos" se basa en apreciar la importancia de la adiposidad facial.

Si bien nuestra cultura ha desarrollado una fobia respecto de la grasa, ahora estamos predicando su importancia como la herramienta más poderosa para frenar el reloj. La concientización sobre la importancia de la adiposidad facial podría ayudar a los jóvenes que sufren de trastornos alimenticios, incluyendo los adolescentes, a comprender que cierta cantidad de grasa en el cuerpo es saludable y necesaria para mantener la juventud y la vitalidad. Como ex-modelo masculino que se ganó la vida posando para catálogos de ropa interior, me obsesioné con mi peso. Traté de mantener extremadamente bajo mi nivel de grasa corporal aunque ya estaba trece kilos y medio (treinta libras) por debajo del peso normal.

Con un metro ochenta y tres (seis pies) de altura y un peso de 61 kilos (135 libras), mi delgadez no era saludable. Mis abdominales, sin embargo, ¡se veían muy bien en las fotos! Perder mis abdominales significaba perder mis ingresos. Estaba rodeado de hombres y mujeres jóvenes que hacían cualquier cosa para ser delgados por las mismas razones que yo. Cuando uno es joven y está obsesionado con la gordura, puede caer fácilmente en una manera de vivir poco saludable creando potenciales desastres. Una vez que se ingresa a ese mundo puede resultar difícil salir. Cuantas más emociones se involucran, más abajo se cae en la escala emocional. Para los que tocan fondo, a veces hasta puede tener resultados fatales.

Es mi esperanza, al dar un mensaje de concientización sobre la importancia de la adiposidad saludable en el proceso de envejecimiento, contribuir de alguna manera a eliminar los trastornos alimenticios. Al fin y al cabo, la mayoría de las personas preferiría estar un poco excedida de peso que verse deteriorada.

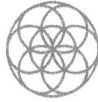

CAPÍTULO 2

El "maldito reloj"

Tic tac: se esfuma un fragmento de nuestra vida . . . uno que nunca recuperaremos.

Antes de la invención del reloj, el tiempo era un concepto sin fronteras definidas, basado en la medición del movimiento o del cambio material de un objeto. La mayoría de las civilizaciones antiguas medían el paso del tiempo según la posición del sol. La gente trabajaba mientras el astro salía a su encuentro y con la puesta del mismo regresaba a sus hogares y familias. Los egipcios medían el tiempo con relojes de sol, y los chinos utilizaban relojes de agua. Durante la Edad Media, el tiempo se medía con velas que se consumían en intervalos de una hora o bien con relojes de arena. Con el reloj como sistema físico mediante el cual el tiempo tiene oportunidad de mostrarse, el manejo de los acontecimientos susceptibles de ser medidos se volvió un aspecto relevante de la experiencia humana.

Más allá de la organización de los eventos de manera secuencial, diversas corrientes científicas postulan que el tiempo es una magnitud que cumple un papel conector en los acontecimientos del universo y del cuerpo humano. El tiempo es una fuerza magna íntimamente conectada con el modo fundamental del ser, que gobierna nuestra experiencia interna y externa, que presenta caracteres diferentes. La búsqueda por encontrar maneras de trascender las fronteras impuestas por la realidad del reloj para lograr nuestras metas se ha convertido entonces en una ocupación importante. Sin embargo, con el incremento en la expectativa de vida debido a los avances médicos y tecnológicos, entendemos que una mayor cantidad de tiempo físico, en y por sí misma, no es suficiente si no nos sentimos y vemos bien: hay un tiempo mental. Por esa razón, la *calidad* del tiempo se ha convertido en el nuevo foco de nuestros afectos.

El concepto de la eterna *juventud* (diferente de la vida eterna) fue bien entendido e ilustrado en las mitologías griega y romana. En la era antigua occidental, sin embargo, vivir prolongadamente mientras se continuaba envejeciendo era considerado un castigo más que una bendición. Encontrar una manera de detener o revertir el proceso de envejecimiento se ha convertido entonces en una obsesión continua para muchas personas. El aventurero español Juan Ponce de León creía en una legendaria Fuente de la Juventud que restauraría la vitalidad y el aspecto de cualquiera que bebiese de sus aguas. La búsqueda por revertir la edad o por mantenerse joven fue su santo grial.

Durante las consultas muchos de mis pacientes cuentan que, aunque aún se sienten jóvenes y vitales por dentro, lo bien que se sienten no coincide con su aspecto externo. No es fácil ser testigos de los cambios morfológicos de la cara y del cuerpo cuando aún nos sentimos jóvenes y vivaces. Sin embargo, parece que cada célula de nuestro cuerpo tiene su propia conciencia— iy cada una también ha tomado conciencia del "reloj" biológico!

Quién no recuerda la frase en *Mi primo Vinnie* de la ganadora del Oscar Marisa Tomei, "iMi reloj biológico está sonando así!"—[*golpea tres veces con los pies*]. Parecería que todo en la experiencia humana sigue el ritmo de un reloj. Lo siguen los ovarios. Lo siguen los folículos pilosos de los hombres. Como ya hemos dicho, nuestras células adiposas faciales siguen un reloj interno. Recientemente, los científicos descubrieron que los elementos óseos del rostro también cambian significativamente con la edad. Existen amplios datos en la literatura médica que demuestran que tanto hombres como mujeres sufren una pérdida importante del volumen del esqueleto cráneofacial alrededor de los cincuenta años de edad.

A mis pacientes que buscan aminorar el proceso de envejecimiento, les explico que preservar el tejido adiposo facial es la clave de la fuente de la juventud. Aún así, desde el punto de vista dermatológico, la pérdida de grasa por sí sola no hace que alguien se vuelva anciano; simplemente lo hace ver más demacrado, tosco o cansado. Empezamos a tener un rostro anciano cuando comenzamos a sufrir la pérdida ósea en nuestras mejillas y alrededor del reborde orbitario. Cuando ocurren estos cambios óseos, tenemos el cráneo de una persona anciana. Como la pérdida de tejido adiposo suele ocurrir mucho antes que la pérdida ósea, insto a mis pacientes a afrontar este problema apenas lo notan.

Generalmente utilizo la analogía de un niño con síndrome de Down para describir cómo determinamos si una persona tiene el rostro anciano. No es necesario que nos digan si un niño tiene el síndrome de Down. Con una mirada rápida lo sabemos porque, sin importar su raza, un niño con síndrome de Down tiene una disposición particular de los huesos del cráneo que le proporciona una cara o un aspecto idéntico al de otro niño con el mismo síndrome. Lo mismo ocurre en el caso de un anciano. Una vez que tienen lugar los cambios alrededor de los pómulos y de los ojos, a simple vista podemos discernir si es alguien joven o anciano. Los huesos del cráneo constituyen la plataforma del rostro, y dictan la forma y la posición de los tejidos adiposo, muscular y epitelial.

Imagina que los elementos óseos del rostro actúan como una mesa robusta, mientras que los tejidos blandos del rostro actúan como un mantel. A medida que comienza a encogerse la mesa debido a la pérdida de volumen, queda menos superficie para acomodar el mantel, causando que cuelgue o se pliegue al tocar el piso. La reducción del volumen óseo cráneofacial es más pronunciada en las mujeres debido a los efectos de la menopausia.

Muchas veces me refiero al mentón, también conocido como maxilar inferior o mandíbula, como el piso del rostro. El maxilar superior, o maxilla, se articula con el inferior para crear los movimientos fundamentales que nos ayudan a masticar y a hablar. La gran cantidad de articulaciones y movimientos que se origina en esta zona crea líneas de expresión con la edad. El envejecimiento de la mandíbula y del maxilar superior contribuye de manera importante a la migración descendente del tejido blando medio facial. Por ello, los primeros signos de envejecimiento siempre son más pronunciados alrededor de la boca.

Utilizando tomografía computarizada (TAC) y otras tecnologías de imágenes, los científicos han descubierto que con la edad hay una rotación retrógrada del maxilar superior que hace que los dientes se desplacen más atrás de su posición anterior. A medida que envejecemos, el maxilar inferior o mandíbula también comienza a rotar hacia abajo y hacia atrás debido a la reabsorción ósea. Además, la falta de altura esquelética o volumen del maxilar superior o maxilla hace que el labio superior se deslice hacia abajo y hacia adentro de la boca, causando que se vea más delgado a medida que envejecemos. El desplazamiento de las proporciones esqueléticas del maxilar inferior debido a la pérdida ósea trae consigo un mal posicionamiento del tejido blando, al que los dermatólogos y cirujanos plásticos llamamos "efecto acordeón".

Mediante dicho efecto, el "mantel" del tejido epitelial cuelga hasta el piso y comienza a plegarse. He notado que estos cambios son más pronunciados y ocurren más temprano en la vida de los pacientes que sufren del trastorno llamado compromiso articular témporomandibular (ATM), o que aprietan los dientes durante la noche, o que han tenido mucho trabajo dental correctivo. La movilidad y la articulación de los maxilares superiores e inferiores causan el desgaste sobre los huesos y la pérdida de masa ósea. Cada vez que veo una mujer de unos cuarenta años con alteraciones alrededor de la boca generalmente atribuidas a la pérdida ósea, suelo preguntarle si ha tenido alguno de estos problemas. Generalmente la paciente se asombra de mi conjetura.

"No soy psíquico", le digo. Cuando observo cambios alrededor de la boca antes de lo habitual, éstas son las explicaciones más razonables. Aconsejo a estas pacientes que utilicen protectores bucales por las noches para prevenir el envejecimiento prematuro de sus bocas.

Francamente, algunas personas serán más propensas a la pérdida ósea, a medida que envejecen, que otras. No siempre es posible saber quiénes serán, aunque la genética podría ser un factor. Así que, si tienes tendencia a apretar los dientes, aunque tengas veintitantos o treinta años, te aconsejaría que consideres seriamente usar un protector bucal. Una alternativa sería recibir una pequeña inyección de Botox® en el músculo masetero en el costado de la mandíbula dos o tres veces al año para disminuir su fuerza y reducir el tipo de tensión que eventualmente trae problemas. Yo suelo apretar la mandíbula cuando estoy estresado. Me di cuenta de esto por primera vez mientras estudiaba para mis exámenes universitarios en medicina. Aunque tengo muy buena dentadura, recientemente comencé a usar la técnica de inyección al masetero en mi mandíbula debido a algunos indicios radiográficos durante mi último examen dental. Si sospechas que tienes un problema al apretar o rozar los dientes, te recomiendo que hables con tu dentista respecto de las futuras consecuencias de este comportamiento. Es muy probable que esto tenga resultados cosméticos desagradables, y potencialmente también traiga problemas médicos y de salud.

La pérdida de volumen óseo es la razón principal por la cual las mujeres tienen tanta dificultad en mantener con apariencia joven la zona alrededor de la boca. Aunque muchas intentan usar rellenos y láser para aliviar el problema, los resultados nunca son duraderos y a veces decepcionan. Ni un estiramiento de piel podrá compensar la pérdida de volumen del tejido óseo en esta zona. He visto muchas mujeres que siguen luchando para mantener una boca juvenil aún después de múltiples *liftings*.

En los hombres no son tan pronunciados los cambios alrededor de la boca, pero tienden a perder volumen en los pómulos. Cuando un hombre envejece, sus pómulos prominentes comienzan a aplanarse, y la piel y otros tejidos blandos comienzan a descender y a cubrir la línea de la mandíbula y la boca. La mandíbula de un hombre también se desliza hacia adentro; sin embargo, el costado de la mandíbula se desliza hacia afuera, sumando un factor adicional a la pesadez que se percibe en la mandíbula de un hombre mayor.

Tengamos en cuenta que la pérdida ósea alrededor de la boca en sí no hace que alguien parezca mayor; sólo hace que la boca se vea envejecida. Un rostro se ve anciano cuando la remodelación ósea ocurre en los tercios superior y medio del rostro.

Las técnicas que he utilizado para prevenir y corregir este problema han cambiado desde que fuera aprobado el nuevo tratamiento de inyección facial llamado Sculptra® Aesthetic, que actúa como bioestimulador de colágeno. Este producto actúa como relleno, imitando la pérdida de volumen óseo y retardando el proceso de envejecimiento. Si podemos imitar el volumen óseo, entonces podemos recrear un rostro más juvenil. Utilizo Sculptra® para crear una capa gruesa de colágeno sobre los huesos en torno a las mejillas y a la mandíbula. Esto empuja los músculos y el tejido blando por encima de los mismos hacia afuera, resultando en un rostro más vital y juvenil. Además, uso Sculptra® alrededor de las estructuras óseas por encima del labio superior y alrededor de la nariz para acortar la distancia desde la nariz hasta la boca.

También uso Sculptra® diluido para aumentar el grosor de la piel sobre el labio con colágeno nuevo. Esto suaviza las líneas verticales por encima del labio y crea mayor apoyo, previniendo así que el labio se deslice hacia adentro de la boca, además de otorgarle percepción de mayor volumen.

A veces utilizo otros rellenos o láser en conjunto con Sculptra® para lograr resultados óptimos en esta zona problemática. El éxito obtenido con este producto me ha ayudado a ser el profesional con mayor volumen de uso de Sculptra® en los Estados Unidos.

LOS VECTORES NEGATIVOS ⬇⬇

Un vector es una magnitud física que posee tanto longitud como dirección. Comúnmente es representado por un segmento recto dirigido cuya longitud representa su intensidad y cuya orientación en el espacio representa su dirección. La manera más sencilla de representar gráficamente un vector es mediante una flecha conectando dos puntos. En un gráfico que relacione la posición frente al tiempo, un vector con sentido ascendente se considera un vector positivo, y uno señalando hacia abajo generalmente se considera un vector negativo.

Irónicamente, el envejecimiento facial puede ser explicado matemáticamente con vectores—¡y no hace falta ser ingeniero aeroespacial para entenderlo!

En lo que a nosotros respecta, cualquier vector que concuerde con la ley de gravedad y señale hacia abajo es un vector negativo. A medida que el rostro comienza a perder volumen y caer, se generan vectores negativos con magnitudes y direcciones que concuerdan con los cambios que podríamos esperar en un individuo mayor. De hecho, utilizando tecnología digital, podemos ingresar los vectores negativos de una persona para crear una verdadera imagen proyectada de su rostro envejecido en el futuro. Una persona que desea ver su "rostro futuro" puede subir una foto digital, responder algunas preguntas sobre sus hábitos y estilo de vida y—*voilà*—se produce una imagen digital del futuro rostro de esa persona.

Para obtener digitalmente el resultado del futuro envejecimiento, un artista utiliza un programa de computadora que, mediante ecuaciones matemáticas, proyecta selectivamente los cambios morfológicos sobre una foto juvenil. Para crear los cambios en la fotografía, el artista emplea los mismos vectores que ocurren en la naturaleza para simular la pérdida de volumen adiposo y óseo. De hecho, una aplicación informática llamada Aging Booth puede hacerlo en cuestión de segundos.

Comprender el proceso de envejecimiento y su correlación con los vectores negativos puede brindar a los médicos cosméticos información valiosa sobre el rejuvenecimiento. En otras palabras, *aprender a actuar sobre estos vectores negativos nos permitirá revertir los signos del envejecimiento.*

Aunque existen muchos enfoques quirúrgicos para corregir vectores negativos, la corrección de la pérdida de volumen sigue siendo el método más sencillo y valioso disponible. La reposición del volumen ayuda a las personas a verse más jóvenes porque el volumen adiposo y el espesor óseo crean vectores positivos tridimensionales en un rostro más joven. Es imperativo abordar el volumen adiposo si uno quiere verse más joven. Todos hemos visto a personas mayores que se han hecho estiramiento de piel sin una reposición de volumen. Tienen el "rostro envejecido" post-quirúrgico del que ya hemos hablado. No se ven ni más jóvenes ni mejor. Sólo se ven mayores con el estigma adicional de haber tenido malos *liftings* que dejaron su piel estirada.

Durante una intervención quirúrgica plástica, el cirujano debe observar atentamente la dirección de tracción del vector para evitar un aspecto de "estar atrapado en un túnel de viento". Además, como el estiramiento de piel puede ser complicado en los hombres y tiene el potencial de afeminar sus características, la ubicación de la incisión es especialmente importante.

El estiramiento de piel ha avanzado mucho. Alejados de los métodos sustractivos, los cirujanos y dermatólogos cosméticos reconocen ahora que la restauración del volumen facial es fundamental para ayudar a la gente a verse más joven. Paso gran parte de mi día utilizando una gran cantidad de rellenos para restaurar o agregar volumen a los rostros de mis pacientes a fin de aminorar la marcha del "maldito reloj".

Educo también a mis pacientes sobre la importancia de corregir, mejor temprano que tarde, cualquier signo de descenso de los relieves medio faciales, desgaste temporal o formación de papada. Esto les permite afrontar la formación de cualquier pequeño vector negativo. Las personas que monitorean estos pequeños cambios negativos generalmente se verán al menos diez años más jóvenes que sus edades cronológicas. Es más fácil levantar el tejido que se ha corrido solo dos centímetros que uno que se ha movido cinco centímetros. Mi meta es siempre utilizar la menor intervención posible para que las personas que atiendo se vean completamente naturales al salir de mi consultorio.

RAZONES: PROPORCIONES

La belleza no es arbitraria. Se basa en una ecuación biológica compleja de razones y proporciones. Científicos, artistas, arquitectos, músicos, psicólogos y filósofos de todas las épocas parecen estar de acuerdo con este principio. Los antiguos matemáticos griegos fueron los primeros en notar la ubicuidad y el atractivo de ciertas razones y proporciones con respecto a la belleza. Pitágoras (h. 570 – 495 A.C.), por ejemplo, afirmó que había descubierto el secreto de la belleza para el universo. Observó que las plantas, los animales y los minerales crecían en proporciones geométricas precisas.

Euclides (h. 365–300 A.C.) ofreció la primera definición conocida sobre este fenómeno en su manuscrito *Los elementos*. Platón (427–347 A.C.) coincidió, y llamó a esta observación geométrica la proporción dorada. Este fundamento matemático puede ser aplicado a casi cualquier organismo que se considere armonioso o bello creado por la humanidad o por la Madre Naturaleza, incluyendo el rostro humano.

Estudios han revelado que cuanto más conforme se encuentra un rostro a la proporción dorada, más hermoso se lo considera generalmente. Esto es cierto más allá de la etnicidad. Cuando un rostro "hermoso" se divide en dos partes, el tamaño relativo de la parte pequeña respecto de la parte grande es el mismo que la razón de la parte grande a la totalidad.

¿Suena complejo y confuso? La misma fórmula ha sido aplicada a las proporciones de las catedrales más grandes del mundo. También existe en la espiral de un caracol. Resulta que la belleza es mucho más que "el cristal con que se mira". Estamos programados por naturaleza a apreciar ciertas proporciones.

No fue sino hasta el Renacimiento en 1509 cuando el matemático italiano Luca Pacioli (1445–1517) calculó la medida exacta de la proporción dorada. La llamada proporción divina es 1:1.618. Un amigo de Pacioli, Leonardo da Vinci (1452–1519), estudió esta proporción en el cuerpo humano y luego la destacó en muchas de sus pinturas. Se puede encontrar en cada parte del cuerpo humano—no solamente en el rostro, y lo más interesante es que se aplica al cuerpo de todos excepto en casos de malformación.

La noción de la proporción dorada ha originado varios estudios científicos contemporáneos. Todos han demostrado que hay, de hecho, una ley que gobierna a la belleza. La proporción dorada siempre está presente en un rostro considerado por la gente como estéticamente agradable: utilizando su calibre, uno puede encontrar la misma proporción de 1:1,618 en todo un rostro. Es más, cuanto más simétrico es un rostro, más se evidencia la proporción dorada entre sus distintos aspectos.

Desafortunadamente, a medida que nuestros rostros comienzan a perder su volumen, aparecen cambios visibles aún en las proporciones de los rostros que nos resultan más hermosos. Estos cambios son más pronunciados alrededor de la boca. A medida que se caen y alargan nuestros rostros, el efecto acordeón se hace inminente. Todo cuelga alrededor de nuestra boca debido a la pérdida de su apoyo subyacente. La proporción de nuestro labio superior a nuestro mentón en un rostro joven es de 1/3: 2/3. A medida que envejecemos esta proporción se acerca a 1:1.

Dedico mucho tiempo a educar a mis pacientes sobre razones, proporciones y pérdida de volumen para abordar eficazmente sus preocupaciones respecto del envejecimiento perioral (la zona de la boca). Cuanto mejor lo comprendan, mejor podrán implementar estrategias para revertir y prevenir el envejecimiento. A medida que envejecen nuestros rostros, fácilmente podemos ver los cambios predecibles en sus proporciones debido a los vectores negativos creados por la reducción del volumen.

SIMETRÍA = BELLEZA

El embrión humano que se desarrolla en el útero está programado para crecer en dos partes iguales alrededor del eje central de la columna vertebral. Si dibujásemos una línea imaginaria a través del centro del cuerpo, un lado debería asemejarse al otro. Esto también es cierto para el rostro. Sin embargo, las pequeñas anomalías genéticas, las infecciones o la desnutrición prenatal pueden resultar en alteraciones de la simetría y del diseño facial. Estas alteraciones crean un registro permanente en nuestros rostros, anunciando una carencia en nuestra salud genética. La simetría, en cambio, anuncia la ausencia de defectos genéticos o adquiridos. Por eso, cuando buscamos un compañero potencial para procrear, existe una impresión genética que nos hace comenzar por mirar la cara, la piel y la dentadura del otro. Siempre estamos subconscientemente buscando pistas en el rostro de una persona. En los jóvenes, es un instinto para asegurar que sus descendientes tendrán una mejor oportunidad para la supervivencia. En los mayores, es un instinto para no tener que preocuparnos por la supervivencia de nuestro compañero.

Es interesante que la simetría corresponda tanto a la habilidad atlética como a la belleza. ¿Has notado alguna vez que la mayoría de los atletas son atractivos? No sorprende que esos populares deportistas de la secundaria parecieran tenerlo todo. Los estudios sobre atletas han encontrado que aquellas personas con cuerpos más simétricos se desempeñan mejor que los que tienen cuerpos menos simétricos.

Las ideas culturales sobre la belleza crean un estándar de comparación, y esto puede causar angustia y resentimiento en quienes no fueron bendecidos con los atributos que caracterizan a la belleza. Investigaciones han dado como resultado que las personas atractivas son tratadas de manera diferente, tienden a recibir ofertas para mejores puestos de trabajo y ganan más dinero. Aunque también puede representar una carga ser percibida como una persona bella, sin duda es una ventaja genética que muchos desearían trasladar a sus hijos.

La desventaja principal de la belleza física es que viene con fecha de vencimiento. A medida que envejecemos y comenzamos a perder el volumen adiposo de nuestros rostros, también comenzamos a perder la simetría y las proporciones que alguna vez nos habían generado la admiración de los demás. Es difícil experimentar esa pérdida, especialmente con las presiones de hoy en día de mantenernos jóvenes y bellos. Demasiadas personas intentan verse como muchas celebridades que parecen no tener edad porque viven rodeadas de asistentes que les arreglan el cabello y el maquillaje, las alimentan, las ejercitan y las visten. Esto ha creado una enorme demanda de procedimientos cosméticos. Por supuesto, la mayoría de las personas que piden los procedimientos apuntan a un estándar inalcanzable al compararse con las fotografías retocadas en las revistas o en las películas, donde el profesional ha utilizado una lente especial y la iluminación adecuada para disimular las imperfecciones físicas de los intérpretes. Estudios realizados sugieren que en un futuro cercano podremos extender nuestra expectativa de vida más allá del siglo; entonces, seguramente, también habrá una correspondiente presión social sobre cada uno de nosotros para extender la fecha de vencimiento de nuestros atributos físicos.

Ya que la mayoría de nosotros exhibe alguna asimetría facial bilateral, es fácil comprender por qué alguna vez la belleza fue considerada una rareza y motivo de admiración. Hoy en día, con la ayuda de la cirugía plástica y la cantidad de rellenos y maquillajes a nuestro alcance, podemos encontrar gente bella en todas partes. Es sólo cuestión de una mínima dosis de alguna preparación.

Como la simetría es igual a la belleza, y la belleza es la razón principal por la que me consultan mis pacientes, dedico mucho tiempo a educarlos sobre la pérdida de tejido adiposo facial y sobre el proceso de envejecimiento. El rostro tiene múltiples compartimentos de grasa que envejecen independientemente unos de otros; algunos pierden grasa más rápidamente, mientras que otros retienen o hasta aumentan su depósito de grasa (un fenómeno denominado *mal posicionamiento adiposo*). A medida que esos compartimentos adiposos son más discernibles como entes separados, el rostro pierde su transición fluida de una zona a otra, alterando de esa manera la simetría del rostro y creando sombras poco favorecedoras.

Te ves espléndido cuando te miras al espejo en tu baño, pero en la media luz del ascensor de tu edificio te ves fatal porque se intensifican las sombras de los contornos del rostro. Este fenómeno es el resultado de la luz que rebota contra la piel mostrando las zonas donde está cambiando. Te aconsejo no basarte en lo que ves en el espejo como una manera de torturarte. Tener mucha luz desde encima y muy poca a tu alrededor puede ser problemático. Todos nos vemos mejor a la luz del sol y cuando la luz nos ilumina directamente desde el frente.

La pérdida de tejido adiposo facial y del volumen esquelético cráneofacial son los factores clave que contribuyen al progreso del envejecimiento. Durante las consultas, observo los rostros de mis pacientes para ver dónde hay asimetría. Luego determino si esa asimetría se debe a cómo duermen, a un tema congénito, a un trauma o al proceso natural de envejecimiento. Con la ayuda de rellenos faciales, puedo restaurar su simetría aminorando así la marcha de su "maldito reloj". Encuentro que cuando mis pacientes recobran esa pérdida del volumen y evitan la caída o el hundimiento de sus rostros, pueden mantener por más tiempo sus características juveniles.

Muchos de mis pacientes me dicen que lo que más les preocupa son sus surcos nasogenianos y mentonianos, y no están conscientes de que esas líneas son causadas por la pérdida de volumen adiposo. Yo les explico que nunca agrego ningún tipo de relleno en los surcos nasogenianos o en los pliegues mentonianos que resultan de la pérdida de volumen, ya que esto simplemente agregaría peso a cualquier piel o tejido que ya se está cayendo, sumándose a los vectores negativos que se han formado y acelerando el proceso de envejecimiento.

Un vector vertical negativo también tira la piel fina del párpado inferior, haciendo que pierda su elasticidad y se arrugue. Es simplemente física. Una vez que se los explico, no es difícil para mis pacientes entender el principio.

Muchos creen que el Botox® se utiliza únicamente para corregir o prevenir las arrugas indeseadas, pero en las manos correctas el Botox® puede restaurar la simetría facial. También se puede usar en casos de trauma o de parálisis de Bell, y para tratar la parálisis facial luego de una cirugía.

Si bien las asimetrías de nuestros rostros nos otorgan nuestro aspecto único, también hablan de nuestro atractivo y de nuestra salud. A veces una corrección menor en el rostro puede causar una mejoría impresionante en la apariencia de alguien. Por ejemplo, esto se puede observar claramente en las conocidas hermanas Simpson. Antes de que Ashlee Simpson corrigiera un pequeño bulto en su nariz y redujera el tamaño de la punta de su nariz, era menos atractiva que su hermosa hermana Jessica. Después de su rinoplastia (cirugía cosmética de la nariz), Ashlee se convirtió sin duda en la hermana más bella.

La nariz es un aspecto importante tanto de perfil como de frente. No sorprende que la rinoplastia sea el procedimiento estético facial más buscado en el mundo. Al cambiar los aspectos negativos de una nariz, como su tamaño demasiado grande, y al preservar los aspectos positivos, podemos lograr una mejor estética y armonía con el resto del rostro. Es importante que la nariz, las mejillas y el mentón estén en equilibrio, en proporción, para que una persona tenga un perfil facial estéticamente agradable.

En Irán, considerada la capital mundial de la cirugía de nariz, hay un dicho: "Mátame, pero hazme bella". Esto lo dice todo. En un país donde las mujeres deben esconder la mayor parte de sus cuerpos debajo de ropa voluminosa y cubrir con velos sus rostros, tener una nariz pequeña es el último grito de moda. Genéticamente, los iraníes tienden a tener narices prominentes. Estoy seguro de que esto nunca fue motivo de gran preocupación en el pasado. Y, honestamente, hay muchas mujeres iraníes hermosas y muchos hombres iraníes buenos mozos con sus narices naturales intactas. Pero, debido a imágenes de Hollywood, en estos días en Irán el aspecto principal que buscan cambiar cosméticamente los jóvenes, tanto varones como mujeres, es una nariz occidentalizada más pequeña.

La rinoplastia aparentemente se ha convertido en Irán en un premio común para el que se gradúa en la secundaria o aprueba el examen de ingreso a la universidad. Este procedimiento de remodelación de la nariz produce innegablemente un cambio estético impresionante y si se hace correctamente complementa el resto de sus características de Oriente Medio, creando una belleza exótica.

La nariz juega un papel importante en el rostro. Al estar al frente y en el medio, determina el aspecto general de una persona. La razón principal por la cual en la mayoría de las culturas, no solamente en Irán, se desea tener una nariz más pequeña y simétrica es que una nariz con forma desproporcionada puede crear la ilusión óptica de tener un mentón subdesarrollado o desvirtuar las proporciones ideales de un rostro hermoso.

Dicho esto, una nariz más pequeña en el rostro de un hombre también puede distorsionar las proporciones y la simetría del ideal masculino. Muchos pacientes varones me han pedido que inyecte relleno en sus narices para verse más fuertes y más masculinos. Conjuntamente con el trabajo en la nariz muchas veces se hace un aumento de mentón para crear un mejor equilibrio de los aspectos faciales.

La belleza no es caprichosa. No existe solamente según el cristal con que se mire ni es superficial, aunque las preferencias personales por cierto entran en juego al considerar qué es lo que hace que alguien sea atractivo. Como dermatólogo cosmético, no puedo ignorar que la belleza es un subproducto de medidas y proporciones matemáticas precisas que la humanidad percibe instintivamente. Es un rasgo heredado genéticamente que anuncia salud, capacidad atlética y una mejor probabilidad de supervivencia de nuestra descendencia.

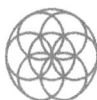

CAPÍTULO 3

Todo sobre la piel

L a piel es el órgano más extenso del cuerpo humano. Su función principal es servir de barrera entre los órganos internos y el mundo exterior. También regula la temperatura del cuerpo, lo protege contra la invasión de microorganismos infecciosos, y previene la deshidratación. Almacena lípidos, agua y vitamina D, y excreta y expele toxinas y materiales de desecho. La piel es, también, reveladora de enfermedades internas y nos ayuda con nuestra percepción ambiental. Cubre una superficie de aproximadamente 18,9 pies cuadrados (el tamaño de una mesa de comedor, es decir, 1,75 metros cuadrados), pesa aproximadamente once libras o cinco kilogramos (imagina el peso de una bola de boliche), y tiene un espesor promedio de 2 milímetros (el espesor de una moneda de 5 centavos estadounidenses).

La piel se divide en tres capas. La capa más superficial, llamada epidermis, tiene un espesor promedio de 0,12 milímetros (el espesor de una página de este libro) y está compuesta principalmente por células epiteliales (queratinocitos), células productoras de pigmento (melanocitos) y entidades inmunorreguladoras conocidas como células de Langerhans y células de Merkel, que actúan como receptores sensoriales. Las células epiteliales demoran unas dos semanas en descamar, a menos que exista alguna patología como la psoriasis que esté causando una retención de las células.

Los queratinocitos y otras células nativas de la epidermis pueden dañarse y mutar por efecto de los rayos ultravioletas (UV) del sol, transformándose varias décadas después en lesiones cancerosas. La coloración oscura que experimentamos luego de tomar sol es un intento de la piel por prevenir esas mutaciones de sus células nativas inducidas por el sol.

La dermis es una capa interna de doble espesor que está constituida principalmente por tejido conjuntivo, elementos celulares y la matriz extrafibrilar (una especie de pegamento que mantiene unido todo). Tiene un espesor promedio de 1,8 milímetros (el espesor de una moneda estadounidense de 25 centavos). Muchas estructuras importantes están contenidas dentro de la dermis, incluyendo vasos sanguíneos, nervios, vello y glándulas. La dermis también contiene una matriz o malla biológica de fibras de colágeno y fibras elásticas que dan a la piel su consistencia y elasticidad.

La piel normal sin dañar está compuesta en un 80 por ciento por colágeno y en un 4 por ciento por fibras elásticas. Las fibras de colágeno actúan como sogas por debajo de la piel, dándole fuerza. Las fibras elásticas se asemejan a bandas de goma entretejidas entre las fibras de colágeno para prevenir la caída y plegadura de la piel. Además de las proteínas estructurales (incluyendo el colágeno y las fibras elásticas), la matriz de la piel también necesita de rellenos que proporcionen humedad, amortiguamiento mecánico y un medio para la comunicación intercelular. Los glicosaminoglicanos y los proteoglicanos son rellenos naturales gelatinosos que proporcionan a la dermis apoyo mecánico y funcionan como barrera. El ácido hialurónico es el más importante de los glicanos porque proporciona humedad a la piel, regula la reparación de tejidos, contribuye a la resistencia y a la flexibilidad de la piel, regula el movimiento de las células y la comunicación entre ellas, y está íntimamente involucrado en las respuestas inmunológicas e inflamatorias.

Como el colágeno y las fibras elásticas necesitan estar rodeados de agua, otro tipo de células, los fibroblastos, fabrican colágeno e incrementan el contenido de ácido hialurónico para asegurar que el contenido de agua en la dermis sea el adecuado. El ácido hialurónico puede contener mil veces su peso en agua, proporcionando así humedad y turgencia a la piel. La turgencia es el grado de elasticidad de la piel proporcionado por la hidratación. Después de la menopausia, comienzan a agotarse los niveles de colágeno en la dermis. Sin tanto colágeno y fibras elásticas, disminuye la necesidad de los fibroblastos de crear ácido hialurónico en la matriz de la piel, provocando que la misma vaya adelgazando, arrugándose, y comience a ceder. En el rostro de un hombre las arrugas que se ven provienen principalmente de factores extrínsecos, aunque los factores intrínsecos también están presentes pero son menos severos. Es por ello que históricamente los hombres prestan menos atención al cuidado de su cutis.

El término *Elastosis solar* hace referencia al colágeno y a las fibras elásticas que son dañados debido a la exposición crónica a la luz solar. Cuando se daña el colágeno, las fibras comienzan a desenlazarse y separarse. Las fibras elásticas dañadas también sufren un cambio morfológico, transformándose, metafóricamente hablando, de una banda de goma elástica a una llanta de caucho dura. Más adelante, el colágeno y las fibras elásticas dañados forman acumulaciones debajo de la piel que resultan en arrugas profundas, en la rotura de vasos sanguíneos y en piel de aspecto curtido.

La última capa de piel es la hipodermis, o tejido subcutáneo, que constituye el mayor volumen de tejido adiposo del cuerpo. El espesor de esta grasa subcutánea puede variar de una zona del cuerpo a otra. Por ejemplo, es gruesa alrededor del abdomen, pero extremadamente delgada en los párpados. La hipodermis protege el cuerpo contra el trauma físico y lo aísla. La grasa se forma y se almacena allí, que es también donde ocurre la mayor parte del metabolismo de lípidos para la nutrición. Esta capa es una gran fuente de reserva de energía para el cuerpo humano.

¿Recuerdas el viejo dicho *No se puede conocer un libro por la tapa*? Bien, estoy aquí para decirte que isí, se puede! La piel revela mucho sobre una persona. Generalmente puedo saber si mis amigos o mis pacientes han tenido una noche difícil. La piel también da pistas sobre la ocupación de una persona. Por ejemplo, la gente que trabaja a la intemperie tiende a presentar daño solar oscuro, piel curtida, lesiones precancerosas o cancerosas y manchas marrones. También se pueden observar los mismos cambios en las personas que pasan su tiempo libre afuera y bajo el rayo del sol.

La piel, además, es un buen indicador de problemas médicos internos y de enfermedades heredadas genéticamente. Existen muchas manifestaciones en la piel que pueden ayudar al médico a diagnosticar correctamente las enfermedades internas y tratarlas. Recuerdo a una señora amable, hermosa, que vino a mi consultorio por dos manchas rojas en sus mejillas. Me miró y dijo, "Doctor, quiero que quite estas dos manchas rojas de mi rostro con láser. Ya no puedo taparlas con el maquillaje". Había leído sobre mí y sobre la tecnología láser que utilizo para remover vasos sanguíneos faciales.

Al mirar la lesión con mi lente especial de aumento, vi que allí había algo más que vasos sanguíneos rojos. Inmediatamente convertí la visita cosmética en una visita médica, y le pregunté si había tenido algún problema médico. Me contestó, "He sufrido de asma estos últimos siete años y tomo prednisona cada vez que me falta el aliento, que me parece que es bastante frecuentemente".

Luego de saber que no existía historia familiar alguna de asma, sospeché que lo que sucedía era otra cosa. Tomé una muestra de biopsia de la lesión, y el informe patológico dio sarcoidosis, una enfermedad pulmonar crónica. Le recomendé consultar a un especialista en medicina interna y a hacerse algunos estudios radiográficos de los pulmones para ver si la falta de aliento era causada por sarcoidosis. Los resultados radiográficos confirmaron que, efectivamente, tenía la enfermedad. Le dije que su afán por verse bien le había salvado la vida. Después de siete años de diagnóstico erróneo, ahora está recibiendo el tratamiento adecuado y tiene una mejor calidad de vida. Está respondiendo muy bien.

Hay muchas enfermedades que pueden ser diagnosticadas observando los cambios de la piel, del cabello y de las uñas. Por ejemplo, la hepatitis hace que la piel se torne amarilla. Algunas enfermedades vasculares relacionadas con el colágeno, como el lupus sistémico, pueden aparecer en primer lugar en la piel. Las uñas también pueden tornarse amarillas con ciertas enfermedades pulmonares crónicas. Nuestra piel nos avisa cuando algo está mal dentro de nuestro cuerpo. La palabra *genodermatosis* se refiere a un grupo grande de trastornos genéticos heredados y de trastornos cromosómicos con manifestaciones cutáneas.

Durante mi residencia médica, aprendí sobre un amplio número de trastornos cutáneos heredados raros, pero impresionantes. Cada vez que un paciente entraba a la clínica de capacitación, con sólo mirar su piel y sus características faciales podíamos pronunciar el nombre de la enfermedad, aún antes de ver otras manifestaciones. Muchas de estas enfermedades genéticamente hereditarias están acompañadas de una multitud de problemas médicos serios y de aspectos malignos. Si hay una fuerte historia familiar de cualquiera de las conocidas genodermatosis serias, una pareja joven que intenta concebir una familia debería obtener asesoramiento genético y considerar la adopción, o no tener hijos.

La verdad es que todos queremos tener un buen cutis porque estamos tratando de anunciar genética excelente, capacidad reproductiva y buena salud. Quienes llegan a mi consultorio quieren una piel hermosa. Invierten en tratamientos de láser, *peelings* químicos, microdermoabrasión y productos cosmecéuticos para lograr una piel perfecta, sin fallas.

Esta fascinación—cuasi obsesión—por tener piel hermosa es una característica heredada genéticamente que, según se ha comprobado científicamente, tiene un impacto sobre cómo inconscientemente juzgamos a la gente por el aspecto de su piel. En las películas, el tipo de piel se utiliza comúnmente para comunicarnos si un personaje es el héroe o el villano. El villano generalmente tiene cicatrices, tatuajes múltiples o piel imperfecta de alguna u otra manera. Las brujas casi siempre se muestran con grandes y poco agradables lunares en la nariz o el mentón. Se trata de signos visuales que buscan asociar la imperfección o fealdad con la maldad de estos personajes.

Recuerdo de niño haber crecido con temor hacia las personas albinas porque muchas veces en las películas aparecían como villanos. De hecho, puedo recordar una sola película de los últimos cincuenta años en la que se presenta a un albino como el héroe: *Powder (Pura energía)*. Como el albinismo es una mutación genética rara y peculiar, comúnmente provoca en los demás temor, sorpresa o curiosidad. La gente tiene tendencia a temer lo desconocido o poco familiar.

Dada la representación común del albinismo, me preocupa que los niños con albinismo sean tratados injustamente y se sientan aislados. Las personas poco informadas pueden volverse supersticiosas. En una misión reciente en África uno de mis colegas atendió a personas con albinismo en Malawi. Me relató que en las aldeas los albinos no sólo no recibían la atención correcta para prevenir el cáncer de la piel, sino que también eran cazados, como animales, por las partes de su cuerpo. Mutilación de dedos, manos y otras partes del cuerpo para crear "pociones mágicas" para la suerte y otros rituales supersticiosos parecen ser moneda corriente allí. Me horroriza saber que esto realmente esté ocurriendo en África contemporánea.

Estoy planeando acompañar a este amigo y colega en una misión para llevar dermatólogos a la isla de San Blas, en Panamá, en la que existe una tribu con la mutación genética del albinismo. Como las personas con albinismo no tienen protección contra el sol, vivir en una isla tropical sin atención médica apropiada es sumamente perjudicial para su salud.

Como hemos compartido anteriormente, no podemos evitar el deseo de tener piel suave y libre de arrugas, manchas y lesiones. Durante la Edad de Piedra, de hecho, era la principal manera que tenían nuestros ancestros de anunciar su idoneidad para gestar bebés saludables. Aunque desde entonces hemos evolucionado intelectualmente, aún preservamos una necesidad instintiva de observar la piel del otro para evaluar su salud y su capacidad reproductiva.

LA PREVENCIÓN

Ya que la piel sin manchas parece ser una aspiración universal, tiene sentido hacer todo lo posible para nutrir y cuidar de ella. Hayas nacido o no con buena piel, es esencial que cuides de este órgano por las importantes funciones fisiológicas que cumple en tu vida. Agradece y honra tu piel por todas las bendiciones que te trae.

Me encanta cuando los pacientes más jóvenes me preguntan qué pueden hacer para prevenir las arrugas y mantener su cutis con aspecto impecable. La pregunta podrá parecer un tanto vanidosa, pero resulta que el afán de vernos bien es importante para nuestra salud. Si no fuera por ese deseo, tendríamos un mundo lleno de gente sin dientes y nadie usaría hilo dental. Se ha demostrado científicamente que las personas vanidosas tienden a ser más saludables que aquellas a las que no les importa su aspecto.

Mi paciente Gayle, de setenta y dos años, tiene mejor cutis que muchas de las treintañeras que me consultan. Es un vivo ejemplo de cómo, con el protocolo correcto de cuidado del cutis, un estilo de vida saludable y los tratamientos para mantener la elasticidad y la integridad de la piel, todos pueden lograr un cutis virtualmente eterno. Un cutis virtualmente eterno se puede lograr teniendo riqueza de colágeno y fibras elásticas, manteniendo un nivel adecuado de humedad en la piel, y protegiendo y nutriendo nuestras células epiteliales.

LOS FACTORES QUE ENVEJECEN LA PIEL

El envejecimiento de nuestra piel está influenciado por factores intrínsecos y extrínsecos. El *envejecimiento intrínseco* está predeterminado genéticamente. Recibimos de los genes de nuestros padres un reloj interno que determina muchos de los cambios que sucederán en nuestra piel a medida que envejecemos. Ahora, gracias a estudios de la nueva ciencia de la epigenética, sabemos que nuestra predisposición genética puede alterarse a veces. La expresión de una predisposición genética se puede encender o apagar dependiendo de las condiciones ambientales—incluyendo el ambiente de nuestras mentes. Con la edad, nuestra piel tiende a ponerse más seca, más delgada y menos elástica, haciendo que se profundicen las líneas de expresión habituales. Además, se vuelve más lenta la descamación de células epiteliales, causando que la piel pierda su brillo al ser menos eficiente la retención de humedad. Cuando nuestra piel pierde su espesor y su elasticidad, ya no puede compensar la pérdida de volumen de los tejidos subyacentes. Esto contribuye a los vectores negativos que se forman en un rostro que envejece.

Todos estos cambios son más drásticos y pronunciados en la piel de una mujer que en la piel de un hombre debido a la menopausia, que puede hacer que después de los cincuenta la piel de una mujer se torne delgada, seca y con aspecto de papel crepé. Casi nunca se ve a un hombre con la piel muy delgada hasta que es mucho mayor. Por esta razón, advierto a todas mis pacientes mujeres que están llegando a los treinta que comiencen a prepararse de inmediato para la menopausia depositando fibras de colágeno y fibras elásticas en el "banco". ¡Necesitan ser billonarias de colágeno y fibras elásticas antes de llegar a la menopausia! Enseño a cada una cómo generar y recolectar colágeno y fibras elásticas para que, cuando llegue la menopausia a fines de los cuarenta y principios de los cincuenta, no haya mucho cambio en la elasticidad y en la textura de su piel. Acá un paréntesis: no olvidemos que las mujeres son hermosas por la luz en sus ojos, por su humor, sabiduría y compasión tanto como por el aspecto de su piel. Quiero ayudar a las mujeres a sentirse bien.

Existen muchas maneras en las que podemos incrementar nuestras cuentas bancarias de colágeno y fibras elásticas. Recomiendo a todos—tanto hombres como mujeres—que utilicen una crema nocturna con ácido retinoico, vitamina A o derivados. Con el uso regular, la familia de los ácidos retinoicos previene la ruptura del colágeno y de las fibras elásticas existentes, ayudando inclusive a crear nuevas.

El uso de láseres y de tecnología de luz para activar y acelerar el aumento de colágeno y de fibras elásticas mediante la estimulación de los fibroblastos es otra manera eficiente de incrementar la cuenta bancaria de colágeno. Además, la utilización de rellenos que trabajan como agentes estimuladores de colágeno es otra manera sencilla de incrementar los niveles de colágeno y de fibras elásticas en la piel.

El *envejecimiento extrínseco* de la piel es el principal acelerador de todos los cambios que ocurren en una piel madura. Es el resultado directo del estilo de vida y del ambiente que rodea a un paciente. Aunque haya heredado genes fantásticos, podría igualmente exhibir una mala piel por haber abusado de factores externos. Los factores conocidos que causan el mayor daño en la piel son la exposición crónica al sol, el tabaquismo y una nutrición deficiente. Además, podemos agregar a la lista la fuerza de gravedad, los radicales libres y la posición al dormir.

La mayoría de los dermatólogos utiliza el término

fotoenvejecida para describir la piel que está severamente arrugada, curtida y manchada. La piel dañada por el sol también tiende a exhibir arañitas faciales, pecas y una textura áspera. Esto ocurre a lo largo de varios años y es más severo en las personas de tez blanca. La repetida exposición solar fragmenta el colágeno y afecta la síntesis del mismo. Por otro lado, los queratinocitos (células alojadas en la capa más externa de la piel) pueden ser dañados por una exposición solar crónica que provoque que se vuelvan malignos y desarrollen diferentes tipos de cánceres de piel.

El estudio del envejecimiento provocado por los radicales libres está muy avanzado hoy. La teoría indica que cuando los radicales libres (moléculas con un solo electrón como las moléculas de oxígeno) se vuelven inestables, se llevan electrones de otras moléculas, resultando en el daño de células epiteliales y en una mayor fragmentación del colágeno. Me gusta usar la analogía de una manzana recién cortada para describir este proceso. La cáscara, que está llena de antioxidantes, tiende a neutralizar los radicales libres y se mantiene igual. Sin embargo la pulpa de la manzana comienza a tornarse marrón en pocos minutos debido al proceso de oxidación causado por los radicales libres. Si agregamos jugo de limón (un antioxidante) a la pulpa, retardaremos el oscurecimiento. La cáscara de manzana no se vuelve marrón porque está llena de antioxidantes. Otra situación comparable es el comienzo de corrosión del hierro: esto también es el resultado de la oxidación.

En el entorno altamente comprometido en el que vivimos hoy, estamos bombardeados constantemente por radicales libres, especialmente provenientes de alimentos procesados, pero también del uso de tecnología que emite radiación de baja frecuencia. Por esto, para neutralizar los radicales libres, mantener la salud y la integridad de la piel y aminorar el proceso general de envejecimiento de su cuerpo, aconsejo a todos mis pacientes que utilicen antioxidantes orales y tópicos. Para ilustrarlo muchas veces me refiero al trastorno denominado progeria, una enfermedad heredada genéticamente en la que los niños no pueden producir enzimas antioxidantes metabólicas. Los niños afectados por este trastorno parecen envejecer a una velocidad extremadamente acelerada. Hablaremos en capítulos próximos sobre los remedios antioxidantes que ofrecen la mejor protección.

Fumar envejece la piel más rápidamente que cualquier otra cosa que hacemos excepto exponernos crónicamente al sol. Un estudio de 1965 describió esto por primera vez: halló que el tabaquismo produce alteraciones faciales en el 79 por ciento de las mujeres que fuman habitualmente. El rostro de una fumadora tiende a perder su brillo saludable, tornándose pálido con tonos grises-amarillentos y acumulando más arrugas de las que esperaríamos encontrar en alguien de su edad cronológica. Además de los otros riesgos de salud producidos por fumar, definitivamente, querida lectora, no querrás tener el rostro de una fumadora.

La nicotina en el cigarrillo reduce el flujo de sangre a través de los vasos sanguíneos de la piel por medio de la vasoconstricción (estrechamiento de los vasos sanguíneos), impidiendo la entrega de oxígeno y de nutrientes a los órganos vitales, incluyendo la piel. Cualquier tejido puede sufrir cambios perjudiciales irreversibles cuando no recibe suficiente oxígeno y nutrientes. Con el tiempo, la falta de oxígeno y de nutrientes provocará la formación de radicales libres nocivos que dañarán las células epiteliales, el colágeno y las fibras elásticas.

La nicotina actúa también como diurético, disminuyendo la cantidad de humedad retenida por la piel y haciendo que se reseque. Es por esto que los fumadores suelen tener piel seca y áspera. La piel seca crea pequeñas fisuras en el manto ácido de protección haciendo que se vuelva susceptible al efecto de microorganismos tales como bacterias, hongos, virus y alérgenos químicos dañinos. Como este manto tiene un pH ligeramente ácido y es la primera línea de defensa contra todos los elementos, los fumadores con piel deshidratada son más susceptibles a las infecciones de la piel y tienen una baja capacidad de curación de heridas.

Fumar agota los nutrientes esenciales de la piel, tales como la vitamina A y la vitamina C. Esto resulta problemático porque la vitamina A es esencial para la generación de nuevas células epiteliales en reemplazo de aquellas que han muerto, y para mantener la salud general de la piel. La vitamina C, que es una vitamina inestable soluble en agua, no puede ser fabricada por el cuerpo y es esencial para la creación y la preservación del colágeno en la piel. Una deficiencia de vitamina C acelera la fragmentación del colágeno causando arrugas prematuras. Estudios han demostrado que el cuerpo pierde unos 35 miligramos de vitamina C por cada cigarrillo que se fuma.

El acto físico de entrecerrar los ojos y fruncir los labios cuando uno fuma, necesario para poder inhalar el humo nocivo, también contribuye a la formación de arrugas. Hay muchos otros riesgos para la salud potencialmente fatales que están asociados al tabaquismo, pero los efectos sobre la piel son los más tangibles. Si otra razón no los motiva a dejar el vicio, espero que la mayoría de mis pacientes sean lo suficientemente vanidosos como para evitar o dejar el cigarrillo por el bien de su piel y de su salud general. Según datos provistos por el Tri-County Cessation Center de Nueva York, hay más de 4.000 sustancias químicas en el humo de cigarrillo y se sabe que al menos sesenta y nueve de ellas son cancerígenas. No cabe duda de que fumar es un proceso tóxico que tarde o temprano nos pasa factura y nos quita mucho más que el aspecto joven de la piel.

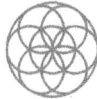

CAPÍTULO 4

Las siete plagas

*D*ermatitis es el término médico utilizado para definir cualquier enfermedad de la piel. Aunque la literatura médica describe miles de trastornos de la piel, son muy pocos los que motivan la mayoría de las visitas al dermatólogo. Cuando era médico residente, me dijeron que al diagnosticar una enfermedad de la piel no debía buscar "cebras"—enfermedades poco conocidas con las que uno se enfrenta muy raramente—sino "caballos". En este capítulo, hablaremos sobre los siete trastornos más comunes que veo en mi consultorio y que representan una molestia, una incomodidad, pero sin potencial maligno.

EL ACNÉ

Nada me arruina más el día que despertarme a la mañana con un grano en la cara. Especialmente ahora que trabajo como dermatólogo, la gente espera que tenga la piel impecable y bella. Comencé a tener tendencia al acné a los veintitantos años, y desde entonces convivo con una predisposición a las erupciones. Tenía la esperanza de que, al llegar a los cuarenta, finalmente desaparecería esta dolencia. Desafortunadamente, no ha sido así. Por lo tanto aún sigo un régimen de cuidado de la piel creado para un adolescente con acné. Tengo el cutis estupendo sólo porque me esfuerzo para que así sea.

El acné es el trastorno más común que veo en mi consultorio. Habitualmente trato erupciones activas, o bien manchas y cicatrices que deja el acné. El *acne vulgaris,* o acné común, afecta del 60 al 70 por ciento de la población general en algún momento de su vida. Es principalmente un trastorno de la adolescencia que afecta al 85 por ciento de los jóvenes entre los 12 y los 24 años de edad. Sin embargo, puede afectar también a algunas personas durante su adultez temprana y más adelante en la vida.

La incidencia de esta enfermedad es aproximadamente del 3 por ciento en los hombres y del 12 por ciento en las mujeres (hasta mediados los cuarenta años). Por cierto, no es justo que las mujeres tengan que combatir esta plaga cada vez que fluctúan sus hormonas. Tienden a exhibir erupciones durante o después del embarazo, durante sus períodos menstruales, y nuevamente cuando se acercan a la menopausia. Generalmente esto sucede en aquellas mujeres que sufrieron de acné cuando eran adolescentes, pero también puede afectar a las que siempre han tenido el cutis relativamente libre de impurezas.

La prevalencia y el tipo de acné varían según el grupo étnico. El *acne vulgaris* es más prevalente en individuos caucásicos. Los de descendencia española tienden a ser más susceptibles al acné quístico (también llamado cístico), que muchas veces resulta en cicatrices severas. Los individuos de descendencia africana tienen tendencia a desarrollar un acné del tipo comedón, que se caracteriza por múltiples puntos blancos y puntos negros que se infectan. Los productos utilizados para humectar su tipo de cabello pueden exacerbar esta condición.

Los pacientes siempre me preguntan sobre la relación entre nutrición y acné. Aunque me enseñaron en mi residencia médica que no existe una correlación real entre ambos, aconsejo a mis pacientes que, en caso de notar que un alimento en particular agrava el problema, lo eviten. Personalmente, he notado que cuando como demasiado chocolate, inmediatamente tengo una erupción. Aunque no lo he dejado por completo, lo cierto es que últimamente como mucho menos chocolate.

Hay una teoría que indica que la cafeína en el chocolate estimula la producción de sebo, y el sebo a su vez lleva a la formación de micro-comedones. Además, algunos estudios muestran claramente que los productos lácteos, especialmente la leche descremada, pueden aumentar la probabilidad de erupciones en ciertos individuos. Pido a mis pacientes que me den el gusto por un par de semanas y eviten todos los productos lácteos para ver si hay alguna mejoría. Esta táctica es muchas veces muy exitosa.

Otra pregunta común que me formulan es si el estrés provoca erupciones en la piel. ¡Absolutamente! El estrés siempre empeora cualquier condición de la piel—especialmente el acné. Cuando uno está estresado, la glándula suprarrenal segrega andrógenos y cortisol. Esto puede causar un desequilibrio químico en la sangre, que a su vez provoca erupciones en la piel. El ejercicio físico, dormir lo suficiente, y dedicar tiempo a la meditación o a la práctica de una técnica de relajación constituyen excelentes alternativas de aliviar el estrés. Yo utilizo, además, aromaterapia, y como último recurso recurro a la valeriana, un suplemento alimenticio con propiedades sedantes.

La causa del acné es multifactorial y tiene una fuerte correlación genética. Esto significa que si en una familia ambos padres han tenido acné, tres de cada cuatro hijos estarán afectados por esta condición. Sin embargo, si solamente uno de los progenitores tuvo acné, sólo uno de cada cuatro de sus hijos probablemente lo tenga. Es importante notar que siempre hay excepciones y variaciones en la transmisión genética de este trastorno y no todas las familias tendrán el mismo patrón. El acné hasta puede saltear algunas generaciones.

El desarrollo del acné comienza con la formación de un micro-tapón en la porción superior del folículo piloso. Esto ocurre cuando las células epiteliales muertas, que normalmente se descaman cada dos semanas, se mezclan con el sebo creando un tapón en cuello de botella que denominamos comedón. Dado que los comedones son alimento para las bacterias, tienden a infectarse y convertirse en infames granos. En tanto más comedones o micro-tapones se formen, más probable será que las bacterias causen una infección. El *propionibacterium acnes* es el principal responsable de la mayoría de las erupciones de acné que vemos.

El problema principal no es la infección en sí misma, sino la respuesta inflamatoria del cuerpo a esa infección. El tipo de respuesta inflamatoria determina la severidad de la erupción, de los cambios de pigmentación, y de la cicatrización. Cuanto más pronunciada es la inflamación, mayor es la probabilidad de que se cure fuera de su estado natural.

Para asegurarnos una piel limpia, debemos reducir el número de formaciones de micro-tapones y el nivel de bacterias en la piel. Según el tipo y la severidad de las erupciones de acné, el tratamiento varía desde el uso de limpiezas médicas y tratamientos tópicos, a la ingesta de antibióticos por vía oral, tales como Accutane® (isotretinoína), o el uso de una terapia hormonal. La introducción de los tratamientos fototerapéuticos (por ejemplo, de luces especiales y láseres) también ha dado resultados prometedores en el tratamiento del acné leve a moderado.

En particular, tratamos el acné leve a moderado con Pore War™ (desarrollado por Shino Bay® Cosmetic Solutions). Utilizando una combinación balanceada de tres ingredientes poderosos para mantener limpios y destapados los poros, este producto de limpieza cítrico disuelve los puntos negros y puntos blancos. Recomiendo, además, el uso de un antibiótico tópico por las mañanas y una crema o un gel con ácido retinoico por las noches. Los retinoides actúan normalizando la exfoliación de la piel alrededor del folículo, previniendo así la formación de comedones. Si bien existen muchos retinoides en el mercado para combatir el acné, mis favoritos son Differin®, Epiduo®, Retin-A Micro® y Tazorac®. Durante el día, prefiero las preparaciones tópicas de peróxido de benzoílo, solas o combinadas con el antibiótico clindamicina. Mis preferidas incluyen NeoBenz® Micro, Benzaclin® y Duac®.

Para el acné moderado a severo, generalmente uso ese mismo régimen tópico y agrego antibióticos por vía oral. Los antibióticos más comunes utilizados en el tratamiento de la mayoría de las erupciones de acné son la minociclina y la doxiciclina. Si mi paciente es una mujer y las erupciones son causadas por un desequilibrio hormonal, entonces puede usar un anticonceptivo oral o una medicación antiandrógena para contrarrestar la sobreproducción sebácea. Logro excelentes resultados utilizando una dosis diaria de 25 miligramos de espirinolactona para las erupciones por causas hormonales. Para tratar el acné severo con inflamación y cicatrización, el Accutane® es la mejor solución que existe. Algunas personas, sin embargo, no toleran esta medicación por las reacciones adversas, o por tener una sensibilidad a la droga.

Los tratamientos de luces azules y rojas alternadas de diodos emisores de luz (LED) pueden ser una gran opción para los que no quieren tratar el acné usando lociones y pociones. Existen, además, varios tratamientos con láser que ayudan a minimizar las erupciones en pacientes con acné leve a moderado.

Las secuelas de las erupciones de acné pueden ser tan vergonzantes y angustiantes como las erupciones mismas, y muchos pacientes acuden a mí para minimizar las cicatrices y los cambios de pigmentación. Tengo una amplia gama de tratamientos con láser que ayudan a minimizar las cicatrices y a mejorar la textura y el tono de la piel. El SmartSkinCO₂™ (fabricado por Cynosure, Inc.), una tecnología microablativa para los tipos de piel más claros, y el Affirm™ MultiPlex™ Laser (fabricado por Cynosure, Inc.) para los tipos de piel más oscuros son los láseres más asombrosos en el mercado para mejorar las cicatrices del acné y ayudar a los pacientes a lograr un cutis más hermoso.

LA ROSÁCEA

En su obra *Enrique V,* Shakespeare fue uno de los primeros autores en describir la condición hoy conocida como rosácea: aparecen muchas alusiones cómicas al "rostro rojo". Mi favorita es cuando a Bardolfo, un personaje con rosácea, se le posa una pulga sobre la nariz enrojecida. Un niño que ve lo ocurrido dice que la pulga sobre la nariz de Bardolfo parecía como "un alma negra ardiendo en el infierno". Aunque pueda parecer un poco melodramático, en vista de la incomodidad calurosa que sufren los que tienen el rubor infame de esta plaga, no está tan errado.

Un cirujano francés del siglo catorce, el Dr. Guy de Chauliac, fue el primero en describir la condición médica hoy conocida como rosácea. Debido al aspecto rojizo que deja en las mejillas y en la nariz, alguna vez fue considerada una enfermedad causada por un consumo excesivo de alcohol. Aún hoy, muchos son tomados erróneamente por alcohólicos o ebrios a causa del rubor prominente en sus rostros debido a la rosácea.

La rosácea es una enfermedad inflamatoria de largo plazo que afecta mayormente a las mujeres entre los treinta y los cincuenta años, como así también a personas con tez clara. Sin embargo, cuando se da en los hombres, éstos generalmente tienen los casos más severos. La rosácea se caracteriza por erupciones inflamatorias en las zonas de rubor, como así también por pequeños vasos sanguíneos rojos demarcados y glándulas sebáceas agrandadas.

Hay diferentes formas de esta enfermedad. En su versión más suave, conocida como "de rubor", ciertas comidas, el calor excesivo, y las bebidas alcohólicas pueden causar el enrojecimiento del rostro. Con el tiempo, esto puede progresar a irregularidades acneiformes en las zonas enrojecidas. Un tipo severo de rosácea se caracteriza por lesiones quísticas profundas, enrojecimiento intenso e inflamación. Otro tipo que desfigura mucho, la rinofima, afecta principalmente a los hombres mayores de cuarenta y causa lesiones lobuladas permanentes sobre la nariz. El actor estadounidense W. C. Fields ha sido durante décadas la imagen de este tipo de rosácea. Y otro tipo más, la rosácea ocular, se caracteriza por sensaciones persistentes de ardor, sequedad, enrojecimiento e irritación en los ojos.

La comunidad médica debate la causa de la rosácea. Algunas teorías presumen que ciertos microorganismos tales como bacterias, ácaros cutáneos y hongos serían posibles causas. Otras sugieren que la raíz se encuentra en la irritación de los folículos por agentes tópicos, el daño solar, anomalías inflamatorias y la genética. Si bien no hay consenso acerca de la causa de la rosácea, hay comprensión del mecanismo de acción que resulta en lesiones enrojecidas e inflamadas. El enrojecimiento es causado por la dilatación de los vasos sanguíneos superficiales de la piel. Al igual que con el rubor, la condición empeora con el estrés y con las emociones intensas. Pero aunque este fenómeno cae bajo el control del sistema nervioso, no se lo considera un trastorno neurológico.

Se ha sugerido que, cuando hay dilatación, se fuga una pequeña cantidad de plasma de los vasos sanguíneos a la piel. Los glóbulos blancos en el plasma provocan una respuesta inflamatoria que se agrava con la dilatación de los vasos sanguíneos. Los glóbulos blancos son responsables de inspeccionar el cuerpo y lanzar un ataque inmunológico contra cualquier elemento que el cuerpo no reconoce como propio. Tener niveles inusualmente altos de glóbulos blancos cerca de la piel lleva a tener un sistema inmunológico extremadamente atento—y piel extremadamente sensible.

En mi consultorio utilizo una variedad de analogías para ayudar a mis pacientes a comprender los diferentes procesos de una enfermedad. En el caso de la rosácea, les pido que imaginen que los vasos sanguíneos superficiales en sus sonrojadas mejillas o narices son como autopistas y que los vehículos en la autopista (los glóbulos blancos) están haciendo tareas de vigilancia. Como esos vasos sanguíneos están próximos a la piel, es fácil que los glóbulos blancos se fuguen y entren en contacto con irritantes existentes en los cosméticos, con ácaros microscópicos, y con bacterias u hongos. Los glóbulos blancos, a su vez, inician una respuesta inflamatoria que puede causar enrojecimiento o pequeños bultos inflamados llenos de pus. Por esta razón, los tratamientos faciales con láser que apuntan a los vasos sanguíneos pueden muchas veces mejorar dramáticamente la condición rosácea. Si se elimina la autopista por la que circulan los glóbulos blancos, entonces las células inflamatorias no pueden fugarse a la piel.

Para encontrar el mejor tratamiento, en primer lugar el dermatólogo identifica el tipo de rosácea que presenta el paciente. Es fundamental el tratamiento temprano de esta condición ya que se hace más difícil de tratar con el paso del tiempo. Una vez que determina el tipo y la severidad de la rosácea, el dermatólogo puede utilizar una gran serie de cremas, antibióticos, láseres y tratamientos quirúrgicos para aliviarla.

Buenas noticias para las personas con rosácea del tipo eritema (enrojecimiento): el cutis puede restablecer su tono normal con Mirvaso® (brimonidina), un gel tópico. Es como Visine® para la piel.

En mi opinión, los láseres constituyen el mejor tratamiento para el enrojecimiento y las lesiones papulares de la rosácea rinofimatosa. Además, los tratamientos con láser tienden a disminuir y muchas veces a revertir los ciclos de la rosácea de tipo inflamatorio cuando se usan en conjunto con tratamientos más tradicionales tales como los antibióticos tópicos y sistémicos.

EL ECZEMA

Aunque la palabra *eczema* parece haberse originado del vocablo griego *ekzein*, mencionado en la literatura por primera vez en el año 543, les puedo asegurar que el uso del limpiador de vidrios y espejos Windex®, como se viera en la película cómica del 2002 *Mi gran boda griega*, no tiene ningún efecto como remedio de esta condición. La palabra *eczema* en realidad significa "ebullición", aludiendo a las vesículas rojizas y a las lesiones o ampollas exudativas de la piel, que parece hervir. El eczema produce intenso prurito, escozor, que eventualmente da lugar a una piel engrosada y seca con costras.

El término *eczema* se utiliza ampliamente para describir una variedad de condiciones médicas que resultan en piel inflamada o irritada. Existen múltiples formas y subtipos de esta condición. Algunos de los más comunes incluyen la dermatitis atópica, el eczema dishidrótico, el eczema numular, el eczema de las manos y el eczema de invierno.

El eczema generalmente tiene un componente genético y comúnmente se encuentra en lo que consideramos como una familia atópica—una con historia de alergias, asma y eczema. Tuve asma de niño. Más tarde, alrededor de los treinta y pico, desarrollé eczema. Explico a mis pacientes que el eczema es como tener asma en la piel. Las células que contribuyen a un ataque de asma son tan perpetradoras como las que parecen hervir desde el interior hacia el exterior de la piel durante una erupción de eczema.

Es importante que los pacientes que padecen eczema comprendan la enfermedad y hagan algunos cambios pequeños, pero muy importantes, en sus hogares. Por ejemplo, al bañarse deben utilizar un producto de limpieza corporal suave sin perfumes ni colorantes, y mantener las duchas en un máximo de diez o quince minutos. Por otro lado, deben lavar todas las toallas, sábanas y ropa con detergentes libres de perfumes y colorantes. Deben evitar, también, todo tipo de suavizantes de telas y las láminas antiestáticas.

La humectación es esencial para mantener una buena barrera en la piel, y para el manejo y alivio del prurito y del ardor asociados al eczema. Productos tales como Cerave®, Cetaphil® y Aveeno® Eczema Therapy son excelentes cremas hidratantes para la piel eczematosa. Cuando la piel está extremadamente seca y sensible, recomiendo a mis pacientes usar el ungüento Aquaphor® o la grasa vegetal Crisco® para reparar la barrera epitelial.

Existe una multitud de diferentes cremas, ungüentos y lociones que prescribo para tratar las erupciones activas de eczema. Las elijo según la edad del paciente, la ubicación de la erupción en el cuerpo, y la severidad de la enfermedad. Hay en el mercado muchos productos nuevos libres de esteroides que ayudan a mantener la piel sana incrementando el nivel de humectación.

Los casos extremos de dermatitis atópica o eczema pueden requerir la intervención de medicamentos sistémicos u otros métodos para regular el sistema inmunológico y aliviar algunos de los síntomas. Algunos casos son tan severos que los pacientes deben ser hospitalizados; afortunadamente son poco frecuentes.

Es imperativo que todos los pacientes con eczema sigan en sus hogares las recomendaciones mencionadas respecto de los jabones en la ducha, los detergentes y la humectación para mantener la piel más saludable y prevenir las recaídas.

LAS ARRUGAS

Coco Chanel alguna vez dijo: "A los cincuenta tenemos el rostro que nos merecemos". Al reflexionar sobre esta declaración, concluí que si alguna vez me canso de inyectar Botox® en mi rostro, debo hacer todo lo que pueda para desarrollar solamente aquellas arrugas asociadas con la risa y la compasión. Más adelante en mi vida quiero tener un rostro dulce, ¡no el rostro de un viejo cascarrabias!

Existe la creencia de que se puede saber mucho sobre el carácter de una persona por las líneas en su rostro. Si tienes el "número once" entre las cejas, por ejemplo, seguramente te preocupas mucho. Si tienes patas de gallo, es señal de que sonríes mucho, lo que te vuelve una persona más accesible y alegre. Por el contrario, las líneas alrededor de la boca son causadas por fruncimiento y denotan una personalidad melancólica.

Muchos pacientes, sin embargo, me expresan que en general son felices y amigables, pero que las líneas entre sus cejas cuentan otra historia. Como resultado de esos surcos, muchas veces sienten que la gente nos los interpreta correctamente. Esto es precisamente cuando un poco de Botox® puede revertir la situación.

Si eres una persona despreocupada pero tienes cara de cascarrabias, ¿qué has hecho para merecer esto? ¡No parece ser justo! La verdad es que tiene que ver tanto con la anatomía facial y la genética, como con factores externos de envejecimiento tales como el daño solar y el tabaquismo. De todas maneras, si constantemente haces las mismas expresiones faciales, a la larga vas a tener arrugas perpendiculares a los músculos de esas expresiones.

Las arrugas tienden a darse en las zonas del rostro en las que generamos muchos movimientos expresivos. Los músculos responsables de nuestras expresiones faciales crean tensión continua en la piel del rostro y del cuello. Con el tiempo, esta tensión hace que se reacomode la arquitectura del colágeno y de las fibras elásticas que mantienen la piel flexible y sin arrugas.

En el Capítulo 3 te conté acerca del colágeno y de las fibras elásticas. Ya que estamos hablando de las arrugas, es importante que comprendas que mientras que la mayoría de las células del cuerpo humano están constantemente muriendo y reproduciéndose, el colágeno y las fibras elásticas no lo hacen. Los fibroblastos, esas células que fabrican colágeno, son reemplazados aproximadamente cada treinta años. Por eso, naturalmente descomponemos más colágeno y fibras elásticas de lo que podemos generar. Esto es parte del envejecimiento natural de la piel, además de ser un factor intrínseco.

Muchos factores ambientales, o extrínsecos, tales como fumar y exponerse al sol, también contribuyen a acelerar la ruptura del colágeno y de las fibras elásticas existentes. Esto lleva invariablemente a un aumento en la cantidad de arrugas profundas y a la distensión de la piel.

Tenemos en mi consultorio diferentes métodos para prevenir y corregir el envejecimiento prematuro de la piel y la formación de arrugas. Lo logramos mecánicamente lesionando la piel con luz láser que destruye las fibras elásticas y el colágeno rotos y los reemplaza por nuevos. Otro método mecánicamente eficaz es una técnica de microagujas en la que un rodillo con pequeñas agujitas se pasa sobre el rostro para causar trauma. Podemos lograr un resultado similar, químicamente, utilizando ácido poli-L-láctico (comercializado como Sculptra®) para incentivar la formación de nuevas fibras colágenas. Otro método económico es usar productos cosmecéuticos que contienen ácido retinoico o cualquier otra molécula que promueve la formación de nuevo colágeno y de fibras elásticas.

Recientemente conocí a Pat, una joven señora de ochenta y un años que no tiene arrugas y se ve treinta años más joven que su edad cronológica. Aprendió a una joven edad cómo evitar los efectos devastadores de los factores intrínsecos y extrínsecos que causan el envejecimiento de la piel. Nos da esperanza y nos inspira a todos porque nos muestra que podemos tener un cutis hermoso a cualquier edad. Siempre alabé el cutis perfecto de mi amiga Joan (setenta y seis años al momento de impresión de estas líneas), pero luego llegó Pat y se quedó con el título por tener un cutis hermoso por más tiempo.

LAS CICATRICES

Las cicatrices son entidades de la piel que siempre cuentan una historia. La mayoría de las veces podemos recordar vívidamente los eventos en los que las obtuvimos. Durante un evento traumático se rompe la estructura y el entretejido de la piel profundamente hasta la dermis. El cuerpo comienza entonces a curar a toda marcha el tejido dañado, ya que tener una herida abierta podría potencialmente llevar a una infección. Los fibroblastos en la piel producen nuevo colágeno y tejido elástico tan rápidamente que muchas veces no coinciden la textura y el tono con el resto de la piel. Es por esto que una cicatriz se ve y se siente diferente de la piel normal circundante.

La mayoría de las cicatrices epiteliales son planas y pálidas, y dejan una marca que se asemeja a la herida original que las causó. Sin embargo, existen algunas cicatrices que tienden a hacerse más gruesas o extenderse por fuera del área de la herida. Vemos esto respectivamente en las cicatrices hipertróficas y en los queloides. Este tipo de cicatrices es el resultado de demasiada producción de colágeno en la herida. Alternativamente, hay cicatrices que parecen tener muy poco tejido, y se les conoce como atróficas. Ejemplo perfecto de una cicatriz atrófica es el de las estrías, generalmente obtenidas durante los embarazos: estas cicatrices superficiales ocurren cuando el tejido debajo de la piel crece más rápidamente que ésta, causando su desgarramiento.

Las cicatrices hipertróficas generalmente son gruesas y rojizas, y se confinan al margen de la herida. Muchas veces son dolorosas o pican, y pueden ser tratadas con láminas de silicona, esteroides intralesionales o láser. Con el tiempo también tienen una tendencia a mejorar por sí solas.

Los queloides suelen extenderse más allá del margen de la herida y pueden ser sintomáticos. Se forman lentamente después de que la lesión se ha curado completamente y son muy difíciles de tratar. Es alta la recurrencia de los queloides, causando frustración tanto para el paciente como para el médico. Pueden darse en cualquier persona pero son más comunes en los individuos de piel oscura. A diferencia de las cicatrices hipertróficas, los queloides pueden crecer indefinidamente hasta convertirse en tumores grandes. Las áreas predilectas para la formación de queloides son generalmente el pecho, la espalda y los hombros.

En nuestra clínica utilizamos un láser de colorante pulsado para prevenir la formación de cicatrices post-quirúrgicas y también para tratar las cicatrices recientemente formadas. Para las cicatrices maduras o hipertróficas, usamos el Affirm MultiPlex Laser o bien el SmartSkinCO₂ (fabricado por Cynosure, Inc.) con resultados fenomenales. Además hemos mejorado exitosamente—y hasta hemos eliminado—algunos queloides con el Affirm MultiPlex Laser en combinación con inyecciones intralesionales. Es muy emocionante que ahora podamos realmente tratar los queloides ya que ha sido una frustración de la comunidad médica durante años.

La mayoría de las cicatrices tratadas con láser se combinan muy bien con la piel normal circundante. Si bien a veces se combinan tanto que apenas son visibles, nunca se disuelven en un ciento por ciento.

EL MELASMA

El melasma, comúnmente conocido como "la máscara del embarazo", es un cambio en la coloración del rostro que suele ocurrir durante la gestación. Aunque no se conoce bien la causa de esta condición, sabemos que se relaciona con un desequilibrio hormonal y con la exposición a la luz solar. Se encuentra mayormente en mujeres de origen asiático e hispánico. Sin embargo, personas de otros grupos étnicos tales como los americanos nativos, alemanes, rusos y descendientes de judíos también sufren de esta plaga. La incidencia de melasma aumenta también en pacientes con enfermedades tiroideas y en aquellas que toman pastillas anticonceptivas o medicaciones de reemplazo hormonal.

El melasma se presenta como parches oscuros irregulares sobre las mejillas, la nariz, los labios y la frente. Los parches aparecen lentamente y se oscurecen y agrandan con el tiempo. Aunque esta condición puede ser diagnosticada muy bien visualmente, una lámpara de Wood o luz negra puede ser necesaria para definir si el paciente tiene melasma dérmico, que es mucho más difícil de tratar.

Mi consultorio está en Fort Lauderdale, Florida. Florida es conocida en los Estados Unidos como el Estado del Sol, así que podrás imaginar cuántos casos se presentan todos los días. No sólo tenemos durante todo el año un estilo de vida al aire libre, sino también tenemos una gran comunidad latina. Como resultado de los casos que he visto, he aprendido mucho sobre esta plaga. Excepto en casos de melasma dérmico, con frecuencia he logrado mejorar el melasma rápidamente; sin embargo es alta la tasa de recurrencia. Continuamente pregunto a mis pacientes si se están protegiendo del sol. Todos me responden con un gran "¡Sí!" y luego continúan diciéndome, "Doctor, ¡uso protector SPF 50 todas las mañanas!"

Con el tiempo descubrí que la mayoría de los pacientes cree erróneamente que usar una pantalla solar con un factor alto de protección por las mañanas los protege durante todo el día. Así que tuve que enseñarles sobre la necesidad de volver a aplicar el producto. Al hacerlo me di cuenta de que es una tarea casi imposible para ellos volver a aplicarlo a lo largo del día. En el caso de las mujeres con melasma que trabajan, ellas tienden a usar maquillaje para cubrir las manchas oscuras. Ninguna mujer en su sano juicio va a cubrirse el maquillaje con pantalla solar cada dos horas para estar bien protegida de la luz solar. Estaba tan frustrado con este dilema como lo estaban mis pacientes. La solución, sin embargo, estaba frente a mis ojos. Personalmente

utilizo una pantalla solar en polvo llamada Sunforgettable®
(fabricada por Colorescience) porque tengo un cutis propenso
al acné. Se trata de una pantalla solar física que protege la piel
de los rayos UVA y UVB por un poco más de tiempo que las
pantallas solares químicas en crema. Ahora aconsejo a todos
mis clientes usar este producto o uno similar.

Como las mujeres ya suelen usar el polvo compacto para
retocar el maquillaje, supuse que para ellas usar una pantalla solar
en polvo sería una alternativa fácil de adoptar. Esta táctica ayudó
a asegurar que mis pacientes con melasma estén protegidas del
sol en todo momento. Ahora, si están en el trabajo y alguien
les pide que crucen la calle a comprar el almuerzo, todo lo que
necesitan hacer es sacar de la cartera el aplicador en barra y
aplicarse el polvo protector. Desde que recomiendo la pantalla
solar en polvo para las reaplicaciones, la tasa de recurrencia de
melasma entre mis pacientes ha disminuido significativamente.
La protección contra los rayos del sol es verdaderamente
el primer paso para comenzar a tratar esta condición. En el
siguiente capítulo, aprenderás todo lo que hay que saber sobre
la protección solar y el daño causado por efecto del sol.

Nuestro tratamiento de melasma varía según el tipo (dérmico
o epidérmico), la severidad y su resistencia a los tratamientos
convencionales. Puede ser tratado con preparaciones de
hidroquinona sola o con una mezcla de hidroquinona y otros
inhibidores de melanina como el ácido kójico, el regaliz u orozús,
o el ácido glicólico. También son posibles las exfoliaciones
químicas (*peelings*) y los tratamientos de láser.

Generalmente trato el melasma con una crema de hidroquinona
al 4 por ciento aplicada todas las noches. Si este tratamiento no
da resultado para mejorar los cambios de pigmentación, utilizo
un tratamiento más agresivo del Affirm MultiPlex Laser, que tiene
una longitud de onda de 1440 nanómetros (nm). Un nanómetro
es una unidad de longitud en el sistema métrico equivalente a
la mil millonésima parte de un metro. Es importante tratar el
melasma con láseres de longitud de onda larga porque la luz del

láser de longitud de onda corta puede empeorar la condición. Después del tratamiento con láser, mis pacientes usan una crema con mezcla de hidroquinona y tretinoína, como Tril-Luma® o Cosmelan® MD o Melanage Peel® (fabricada por Young Pharmaceuticals), para acelerar la disipación del pigmento.

No existe cura para el melasma. Para algunas mujeres, puede llevar meses o años hasta que vemos verdadera mejoría; para otras, es un dilema crónico. Una vez que se resuelve o mejora, aconsejo a mis pacientes continuar con un régimen de mantenimiento. Cuando parece haberse ido, el error más grande que el paciente comete con esta condición es pensar que está curado. Se descuida respecto a la protección contra los rayos del sol y la luz, y luego el melasma regresa con toda la saña. Para prevenir un rebrote, ofrecemos un régimen de mantenimiento para inhibir la tirosinasa, una enzima necesaria para fabricar el pigmento marrón. Recomendamos nuestra fórmula patentada de N-lighten Me™ (fabricado por Shino Bay™ Cosmetics), que es un hidratante con inhibidores de tirosinasa y una hidroquinona al 2 por ciento más un gel de ácido kójico, o Lytera® Skin Brightening Complex (fabricado por SkinMedica).

Es importante saber que la luz solar no es la única manera de activar la pigmentación en el melasma. Existen algunos tipos de luz artificial que también pueden estimular la formación de pigmento. Para algunos de mis pacientes más difíciles, aconsejo el uso de pantalla solar en polvo aún mientras ven televisión por la noche, para protegerse de todas las fuentes de exposición a la luz. Aunque pueda parecer tediosa, esta recomendación tiende a ser eficaz.

El melasma dérmico es extremadamente difícil de tratar y tiene una tasa alta de recurrencia. Los productos que contienen ácido mandélico han demostrado ser algo eficaces para este tipo de melasma. Sin embargo, hasta que comprendamos mejor esta enfermedad, va a ser algo frustrante tanto para el paciente como para el médico que lo atiende.

LAS LESIONES PIGMENTARIAS

La mayoría de nosotros sueña eternamente con lograr un cutis perfecto. Cada vez que aparece en la piel una pequeña protuberancia, marca o cambio de coloración, inmediatamente nos sentimos imperfectos. Como dermatólogo paso gran parte del día ayudando a mis pacientes a lograr un cutis luminoso, elástico y libre de lesiones pigmentarias.

Las lesiones pigmentarias son, por definición, marcas o cambios en la pigmentación de la piel, tales como puntos negros, manchas de edad y pecas. Al igual que en el caso de las manchas de nacimiento (*nevus flammeus*) y otras discromías de la piel, también pueden ser hereditarias. Las lesiones pigmentarias de la piel son en su mayoría rojas o marrones. Las lesiones pigmentarias rojas tienen un componente vascular, mientras que las marrones contienen melanina.

Las manchas marrones pueden aparecer durante una inflamación, por ejemplo después de una erupción de acné o un trauma a la piel. Cuanto más pronunciada es la inflamación, más oscura es la mancha. Este tipo de discromía marrón se llama hiperpigmentación posinflamatoria. Cuanto más oscuro es el tipo de piel, más oscura es la mancha—y más tiempo le lleva desaparecer. Una preparación de hidroquinona al 4 por ciento actúa como agente blanqueador y tiende a aliviar la mayoría de las lesiones pigmentarias. Sin embargo, para las personas como yo, que son sensibles a este producto, las preparaciones de hidroquinona pueden en realidad tornar la piel más oscura. El producto irrita la piel, generando una inflamación que puede agregar aún más pigmento a la imperfección.

Tiendo a utilizar para estos individuos una preparación de ácido glicólico con ácido mandélico o ácido kójico. La manera más sencilla de atender las lesiones pigmentarias posinflamatorias es usar un láser con longitud de onda de 1064 nm (conocido como un láser Nd-YAG) cada dos semanas, en combinación con la aplicación en el hogar de un agente despigmentante o preparación de ácido glicólico.

Otros tipos comunes de lesiones pigmentarias marrones adquiridas son las pecas solares y las manchas de la edad, que suelen ocurrir años después de la exposición crónica al sol. A modo de broma generalmente me refiero a estas perfecciones como "señales de estar volviéndose más joven" o "manchas de retribución del tiempo". Cuando a los diecisiete años me mudé desde Panamá a los Estados Unidos, dejé de exponerme al rayo del sol y comencé a proteger constantemente mi piel. Aún así, al cumplir los cuarenta recibí la retribución del tiempo. Empezaron a aparecer manchas marrones oscuras de edad en la piel alrededor de la nariz y me angustió ver estas lesiones pigmentarias feas.

La verdad es que sufrimos la mayor parte del daño solar antes de los veinte años de edad. Puede llevar décadas hasta que veamos las repercusiones sobre nuestra piel de la falta de protección solar de cuando éramos adolescentes o aún más jóvenes.

Existen varios tratamientos para mejorar las lesiones pigmentarias producidas por el sol. En la mayoría de los casos ha habido cierto grado de éxito con agentes blanqueadores o aclaradores. Sin embargo, algunas de estas lesiones pigmentarias marrones pueden ser muy resistentes a los tratamientos tópicos. En nuestro consultorio utilizamos un láser de alejandrita con longitud de onda de 755 nm para eliminar las manchas marrones de origen solar en una sola sesión. Es muy importante saber que no todas las manchas marrones de origen solar son manchas de la edad. El *lentigo maligno,* que puede parecerse a una mancha de la edad, es un melanoma superficial con el potencial de ser letal si no se atiende con tiempo suficiente. Sólo un médico correctamente capacitado podrá discernir si una mancha marrón específica es benigna o si requiere atención inmediata.

Las lesiones pigmentarias rojizas pueden ser el resultado de una inflamación, como vemos en individuos de cutis muy blanco después de erupciones de acné o en estrías recientes y cicatrices hipertróficas. La mayoría de ellas eventualmente se convierten con el tiempo en cicatrices blancas y brillosas. Existen muchas cremas, geles y láminas de silicona que pueden mejorar el cambio de coloración y la cicatriz. Sin embargo, el mejor tratamiento para este tipo de lesiones es el láser de colorante pulsado con longitud de onda de 585–595 nm. Este láser vascular toma ventaja del color rojo vivo de estas lesiones para tratarlas. El calor generado debajo de la piel ayuda a remodelar el colágeno en la cicatriz, estimulando colágeno que sea más compatible con el resto de la piel. Esto hace que la cicatriz se mimetice al punto de ser a veces casi invisible.

Existen otras lesiones pigmentarias rojas en la piel que pueden ser adquiridas o tener una predisposición genética, tales como los capilares dañados en el rostro, los hemangiomas, las arañitas y las manchas de nacimiento. La mejor manera de tratarlas es con láseres vasculares cuyas longitudes de onda tienen una afinidad por las lesiones rojizas. Utilizamos un tratamiento de láser dual, o tecnología multiplex, mediante el láser Cynergy™ (fabricado por Cynosure, Inc.), que combina el láser de colorante pulsado de 585–595 nm con el láser Nd-YAG de 1064 nm. Estas dos longitudes de onda tienen una afinidad con la hemoglobina de los vasos sanguíneos, haciéndolos idealmente aptos para la eliminación de lesiones pigmentarias rojizas sobre el rostro. Existen otros sistemas de luz, como la luz pulsada intensa (IPL por sus siglas en inglés), que son muy eficaces en la eliminación de manchas marrones por efectos del sol. Suelo utilizar este dispositivo cuando las manchas marrones son difusas y cubren una superficie grande.

Más adelante exploraremos en mayor detalle tratamientos con láser como los que describí.

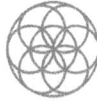

CAPÍTULO 5

Loco por Mary

¿Quién puede olvidarse del inesperado éxito de *Loco por Mary*, en 1998, protagonizado por la actriz Cameron Díaz? Aunque he visto la película varias veces, muchas escenas aún me hacen reír. En mi consultorio, cuando digo "Loco por Mary", todos saben exactamente a qué me refiero: la vecina de Mary, Magda, adoradora del sol y con un bronceado poco natural. No sólo es uno de los personajes más memorables de la película sino, también, ha hecho que muchos piensen detenidamente en sus hábitos de adoración a la estrella más brillante del sistema planetario.

Vivo en el sur de la Florida donde, durante la mayor parte del año, la gente convive con los efectos del sol y del calor, de hecho se muda aquí por esta razón y para tener un estilo de vida al aire libre. Desafortunadamente, personajes ficticios como el de Magda son demasiado reales en nuestras comunidades. Veo bellos hombres y mujeres con piel profundamente bronceada y curtida, y con arrugas prematuras. Siempre me quedo pensando... *¿Ellos ven lo que yo veo? ¿Realmente piensan que se ven bien? ¿Les importa tener cáncer de piel o envejecer prematuramente?*

Cuando les preguntan al respecto, muchos dicen que se ven y se sienten mejor cuando están bronceados. Escucho todo tipo de comentarios: "Me siento fea si estoy blanca y pálida", "Me veo más delgado cuando estoy bronceado" y "Me deprimo si no puedo estar al sol lo suficiente". Parece que han dejado de lado las consecuencias a su salud para poder sentirse mejor respecto de sí mismos.

La adoración al sol no es nueva. Hace cuatrocientos años, en *Antonio y Cleopatra,* Shakespeare escribió esto para una de las mujeres más hermosas de la historia—la bomba original—Cleopatra. Comparando lo que siente cuando su amante está lejos con los efectos de exponerse al sol, dice:

¿Pensar en mí,
que estoy negra por las amorosas erosiones de Febo,
y profundamente arrugada por los años?

Febo era el dios del sol en la mitología greco-romana. El hecho de que Shakespeare haya escrito estas líneas indica que, aún hace cuatrocientos años, ya era sabido que el sol produce la mayoría de las arrugas en nuestra piel. Sin embargo, esto no cambia la percepción de que los "amorosos destellos" del sol nos hacen sentir estupendo.

Es verdad que necesitamos recibir al menos quince minutos diarios de luz solar sobre aproximadamente el 25 por ciento de nuestra piel para estimular la creación de vitamina D en nuestros cuerpos. Una insuficiencia de vitamina D parece incrementar el riesgo de varios tipos de cáncer, incluyendo el cáncer de mama y el cáncer de colon. También se la asocia con una mayor incidencia de diabetes, hipertensión arterial, esclerosis múltiple y osteoporosis. Sin embargo, ¡por favor no malinterpretes esto como libertad para derretirte al sol durante horas a fin de producir vitamina D!

Estadísticamente, uno de cada cinco norteamericanos contraerá cáncer de piel en el transcurso de su vida. Anualmente, aproximadamente un millón de nuevos casos de cáncer de piel son diagnosticados, y en los Estados Unidos muere de melanoma una persona cada sesenta y dos minutos. Nunca diría a mis pacientes que dejen de disfrutar de estar al aire libre o de tomar un poco de sol, pero sí quiero que sean cuidadosos e inteligentes al respecto. Por eso, los ayudo a desarrollar un programa exhaustivo de protección para cuando están a la intemperie. Les digo que planifiquen sus actividades al aire libre antes de las 10 de la mañana o después de las 4 de la tarde, cuando los rayos del sol son menos intensos. Además, les recomiendo usar una pantalla solar de amplio espectro o un filtro solar con factor de protección (SPF) de 30 o más, buscar la sombra siempre que sea posible, usar ropa que proteja la piel expuesta y anteojos de sol.

El sol emite energía en forma de radiación electromagnética que llega a la superficie de la tierra de tres maneras: visible, ultravioleta e infrarroja. Cada uno de estos tres tipos de radiación está categorizado según su longitud de onda. La longitud de onda en este caso es simplemente la distancia recorrida desde el sol hasta la tierra medida en nanómetros (nm). Un nanómetro es una medida de longitud del sistema métrico igual a la mil millonésima parte de un metro.

La luz visible corresponde a longitudes de onda que emiten colores perceptibles por el ojo humano. Los colores visibles son (desde la longitud de onda más corta a la más larga) violeta, azul, verde, amarillo, naranja y rojo.

La radiación cuyo rango empieza desde longitudes de onda más cortas de lo que los humanos identificamos como el color violeta se denomina luz ultravioleta. Al ser inobservable por el ojo humano, la única manera de saber que existe es cuando nos quemamos al estar expuestos al sol sin protección.

La luz ultravioleta se divide en tres rayos de diferentes longitudes de onda. De la longitud de onda más corta a la más larga, ellos son UVC, UVB, y UVA. UVC, la longitud de onda más corta desde el sol, generalmente no llega hasta la superficie de la tierra porque la mayor parte es absorbida por la parte alta de la atmósfera, especialmente por la capa de ozono. En teoría, la exposición prolongada a los rayos UVC se considera peligrosa y hasta puede ser fatal. Una de las principales razones por la que muchos científicos están preocupados por el agujero de la capa de ozono es por el incremento en la exposición a los rayos UVC.

Los rayos UVB son responsables por la mayoría de las quemaduras de sol y los cánceres de piel, y por la reacción en la piel de los que toman sol: el bronceado. Esta longitud de onda sólo es capaz de penetrar hasta la epidermis. Estimula a los melanocitos a producir melanina, o pigmento marrón. La cantidad de rayos UVB ardientes en nuestra luz solar varía según la temporada, la hora y nuestra ubicación. Es una de las razones por las que recomiendo que mis pacientes hagan la mayor parte de sus actividades al aire libre durante las horas del día en las que los rayos UVB son más débiles. En Florida, donde está situado mi consultorio, los rayos UVB son intensos.

La longitud de onda más larga que emana del sol es la radiación UVA. Aunque los rayos UVA son capaces de producir quemaduras en menor proporción comparados con los rayos UVB, los dermatólogos y los científicos concuerdan que, de todos los rayos solares, éstos son los más dañinos para el cuerpo y los mayores responsables del fotoenvejecimiento evidente. Por otro lado, aunque previamente no se creía que fueran tan fotocancerígenos como los UVB, estudios recientes sugieren que los UVA también participan en el desarrollo del cáncer de piel. Esta longitud de onda penetra profundamente en la piel, hasta la dermis. Los rayos UVA son siempre iguales, no importa la hora del día o la época del año, en consecuencia son tan dañinos para la piel en enero como en julio.

Aunque los rayos UVA provocan menos quemaduras que los rayos UVB, un estudio combinado de investigadores australianos y estadounidenses demostró recientemente que la radiación UVA es más cancerígena que los rayos UVB. La exposición prolongada a los rayos UVA fragmenta y encoge el colágeno y las fibras elásticas, resultando en elastosis solar (piel arrugada, fotodañada). Además, los vasos sanguíneos pueden dilatarse permanentemente, causando que la piel tenga un tono permanentemente enrojecido. Como penetran profundamente en la piel, los rayos UVA también pueden destruir los melanocitos, dejando manchas blancas tipo confeti en toda la piel. Pueden causar que los melanocitos se vuelvan hiperactivos y formen manchas marrones (lentigo senil), una de esas "señales de estar volviéndose más joven" que menciono en tono de broma a mis pacientes.

Resumiendo, los rayos ultravioleta del sol dañan el ADN de las células epidérmicas, desencadenando un mecanismo natural de protección mediante el cual enzimas específicas salen al rescate del ADN de las células de la piel para tratar de reparar el daño. Sin embargo, si continúa la exposición al sol sin protección, las enzimas ya no pueden reparar exitosamente el ADN, lo cual puede llevar a mutaciones de células, y eventualmente, a cáncer de la piel.

La energía que corresponde a longitudes de onda mayores que la luz visible y es inobservable por el ojo humano es la luz infrarroja. La única razón por la que conocemos la existencia de la luz infrarroja es porque podemos sentir el calor del sol cuando estamos al aire libre. Una gran razón por la cual la gente muchas veces se quema en un día nublado es porque al absorber las nubes una gran porción de las longitudes de onda infrarrojas, no se siente el calor del sol y se cree que no es posible quemarse. Sin embargo, la gente tiene una falsa sensación de seguridad, ya que aunque la radiación ultravioleta no puede ser percibida, sí puede atravesar las nubes.

Exponer la piel a la luz ultravioleta, ya sea del sol o de camas de bronceado, tiene efecto a corto y a largo plazo. Los efectos a corto plazo son visibles inmediatamente e incluyen las quemaduras, las ampollas y el bronceado. Los efectos a largo plazo de la exposición crónica a los rayos UV, aunque no sean visibles al principio, se hacen evidentes décadas más tarde cuando la piel comienza a mostrar signos de fotoenvejecimiento, despigmentación y lesiones premalignas y malignas.

Yo me crié en la ciudad de Panamá, en Panamá, donde la proximidad al ecuador terrestre hace que el sol sea brutalmente intenso. Recuerdo haber tenido terribles quemaduras de piel al caminar varios kilómetros de distancia de ida y vuelta a la escuela. En una ocasión casi tuve que ser hospitalizado con síntomas de envenenamiento solar, que incluyen náuseas, fiebre, pulso acelerado, dolores de cabeza, mareos y fatiga extrema. Después de ese incidente, ¡evité el sol como la peste! Afortunadamente, estudié dermatología y aprendí cómo afrontar estas molestias producidas por el astro.

PROTECTORES SOLARES

Protegerse contra los efectos del sol es una manera eficiente de ayudar a detener el maldito reloj y de mantener la salud y la vitalidad de la piel. Como dermatólogo, es mi deber educar a todos mis pacientes sobre el uso correcto de las pantallas solares y de ropa adecuadamente protectora para prevenir el envejecimiento prematuro de la piel y el cáncer de piel. Muchas personas están confundidas respecto a las pantallas solares y de qué factor de protección solar (SPF) deberían usar. Con tantos productos en el mercado, es comprensible la confusión.

En nomenclaturas anteriores, fórmulas bloqueadoras y pantallas solares podían ser claramente diferenciadas. Hoy, por reglamentación de la Administración de Alimentos y Drogas de los Estados Unidos (FDA por sus siglas en inglés), en los Estados Unidos no hay "bloqueadores solares". El tipo de producto anteriormente llamado bloqueador obedecía a fórmulas opacas que protegían la piel al absorber, reflejar o dispersar hasta el 99 por ciento de los rayos UVB y UVA a los que estamos expuestos. La mayoría de estos tipos de protectores solares contienen dióxido de titanio, óxido de zinc o una mezcla de estos dos ingredientes. En general, estos productos son buenísimos por su capacidad de bloquear la mayor parte del espectro UV. La mayoría de la gente no quiere usarlos, sin embargo, porque pueden ser engorrosos y otorgar un aspecto blancuzco y fantasmal. Por suerte, ahora existen nuevas fórmulas micronizadas con los componentes mencionados que son mucho más amigables.

Personalmente, uso protección solar en polvo con una fórmula micronizada de óxido de zinc y dióxido de titanio por Colorescience® como parte de mi conjunto de productos destinados a la prevención de arrugas. Elijo las pantallas solares en esta categoría porque bloquean los rayos UVA tan penetrantes que tienden a dañar el colágeno y las fibras elásticas de la piel. Además, son excelentes para las personas con piel sensible ya que rara vez causan irritaciones en la piel o reacciones alérgicas.

Por definición, las pantallas solares son productos químicos que actúan como filtros que protegen la piel absorbiendo longitudes de onda específicas en el rango de luz UV (200–400 nm). Están compuestas en su mayoría por una variedad de ingredientes activos, dado que ningún ingrediente químico puede actuar de barrera en forma individual contra todo el espectro UV. Algunas formulaciones de pantalla solar contienen una mezcla de múltiples químicos, y cada uno absorbe una región del espectro de luz UV. Igualmente la mayoría de estos químicos sólo puede bloquear los rayos UVB.

Como los rayos UVA también pueden lastimar la piel y causar envejecimiento prematuro, al igual que los rayos UVB, es importante elegir fórmulas que también contengan químicos que puedan servir de barrera contra los rayos UVA, tales como la avobenzona (también conocida por su nombre comercial Parsol® 1789), la oxibenzona y el antranilato de metilo. Aunque las pantallas solares pueden ser cosméticamente más elegantes que los anteriormente denominados bloqueadores solares, es importante recordar su reaplicación cada dos horas para evitar las quemaduras por efecto del sol. El uso de una fórmula resistente al agua es ideal para las personas que practican deportes acuáticos o para quienes transpiran mucho.

Elegir un buen producto bloqueador solar o una pantalla solar es mucho más que decidir el factor SPF u optar entre una crema, un polvo o un aerosol. El número SPF sólo nos dice cuántos de los rayos UVB del sol son bloqueados por el producto. El usuario de bloqueador solar puede determinar el tiempo de efectividad del producto simplemente multiplicando el número SPF indicado en el envase por el tiempo que le lleva generalmente quemarse sin protección. Por ejemplo, si una persona normalmente se quema por efecto del sol a los diez minutos de estar expuesta sin ninguna protección, un bloqueador o una pantalla solar con SPF 15 la protegerá durante 150 minutos (15 por 10).

Obviamente, esto sólo se cumple si se aplica la cantidad correcta de producto y luego es reaplicado según las indicaciones. En mi opinión, todos debemos usar a diario un bloqueador solar o una pantalla solar de al menos SPF 15, que bloquea un 93 por ciento de los rayos UVB. Esta recomendación es válida hasta para los que rara vez salen al aire libre pero que frecuentemente se sientan cerca de una ventana y están expuestos a la luz solar natural, o los que muchas veces circulan en automóvil. En los libros de texto de dermatología hay una famosa fotografía que muestra a una mujer que está más envejecida de un lado del rostro que del otro. Al trabajar cerca de una ventana durante veinte años, el lado izquierdo de su rostro—el más cercano a la ventana—está arrugado y tiene manchas marrones. El otro lado de su rostro no las tiene.

Los conductores de vehículos muchas veces envejecen más rápidamente del lado izquierdo de sus rostros, cuellos y brazos por la frecuente exposición a la luz solar. En los países en los que se conduce del lado derecho, queda afectado el lado opuesto del cuerpo. Un año de exposición diaria al sol sin protección equivale a dos días completos de derretirse en la playa sin protección.

La protección contra los rayos del sol es especialmente importante para las personas que viven en zonas soleadas y para aquellos que seriamente desean prevenir el envejecimiento prematuro de la piel.

Casi nunca coincide la aplicación de las pantallas solares en la vida cotidiana con la aplicación efectuada durante los ensayos de SPF. Por eso, no son aprovechadas todas las ventajas del número SPF que exhiben los envases. Para tener una cobertura más que suficiente en el rostro y el cuello, un adulto debería usar una onza (16 grs.), es decir, unas dos cucharadas de pantalla solar. Explico a mis pacientes que solamente reciben la mitad del SPF declarado en la etiqueta, ya que no miden realmente dos cucharadas del producto. Por esta razón, es aconsejable usar un número más alto de SPF.

También he escuchado el concepto erróneo de que, si uno se aplica una loción con SPF 30 por encima de una loción con SPF 15, entonces se logra un SPF 45. Esto demuestra claramente cuánta confusión existe sobre el SPF. Vamos a aclarar este concepto erróneo: untarnos SPF 30 por encima de SPF 15 en realidad nos daría un SPF 25, ya que el factor más alto se diluye por los ingredientes adicionales de la otra fórmula SPF. Ese preconcepto común es totalmente opuesto a lo que realmente sucede.

Para la gente que pasa mucho tiempo bajo el sol por sus ocupaciones o sus actividades recreativas, es recomendable usar un SPF 30 que bloquea un 96,7 por ciento de los rayos UVB ardientes. Es importante reaplicar la protección solar cada dos horas en caso de estar bajo los rayos del sol la mayor parte del día. Desafortunadamente, la mayoría de las personas desconoce que la protección ofrecida por las pantallas solares químicas se reduce significativamente después de dos horas. Por eso, promuevo el uso de pantallas solares opacas (equivalente a lo que antes se conocía como bloqueadores solares) porque son más eficaces en el bloqueo de los rayos UV. También tienden a proteger la piel por mucho más tiempo que las pantallas solares de base química. Es importante también usar sombrero y anteojos al exponerse al sol.

Otro error común es pensar que un SPF más alto permite estar al aire libre por más tiempo. Por ejemplo, muchos de mis pacientes piensan que usar SPF 30 significa que pueden estar al rayo del sol el doble de tiempo que alguien que usa SPF 15. Esto no es cierto.

Honestamente, aunque cualquier producto con SPF 30 o más costará más dinero, no proporciona significativamente mayor cantidad de protección contra los efectos del sol. Por esta razón, la FDA estaría en vías de prohibir que los fabricantes declaren una protección mayor a SPF 50 en sus productos en los Estados Unidos.

Las pantallas solares deben ser aplicadas aproximadamente treinta minutos antes de la exposición al sol. Esto permite tiempo suficiente para que la piel absorba el producto. También previene que se lave por la transpiración o durante los deportes acuáticos. Aliento a mis pacientes a leer la lista de ingredientes para ver cuánta protección UVA ofrece un producto y asegurarse de que no contenga ingredientes que puedan causar una reacción alérgica. La manera en la que la gente reconoce ingredientes que pueden causar una reacción es mediante una mala experiencia y una posterior prueba de parche para determinar cuál de los ingredientes químicos del producto fue el responsable.

Como organismos humanos, utilizamos la energía solar como catalizadora para muchos procesos metabólicos beneficiosos en nuestros cuerpos. Estamos diseñados para ser criaturas con capacidad para desenvolvernos al aire libre. Sin embargo, algo demasiado bueno puede ser igualmente dañino para el cuerpo. Para tener un cuerpo sano, todos debemos recibir la cantidad correcta de luz solar—de diez a quince minutos, tres veces por semana, sobre un 15-25 por ciento de la superficie de la piel—pero durante el proceso debemos también evitar quemaduras o riesgos de cáncer de piel.

Recientemente, la FDA ha tomado medidas para educar a los consumidores sobre la eficacia de los productos de protección solar y sobre cómo funcionan, incluyendo el requerimiento de etiquetar mejor los productos para asegurar que los consumidores no sean engañados por falsas declaraciones. Una de estas medidas ha sido la de no permitir que las etiquetas describan como bloqueadoras a cualquiera de las características de un producto de protección contra los efectos del sol. Las empresas deben utilizar en su lugar la nomenclatura *pantalla solar.* Por otro lado, los fabricantes ya no pueden asegurar que sus productos son *a prueba de agua* o *a prueba de sudor.* En su lugar deben publicar que son *resistentes al agua y resistentes al sudor.* También deben explicar en la etiqueta por cuánto tiempo dura dicha resistencia.

CAPÍTULO 6

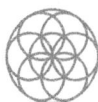

A través de los años

Coco Chanel dijo alguna vez: "La naturaleza te da el rostro que tienes a los veinte. La vida da forma al rostro que tienes a los treinta. A los cincuenta, tienes el rostro que mereces". Estoy absolutamente de acuerdo. Lo que hagas con tu piel a los veinte tendrá un tremendo efecto sobre cómo te verás a los cuarenta y cincuenta. En otras palabras, si no te gusta cómo se ve tu piel a los cincuenta, probablemente sea porque la descuidaste a los veinte. Las líneas en tu rostro pueden ser causadas por la genética, pero también cuentan qué tipo de persona eres: revelan si has vivido una vida con problemas o has pasado mucho tiempo bajo los rayos del sol. Nos ganamos cada una de las arrugas y manchas marrones que vemos en nuestros rostros.

Es importante comprender los requerimientos de nuestra piel a través de las décadas para poder evitar deficiencias en la matriz extrafibrilar y en los elementos que ayudan a mantenernos con rostro y piel de aspecto joven.

TU PIEL A LOS VEINTE

Durante mis años en la secundaria nunca tuve un solo grano en la cara. Luego, en la universidad, comencé con erupciones horribles. Deseé haber tenido acné cuando la mayoría de mis compañeros de secundaria lo estaba sufriendo. En ese período de mi vida pude saber, en forma personal, lo que puede provocar el acné en la autoestima y seguridad de una persona. Además de ir a clase, en la era previa al Photoshop también estaba trabajando como modelo, así que era terrible y estresante tener erupciones severas. Usar maquillaje para tapar las irregularidades durante los desfiles agravaba aún más el problema. Me sentía desesperanzado y deprimido.

Ojalá hubiera sabido entonces cómo debe cuidar el cutis un veinteañero. Era sorprendente cómo un grano podía dictaminar cómo me sentía sobre mi vida. Agradezco sin embargo la experiencia vivida, pues me ayudó a ser un dermatólogo más comprensivo y solidario dado que, en general, el acné comienza a disminuir para la mayoría de las personas después los veinte.

Los problemas de la piel más comunes que enfrentamos durante los veinte son la grasitud y las erupciones provocadas por el estrés. El estrés libera cortisol y otras hormonas que causan erupciones. Existe también evidencia de una gradual desaparición de la adiposidad facial infantil alrededor de los veinte. A medida que comienza a reducirse la capa adiposa subcutánea, el rostro pierde su redondez y su suavidad, y la grasa se acomoda en lugares estratégicos para sostener el rostro.

Lo bueno de esta edad es que apenas relajamos el rostro desaparecen nuestras arrugas y pliegues. La abundancia de colágeno y fibras elásticas hace que la piel regrese nuevamente a su hermoso estado flexible.

Durante los veinte, la producción de células epiteliales disminuye y comienza la acumulación de células muertas incapaces ya de retener humedad o de reflejar la luz tan eficazmente como antes. Excepto en el caso de piel grasa o propensa al acné, el cutis pierde un poco de su brillo y comienza a tornarse un poco seco y opaco. Pueden empezar a aparecer las pecas de origen solar, y los poros pueden agrandarse. Es también ahora cuando empiezan a manifestarse algunas de las consecuencias de los días que hemos pasado bajo los rayos del sol.

Como puedes ver, la naturaleza nos da la piel y el rostro que tenemos a los veinte, tal como dijo Coco Chanel.

En esta década, es imperativo que tomes con seriedad el tema de la protección contra los efectos del sol. Debes evitar fumar y respirar el humo de otros fumadores. Si no tienes el cutis graso o propenso al acné, puede resultarte beneficioso usar una loción hidratante libre de aceites. Además, debes intentar acostumbrarte a dormir sobre la espalda para evitar agotar el volumen de las células adiposas o hacer una impresión permanente sobre la piel del rostro. Al final de los veinte, sería una gran idea que incorpores durante las noches el uso de una crema hidratante con retinol para que la piel comience a tolerar los ácidos retinoicos, y también una loción antioxidante durante el día. Estarás feliz de haberlo hecho cuando llegues a los cuarenta.

TU PIEL A LOS TREINTA

¿La vida realmente da forma al rostro que tenemos a los treinta? Creo que hay mucho de cierto en eso. Todos afrontamos tantos dilemas y responsabilidades cuando dejamos atrás los veinte . . . Mi padre alguna vez me dijo que si no lograba mis sueños y mis metas para los treinta, había una gran probabilidad de que nunca lo hiciera. Eso literalmente me dio pánico. Entretanto, gané algunas arrugas. Luego, a los treinta y dos años, eliminé exitosamente esas líneas con Botox®, una pequeña medida preventiva, apenas invasiva.

Después de los treinta, deberíamos estar viviendo nuestra

vida ideal en lugar de estar ganándonos la vida. Es la década en la que más nos preocupamos e, inevitablemente, comenzamos a desarrollar las líneas de expresión en el entrecejo y las patas de gallo. Para la mayoría de los hombres y mujeres, los treinta son la edad clave cuando fijan sus metas profesionales y personales. También es cuando la mayoría forma sus familias y debe hacer malabarismos entre sus obligaciones parentales y su carrera. Es una tarea aún mayor para las mujeres del siglo veintiuno que luchan con el trinomio casi titánico de ser madres, mujeres profesionales y esposas dedicadas. Es fácil ver cómo la década de los treinta deja algunas huellas en el rostro.

Durante esta década, comienza una ralentización dramática en el recambio celular. Las consecuencias más notables de esto son la piel más opaca y los cambios en la pigmentación. Como el colágeno y las fibras elásticas comienzan a desgastarse más rápidamente de lo que se pueden reponer, la piel comienza a verse cansada y pierde su brillo. Las arrugas de las expresiones faciales ahora son visibles aún cuando no estamos frunciendo el ceño o sonriendo. Los odiados surcos del "número 11" entre las cejas comienzan a profundizarse. Esto generalmente es más pronunciado en los pacientes que se preocupan mucho (de ahí que se las conozca comúnmente como *líneas de preocupación*). Las he visto también en un escritor miope con el hábito de entrecerrar los ojos al mirar la pantalla de la computadora. Es en los treinta cuando debemos pensar en usar Botox® o Dysport® (toxina onabotulínica tipo A o TbA) para prevenir la formación de líneas de expresión faciales que causen que nos veamos enojados, tristes o preocupados.

Es en esta década cuando una vida de daño solar comienza a dejar su marca. Empiezan a aparecer manchas marrones a los costados del rostro, y a formarse pequeños vasos sanguíneos rojos en la zona de la nariz y mejillas. Los cambios de pigmentación marrones y rojos en la piel son considerados cromóforos en competencia. En lugar de reflejar la luz, las manchas rojas y marrones compiten para absorberla, creando un cutis de aspecto cetrino, cansado. Cuando la piel refleja la luz no sólo parece más brillosa, sino que la manera en que la refleja también hace que sean casi imperceptibles las pequeñas fallas de la piel—como un retoque natural de Photoshop. Entonces si la piel tiene mucha pigmentación marrón o roja, por ejemplo, parecerá más arrugada que antes y los poros parecerán más grandes y pronunciados, aunque no hayan cambiado de tamaño.

Debido a una reducción marcada en la producción de grasa entre los veinte y los treinta, la piel comienza a sentirse al tacto seca y rugosa. La humectación es una necesidad, y si hasta ahora venías obviándola, es el momento de comenzar. Recomiendo dos productos, Make Me Younger™ (fabricado por Shino Bay Cosmetic Solutions) o Positively Radiant® de Aveeno®, dado que ambos tienen propiedades sutiles de reflexión de luz que hacen que el cutis se vea más luminoso. Por otra parte, evita usar cremas nocturnas espesas porque pueden contribuir al acné. En lugar de ellas por las noches puedes utilizar Spotlight o Be Sensitive Moisturizer de Shino Bay.

Otras recomendaciones para ayudar a mantener el cutis de treinta y tantos años consisten en utilizar un exfoliante facial suave, como el Apricot Scrub de St. Ives®, una vez por semana, y comenzar a usar diariamente un cepillo facial de limpieza como el Clarisonic®, el ProX de Olay® o el Wave® Sonic de Neutrogena®.

A esta edad hago hincapié en el uso de ácido retinoico para prevenir la fragmentación del colágeno y de las fibras elásticas por efecto del sol y aumentar la producción de nuevas células. Es importante a esta edad sintetizar y mantener colágeno y fibras elásticas para prevenir el decaimiento y la distensión de la piel que ocurren típicamente durante la menopausia.

CÓMO PREPARAR EL ROSTRO PARA LA MENOPAUSIA

1. Protege tu piel de la exposición innecesaria al sol usando diariamente una pantalla solar.
2. Protege las células epiteliales de los radicales libres usando un suero o un hidratante antioxidante.
3. Utiliza un derivado de ácido retinoico, como la crema de tretinoína o el retinol, por la noche.
4. Bebe bastante agua y descansa por la noche.
5. Da a tu cutis una razón para rejuvenecer con tratamientos regulares que estimulen la producción de colágeno, como terapias con microagujas, tratamientos fotofaciales, *peelings* químicos, y demás.

Los hombres mayores de treinta muchas veces se preocupan por la pérdida de cabello y las frentes más amplias. Gracias a Dios hay hombres en la esfera pública que han hecho una declaración de moda de sus cabezas rapadas, como los actores Vin Diesel, Bruce Willis y Dwayne "the Rock" Johnson, el músico y actor LL Cool J, el rapero Pitbull, el jugador de tenis André Agassi, y el modelo masculino Tyson Beckford. Si te estás poniendo calvo o si te afeitas la cabeza, recuerda que la piel de tu cuero cabelludo es sensible. Aplica diariamente pantalla solar en esta zona y usa una crema hidratante de base aceitosa.

TU PIEL A LOS CUARENTA

¡Nunca los cuarenta lucieron tan bien! Es una opinión que comparten muchos en la industria de la belleza, entusiasmados por la abundancia de dispositivos y cosmecéuticos disponibles hoy en día. Los cuarenta representan también una década especial porque aún nos vemos y nos sentimos jóvenes, pero tenemos más sabiduría. La mayoría de la gente está más contenta con su vida a los cuarenta porque sabe quién es y qué está haciendo. Para cuando llegamos a los cuarenta, si no hemos estado escondidos debajo de una piedra, hemos crecido intelectual y emocionalmente, y esto hace que nos volvamos increíblemente deseables. Somos atractivos cuando estamos en la flor de la vida.

Durante los cuarenta, llegamos a apreciar aquellas cosas que probablemente en nuestros años mozos tomamos por sentado. Es considerada la edad de la sabiduría emergente y de la realización propia, y nuestra autoconfianza nos vuelve tanto más atractivos para los demás. No hay nada más sexy que una mujer de cuarenta y tantos que aún se ve maravillosa. Muchos hombres más jóvenes comparten hoy este punto de vista. Quizás sea esa la razón por la que tenemos aquí en Miami una proliferación de hermosas *cougars* (mujeres mayores que prefieren la compañía de hombres más jóvenes).

Es igualmente cierto para los hombres. Los hombres a los cuarenta que se han mantenido bien, con buen estado físico y que comen bien, que se conocen a sí mismos y conocen su valor, tienen una seguridad madura que es tremendamente atractiva. Dado que los hombres generalmente tienen el cutis más grueso que las mujeres, y que el daño mínimo causado por afeitarse diariamente en realidad hace que se renueve la piel, hasta cumplir los cuarenta se cuidan, en su mayoría, simplemente lavándose el rostro con agua y jabón. Muchas veces ni siquiera necesitan hidratante. A partir de los cuarenta los hombres deben comenzar a usar crema para los ojos y crema para el rostro, además de usar loción en el resto del cuerpo.

Veo en todas partes la frase "Ahora tener cuarenta años es como antes era tener veinte". Como ahora vivimos más tiempo, ya no se nos considera maduros o de mediana edad a los cuarenta. En general ahora nos vemos mucho más jóvenes a los cuarenta que hace unas décadas. Hay dos buenas razones para esto: primero, comprendemos mucho mejor que antes el mecanismo del envejecimiento del rostro y de la piel. Segundo, también tenemos a nuestra disposición una enorme batería de tratamientos a base de luz, de rellenos, neuromoduladores como Botox® o Dysport®, y de productos cosmecéuticos para ayudar a que los cuarenta se vean como los treinta—o en algunos casos como los veinte.

Yo soy uno de esos cuarentones al que aún piden el documento cuando voy a un bar o quiero comprar bebidas alcohólicas. La mayoría de mis pacientes piensa que me veo de unos veinticinco años de edad. Esto no me molesta, porque recibo el respeto que me merezco por mis conocimientos. Honestamente estoy más satisfecho conmigo mismo ahora en mis cuarenta que antes.

Nuestra edad suena bien mientras nos veamos más jóvenes. Desafortunadamente, la década de los cuarenta también transcurre cuando muchos de nosotros comenzamos a ver los signos reveladores de la edad. En esta década, cada surco que surgió en los treinta se acentúa aún más.

Algunas características que acompañan los cuarenta son la sequedad de la piel y su textura áspera y opaca. Las zonas de la piel con pigmento marrón crecen en número y en tamaño, no sólo a los costados del rostro sino también en el centro. Pecas anteriormente pequeñas podrán juntarse y convertirse en manchas marrones más grandes. La inflamación por las mañanas lleva un rato en disiparse, especialmente después de una noche divertida con bebidas y comidas saladas. Las líneas que comienzan a formarse a los treinta se profundizan, y llegan nuevas líneas que hacen que la piel se vea menos lisa y flexible. La piel alrededor de los ojos continúa tornándose más delgada y comienza a arrugarse, especialmente en las mujeres.

A los cuarenta comenzamos a perder grasa facial. Muchas veces digo a mis pacientes: "Es ahora cuando empieza a despedirse la fuente de la juventud". El rostro comienza una migración descendente debido a la pérdida de volumen en las mejillas, y la piel, que ya no puede compensar esa pérdida de volumen, también comienza a decaer. Pueden bajar las comisuras de los labios, dando un aspecto de enojo aunque no esté fruncido el ceño. También se profundizan las líneas desde el costado de la nariz hasta la comisura de los labios (surcos nasogenianos).

Para vernos maravillosos a esta edad, tenemos que ser diligentes en reponer lo que el cuerpo está perdiendo. Recomiendo el uso de algún retinoide y de un hidratante profundo como tratamiento nocturno. Durante el día, es importante usar un antioxidante en suero o loción, y mantener una adecuada protección contra el sol. También es aconsejable una exfoliación semanal para ayudar a la piel a mantener su brillo y su textura suave.

Es importante también reponer cualquier pérdida de volumen: de lo contrario, la piel continuará descendiendo. El constante efecto de la gravedad sobre la piel hace que se estire y pierda elasticidad, del mismo modo que la ropa interior vieja. Sin restauración, a medida que te acerques a los cincuenta todo comenzará a arrugarse y a plegarse en torno de la boca y de la mandíbula. Por suerte, existen abundantes rellenos que pueden reponer la pérdida de volumen y mantener el rostro en una posición más joven. Si se hace correctamente y de manera oportuna, esto puede prevenir la progresión del proceso de envejecimiento.

El uso de neuromoduladores Botox® o Dysport® para relajar los músculos de la expresión facial no solamente refresca el aspecto, sino que también puede reducir las líneas de expresión en el entrecejo y las patas de gallo. Además, existe una multitud de tratamientos fotofaciales no ablativos intradérmicos que promueven la síntesis de nuevo colágeno y fibras elásticas para agregar a la "cuenta bancaria" de la piel.

Los suplementos vitamínicos también son una buena idea, especialmente para mis pacientes femeninas. Siempre menciono la menopausia porque afecta los huesos, la grasa y la piel del cuerpo de una mujer. Recomiendo tomar un suplemento multivitamínico diario que contenga vitamina D3, calcio y vitamina C, y también suplementos de resveratrol.

A los cuarenta, se incrementa la acumulación de grasa en el cuerpo del hombre debido a una caída en los niveles de testosterona. Debe entonces ser más diligente respecto de lo que come. Mis recomendaciones para los hombres a esta edad consisten en la ingesta de suplementos multivitamínicos diarios que contengan vitamina C, vitamina D3, serenoa y ácidos grasos omega-3.

Existen tantas cosas buenas de los cuarenta . . . Estamos relativamente saludables, hemos acumulado experiencias de vida, estamos más estables económicamente que antes de llegar a esta edad cuando entrábamos en lo mejor de nuestras carreras, y tenemos mucha mejor noción de lo que nos conviene—y de lo que no. Aunque existe temor sobre los cuarenta durante la juventud, porque es cuando realmente comienzan los cambios físicos, la mayoría de nosotros realmente disfruta de llegar aquí. El secreto es aceptar con entusiasmo la edad y hacer todo lo posible por reponer lo que ha comenzado a decaer. A los cuarenta podemos elegir sentirnos jóvenes de corazón, mente, cuerpo y espíritu, como nunca pudieron hacerlo nuestros antepasados.

TU PIEL A LOS CINCUENTA

Recuerdo cuando tener cincuenta años era ser viejo. Antes se decía que era "estar cuesta abajo", pero ya no es así. Hoy en día, a los cincuenta la gente se ve más joven y se siente más sexy y más enérgica que nunca. Ya pasaron los días de criar hijos y ha comenzado una segunda etapa en la vida. Las mujeres están mintiendo cada vez menos sobre su edad. Mi abuela tuvo cuarenta y cinco años eternamente hasta que fue imposible seguir mintiendo. Entonces tuvo cincuenta y cinco años para siempre. Las de hoy no son las mismas mujeres cincuentonas de antes. ¡Tener cincuenta ahora es como tener treinta años! Muchas de mis pacientes se jactan de su edad—porque tener cincuenta años y verse fantástica definitivamente es algo para fanfarronear.

El secreto para llegar a los cincuenta y verse y sentirse fabuloso incluye estar bien informado sobre los cambios que están sucediendo en nuestro cuerpo a medida que envejecemos y tomar las medidas correctas para reponer las sustancias y los elementos básicos que se agotan con la edad. Debemos hacer una dieta balanceada, beber suficiente agua, dormir sin interrupciones, responder al estrés de manera correcta, encontrar nuestra alegría, mantener el sentido del humor, alejarnos de los rayos directos del sol y cuidar nuestra piel.

A veces durante mis consultas y seminarios, soy demasiado gráfico sobre los cambios que suceden en un rostro que envejece. De los más jóvenes escucho comentarios tales como, "Dios mío, mejor me mato ahora mismo" y "¿Es eso lo que me espera?" Cuando sucede esto, inmediatamente explico que alguien que está bien informado puede prevenir muchos de estos cambios y mantener su aspecto juvenil durante más tiempo. Recuerda también que si te quieres a ti mismo solamente por tu aspecto físico, entonces quizás a tu vida le falte más intensidad, corazón y alma. Las personas a las que debemos imitar a medida que avanzamos por la vida son aquellas que constantemente encuentran nuevas y sorprendentes maneras de desafiarse. Estos individuos se mantienen jóvenes porque exploran el mundo y sus posibilidades, y muchas veces se reinventan periódicamente. La lección que nos dejan es que podemos elegir hacer lo mejor posible con cada década de nuestra vida.

Recuerda que los hombres y mujeres que se preparan para la vejez comiendo bien, haciendo ejercicio y evitando el humo del cigarrillo y la exposición excesiva al sol, siempre se ven más jóvenes que sus edades cronológicas verdaderas.

Al llegar a la quinta década, se hacen más pronunciados los cambios que hemos observado en décadas anteriores. Esto es especialmente cierto para las mujeres por sus fluctuaciones hormonales más extremas. Por supuesto, las hormonas masculinas también disminuyen después de los treinta, provocando una acumulación de grasa abdominal, sequedad en la piel, pérdida de elasticidad, manchas marrones y calvicie. La fragmentación del colágeno y las fibras elásticas que comenzó en los treinta ahora avanza a toda velocidad, causando mayor desgaste en la piel. La piel puede también tornarse delgada y traslúcida, y muchos de los vasos sanguíneos faciales pueden hacerse más visibles. Se profundizan todas las arrugas en la zona de la frente y de los ojos, y en los labios comienzan a manifestarse líneas verticales. Estas líneas generalmente son hereditarias, pero también pueden ser causadas por fruncir los labios al hablar o fumar.

Es una buena oportunidad para ilustrar cómo un déficit de colágeno y fibras elásticas puede causar el desgaste y la presencia de arrugas en la piel. ¿Alguna vez te has preguntado por qué los hombres son menos propensos a las líneas verticales en los labios que las mujeres? Es porque la mayoría de ellos se afeita. Al afeitarse uno se hiere diariamente la piel. La piel responde a ese daño generando nuevo colágeno y fibras elásticas, resultando en una acumulación diaria de tejido conectivo.

Las manchas marrones que aparecieron décadas antes se hacen mayores tanto en número como en tamaño cuando se llega a los cincuenta años. Algunas de estas manchas hasta adquieren una textura similar a la de los crustáceos. Los vasos sanguíneos se hacen más pronunciados y más coloridos.

Es en esta edad cuando se hace más evidente el mal posicionamiento adiposo. Siguen desapareciendo los colchones de grasa sobre las mejillas, las sienes y alrededor de la boca, haciendo que se distienda aún más la piel que a los treinta y cuarenta. Además, se acumula grasa debajo de los ojos, el mentón y la mandíbula, causando una tracción adicional hacia abajo sobre la piel. En otras palabras, con un poco de ayuda de la gravedad, el rostro decae.

Hasta ahora, toda la pérdida de volumen de la que nos hemos ocupado es producto de la pérdida de grasa facial. Entrando en la quinta década de vida, existe evidencia de pérdida de volumen no solamente de grasa, sino también de los elementos óseos del rostro. Esta pérdida de volumen óseo es más evidente en las mujeres debido a los efectos de la menopausia; sin embargo, también sucede en los hombres. Los hombres deberían dar los mismos pasos que las mujeres para mantenerse saludables y poder evitar el impacto adverso de la andropausia.

¿Has notado alguna vez que cuando la mujer envejece el área más problemática se manifiesta alrededor de la boca? La mayoría de los cambios óseos en las mujeres suceden en la zona de la mandíbula. Como recordarás del Capítulo 2, todos tendremos alguna pérdida ósea con el paso del tiempo. Alrededor de los cincuenta años, cuando comienza a disminuir la masa del hueso de la mandíbula inferior, se reposicionan los tejidos blandos causando arrugas alrededor de los labios y eventualmente una severa distensión en la boca. El hueso arriba de la boca también pierde masa, socavando el apoyo del tercio medio facial.

Por esta razón, me aseguro de que mis pacientes femeninas que están decididas a prevenir el envejecimiento facial suplementen sus dietas con calcio y vitamina D3 y se hagan una densitometría ósea para verificar la existencia de osteopenia u osteoporosis. A medida que las mujeres maduran, sus huesos tienden a hacerse más porosos y propensos a fracturas. Esta reducción en masa ósea se debe al agotamiento de calcio y proteínas. Si tienes cualquier pérdida o fragilidad ósea, hoy en día se puede tratar. Se observan resultados prometedores en la prevención de la pérdida ósea con medicación y suplementos hormonales bioidénticos.

La pérdida de volumen adiposo de las mejillas produce una caída del párpado inferior y la formación de "bolsas" debajo de los ojos (ver el tema en el Capítulo 1).

Aconsejo a todos mis pacientes de cincuenta años usar

alguna forma de ácido retinoico, una crema espesa hidratante por las noches para el rostro y los ojos, y una fórmula antioxidante—ya sea suero o hidratante—y durante el día un bloqueador solar físico. Una o dos veces al año, recomiendo una terapia fotofacial con láser que tenga la capacidad de reemplazar las fibras elásticas y el colágeno desgastados por nuevos. La frecuencia depende de la tecnología láser seleccionada. De ser necesario, es posible el uso de láseres que tensionen el tejido para prevenir el descenso y la disminución de volumen del rostro. Asegúrate de conversar sobre esta opción con tu especialista de cuidado de la piel apenas comiences a ver o sentir los cambios estructurales en tu piel—cambio de posición, cambios en el tono y en la elasticidad. Este tipo de tratamiento ayuda a que la piel se acomode a la pérdida de volumen de tejido adiposo facial. Los tratamientos con láser pueden ayudar a eliminar las manchas marrones y venitas faciales que hacen que el cutis se vea cetrino y cansado. Hablaremos en profundidad sobre los diferentes tratamientos con láser en el Capítulo 9.

Una prueba sencilla para comprobar la flexibilidad de tu piel es la prueba del pinzamiento (*snap test*). Si pellizcas un poco de piel y tiras de ella, la misma debería volver de inmediato a su lugar. Si le lleva más tiempo volver a su sitio—que por cierto si está deshidratada podría suceder también—entonces seguramente han disminuido el colágeno y las fibras elásticas de la misma.

Más y más personas están tomando ventaja de los avances tecnológicos y prestando atención a la pérdida de volumen de su tejido adiposo facial, incluso preguntándose cuánto colágeno y fibras elásticas habrá en sus "cuentas bancarias" faciales. Encuentran que no tiene por qué haber en su futuro una intervención de cirugía plástica, ya que en general sus rostros siguen en la misma posición que en décadas anteriores. Llegar a los cincuenta es realmente una bendición. A medida que la tecnología y la investigación continúan aportando más y más opciones de extensión de vida, tener cincuenta años hoy también significa verse y sentirse cada vez mejor.

TU PIEL A LOS SESENTA

Joan Rivers dijo una vez, "Verse como de cincuenta años está buenísimo . . . si tienes sesenta!" Si hay alguien que ha sabido mucho sobre rejuvenecimiento ha sido la Sra. Rivers. No me importa lo que digan los demás, ¡yo la amé! Se sometió a numerosas transformaciones en su vida.

He conocido muchas hermosas mujeres de sesenta y tantos años que no solamente son bellísimas, sino que también han podido esquivar algunos de los efectos del tiempo. Mi madrastra, Frances, es una de ellas. Nunca ha tenido una cirugía plástica, tiene el cutis impecable y sin arrugas, con volumen perfecto. Sólo bastó la ayuda de mis láseres, una jeringa, y algo de arte. Frances siempre ha tomado muy buen cuidado preventivo de su cutis, y también vuela de Los Ángeles a Fort Lauderdale a la primera sospecha de algún tema para que la pueda tratar antes de que avance demasiado.

Otra mujer asombrosa de más de sesenta años es la actriz Suzanne Somers. Esta belleza eterna realmente comprende cómo mantener su juventud y su vitalidad desde adentro hacia fuera. Es la prueba viviente de los beneficios que trae reponer siempre lo que nuestros cuerpos ya no pueden producir o asimilar. Desde sus hábitos saludables de alimentación hasta su entusiasmo por las hormonas bioidénticas, Suzanne Somers ha inspirado a muchas mujeres y hombres de todas las edades a ser proactivos para verse más jóvenes.

Cuando los hombres llegan a los sesenta, las ventajas que han tenido con su piel y sus huesos desaparecen debido a los cambios hormonales que sufren. La Madre Naturaleza nivela el campo de juego, y los hombres hasta pueden empezar a desarrollar osteoporosis. Por eso, a partir de esta etapa los consejos que doy para las mujeres deben aplicarse al comportamiento de ambos géneros.

Continúan los cambios que afectan la piel, incluyendo la pérdida de volumen, tratados en las secciones sobre las décadas anteriores. La piel se vuelve más delgada e irregular. Las manchas marrones continúan oscureciéndose y se juntan formando manchas más grandes. Los vasos sanguíneos del rostro parecen más gruesos y violáceos, como arroyitos en un mapa. La absorción de luz de estas lesiones coloridas hace que la piel pierda aún más brillo.

A medida que la piel continúa descomponiendo más colágeno y fibras elásticas de los que puede crear, se hacen más pronunciados los surcos, las arrugas y las líneas del entrecejo. Además, la gravedad continúa pesando sobre esta piel menos elástica haciendo que se distienda y se alargue aún más. Es por esto que a veces es necesario quitar el exceso de piel durante un *lifting* de rostro o de ojos.

El mal posicionamiento adiposo es un problema cada vez más grande en esta década. Además de la pérdida de grasa facial y la concomitante pérdida de volumen facial que ya hemos mencionado y que vemos a los cincuenta, los colchones de grasa en torno de la mandíbula, los ojos y debajo del mentón se vuelven discernibles como entidades separadas, alterando los arcos y las convexidades que definen un rostro otrora juvenil. Continúan los cambios de los elementos óseos del rostro y se hacen más pronunciados. Esto lleva a un disminuido apoyo del rostro medio mientras se agregan a ese rostro, que ha estado descendiendo durante décadas, más vectores negativos hacia abajo. Ahora podemos ver fácilmente el llamado triángulo de la juventud convirtiéndose en la pirámide de la vejez.

Durante esta década, recomiendo el uso de cremas hidratantes espesas para mantener el cutis humectado. Los hidratantes con soja ayudan a disminuir la producción de manchas marrones. Para proteger la piel durante el día, también es recomendable usar bloqueadores solares y antioxidantes.

Por la noche, es aconsejable usar una crema, loción o suero que contenga ácido retinoico para incrementar la cantidad de colágeno y fibras elásticas en la piel. Los agentes hidratantes que contienen ácido hialurónico ayudarán a la piel a verse más rellena y más flexible. Parte de mis recomendaciones diarias para lograr piel saludable a esta edad es beber abundante agua, tomar un multivitamínico y vitamina D3, suplementos de resveratrol y calcio. Es increíblemente importante mantenerse activo con un buen programa de bienestar físico que incluya algún ejercicio cardiovascular y alguno fortalecedor. Si te vuelves sedentario estarás en problemas.

Combinados con láseres que tensan la piel, los tratamientos fotofaciales renuevan las células que sintetizan colágeno y fibras elásticas. Estos tratamientos pueden mejorar el tono y la textura de la piel mediante la exposición a la luz de láser. Reponer la pérdida de volumen con rellenos no sólo puede mejorar el aspecto general del rostro, sino posiblemente también ayude a detener el proceso de envejecimiento del mismo.

En aquellos casos en los que ya es demasiado tarde para corregir los efectos de la pérdida de volumen y de la pérdida de elasticidad de la piel, la cirugía plástica es una opción. Sin embargo, después de la cirugía, también necesitan ser corregidos la pérdida de volumen y los cambios en la piel. Si no se trata el volumen y la calidad de la piel, el paciente se convertirá en una persona que ha tenido cirugía plástica sin el beneficio de parecer más joven—la misma edad pero con un rostro más tieso.

TU PIEL A LOS SETENTA Y MÁS ALLÁ

Siempre me he preguntado qué edad hay que tener para dejar de preocuparse por el aspecto personal. Vivo en el sur del Estado de Florida, hacia donde llega mucha gente al jubilarse para vivir una vida de ocio: juega al golf y al tenis, practica natación, y lleva una vida socialmente activa, de modo que es casi una obligación verse bien. Generalmente esta gente me dice: "No necesito parecer que tengo treinta años—tan sólo no quiero verme cansado y flojo".

La verdad es que nunca realmente dejamos de preocuparnos por nuestro aspecto. El otro día uno de mis pacientes mayores de setenta años me dijo: "No nos deja de importar cómo nos vemos, pero a veces cambian nuestras prioridades". Sabias palabras. Si estás luchando con una enfermedad seria, por ejemplo, preocuparte por tu aspecto podría parecer algo insignificante o hasta inapropiado.

Antiguamente, antes de todos los nuevos avances tecnológicos descriptos en este libro, no podíamos hacer nada más que aceptar con gracia que todos íbamos a envejecer y que se nos notaría en el rostro. Sucedió a nuestros padres, a sus padres y a sus antepasados. Después de todo, envejecer es una parte natural de la vida. Sin embargo, la gente antes no tenía la expectativa de vida que tenemos ahora. Vivimos más tiempo, y no tiene sentido ignorar el hecho de que ahora tenemos los recursos para mejorar nuestro aspecto y detener el "maldito reloj".

Todos queremos hacer coincidir cómo nos sentimos por dentro con cómo nos vemos por fuera. Tengo muchos pacientes mayores de setenta que se ven y se sienten maravillosos. Siempre menciono a mi hermosa paciente, Joan, que tiene más de setenta años y aún se ve bella y lleva un estilo de vida activo. Cuida de su jardín, ejercita y tiene la figura de una instructora de yoga o de Pilates. Gracias a sus genes y a un régimen de salud y bienestar físicos, tiene un increíble cutis de pétalos de rosa que es liso, grueso e impecable. Es un modelo a seguir para sus amigas más jóvenes, demostrando lo bien que uno puede envejecer si toma los recaudos necesarios para reponer y restaurar lo que nos quita el proceso de envejecimiento.

Con los nuevos avances tecnológicos, todos pueden mejorar su salud y vitalidad y tener piel hermosa a cualquier edad. Sólo hace falta saber cómo funciona el proceso de envejecimiento y estar dispuestos a tomar los pasos correctos hacia la restauración. Los estudios han demostrado que las personas que se cuidan a lo largo de sus vidas no solamente se ven y se sienten muy bien, sino que también son más saludables.

Las décadas más allá de los setenta traen mucho más de lo mismo. La piel continúa distendiéndose y arrugándose. Las manchas oscuras se hacen más grandes y más gruesas. Las venitas del rostro se hacen más grandes en número y tamaño. Las arrugas de décadas anteriores se profundizan más y más. Continúa la pérdida de volumen adiposo y óseo, haciendo que la piel facial colapse alrededor de la boca y cambiando las proporciones de lo que fuera un rostro más joven.

La piel durante estas décadas tiende a hacerse más delgada y más seca, así que recomiendo el uso de un humectante y continuar con ácido retinoico por las noches para nutrir y reparar las células epiteliales y reponer la reserva de colágeno y de fibras elásticas.

Durante el día, es recomendable continuar con la protección contra los rayos del sol mediante un bloqueador solar físico y un suero antioxidante. Si la piel aún carece de hidratación suficiente, podrá ser necesario el uso de un humectante profundo por las mañanas. Utilizar un suero con ácido hialurónico para traer humedad hacia la piel y luego una capa de hidratante profundo para ocluirla, puede prevenir la pérdida de humedad y mejorar la textura y flexibilidad de la piel.

Es también extremadamente útil el uso de láseres para aclarar el cutis y estimular la producción de nuevo colágeno y fibras elásticas. Los láseres que utilizo para esta edad son seguros y eficientes, y requieren de muy poco tiempo de reposo o de incomodidad durante la recuperación.

Las personas de esta edad, como así también las de menor edad, se benefician de la restauración del continuo desgaste de volumen que trae el envejecimiento. Es asombroso ver los aspectos juveniles de los pacientes que mantienen un volumen adecuado en sus rostros. A veces, ¡parecen tener veinte años menos que sus edades cronológicas! He aprendido mucho sobre el proceso de envejecimiento observando los rostros de mis pacientes mayores bien parecidos para ver qué tienen en común. Todos tienen grasa facial, pómulos asombrosos, y un reloj interno más extenso que la mayoría de los demás. Porque han sido bendecidos genéticamente les digo que deben agradecer a sus madres y a sus padres por semejante regalo.

Eleanor Roosevelt dijo: "Los jóvenes hermosos son accidentes de la naturaleza, pero la gente mayor hermosa es una obra de arte". Así que hónrate a ti mismo haciendo el esfuerzo por mantener tu cutis y tu volumen facial, no importa tu edad. Si haces el esfuerzo, lograrás los resultados esperados.

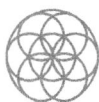

CAPÍTULO 7

"Botox® salvó mi matrimonio"

Cuando inauguré Shino Bay Cosmetic Dermatology and Laser Institute, una buena amiga mía me regaló una almohadita bordada con la frase "Botox® salvó mi matrimonio". Tuve que reírme cuando la vi, pero más tarde empecé a preguntarme . . . *¿Botox® realmente salvó el matrimonio de algunas personas?* Imaginé un matrimonio en el que el marido nunca podía saber si su esposa estaba enojada con él porque ella siempre tenía la misma expresión de felicidad en el rostro . . . ¡una vida absolutamente dichosa!

Lo cierto es que todo es posible. Un informe halló que Botox® ha sido de utilidad en el caso de personas con depresión. El estudio, llevado a cabo por Eric Finzi, M.D., Ph.D., y Érica Wasserman, Ph.D., publicado en el *Journal of Dermatologic Surgery* de mayo de 2006, encontró que nueve de cada diez mujeres evidenciaron una reducción significativa en sus síntomas depresivos luego de recibir inyecciones de Botox® en las líneas de la frente. Aunque otros expertos pueden no estar de acuerdo con los resultados de este estudio piloto, muchos pacientes aseguran tener una importante mejoría en sus estados de ánimo después de las inyecciones. Mis pacientes me cuentan frecuentemente lo felices que se sienten una vez que reciben Botox®.

Cuando era estudiante en la Universidad de California en Los Ángeles, tuve mi propia experiencia con la relación que existe entre la relajación muscular y la salud mental. Estaba extremadamente estresado, y si bien no llegaba al punto de estar deprimido, estaba tan ansioso que sentía que se me iban a aflojar los dientes de arriba de tanto rechinarlos y apretar la mandíbula. Por supuesto, ¡con sólo pensarlo me estresaba aún más! Fui a buscar asesoramiento estudiantil y un consejero compartió conmigo un pequeño truco.

Me dijo que cada vez que sintiera que me estresaba, gesticulara una sonrisa y prestara atención a cómo reaccionaba mi cuerpo. Pensé que era una locura, pero no me costaba nada intentarlo y—*voilà*—¡funcionó! Comencé rápidamente a sentirme mejor. En el momento en el que esbocé una sonrisa, sentí que mis músculos de la espalda y de los hombros se relajaban. Junto a algunas otras técnicas de relajación que incorporé a mi estilo de vida, pronto pude eliminar mi estrés a voluntad.

Existe una conexión directa entre los músculos que usamos para las expresiones faciales y el cerebro. Si pude aliviar mi estrés a través de una sonrisa, entonces a lo mejor era posible ayudar a aliviar la depresión impidiendo que funcionen los músculos que hacen que un rostro refleje tristeza o enfado. Sabemos bien que hay gestos y movimientos que surgen con las emociones. Cuanto más se producen esos movimientos y gestos, más se amplifican esas emociones. Es un mecanismo de respuesta que opera entre el cerebro y los músculos para expresar las emociones. Por lo tanto, si Botox® puede prevenir que alguien frunza el ceño, también debería poder aliviar o disminuir la intensidad de la emoción depresiva.

Botox® Cosmetic es una marca registrada de la toxina

onabotulínica tipo A. Considerada un neuromodulador, fue aprobada en principio para suavizar las líneas que se forman entre las cejas y, más recientemente, para tratar las arrugas en los ángulos externos de los ojos conocidas como patas de gallo. Sus propiedades de eliminación de arrugas fueron descubiertas cuando los oftalmólogos notaron que sus pacientes tratados con Botox® por problemas musculares posteriormente se veían descansados y sin arrugas. Originalmente su uso dermatológico fue un tratamiento "fuera de prescripción". Ahora es un tratamiento prescripto. Los efectos estéticos del Botox® son gratificantes, y los resultados pueden durar de tres a seis meses.

Aunque Botox® es una sustancia maravillosa, creo que muchas veces se exagera su uso. Si un poco de Botox® puede salvar el matrimonio de alguien al mantener feliz a una de las partes, demasiado podría realmente arruinar las cosas. Durante las consultas, explico a mis pacientes que con respecto a la administración y a la técnica del Botox®, soy minimalista. Estéticamente, creo que con menos se logra más. Quiero que mis pacientes se vean más jóvenes y descansados, pero el tratamiento debe ser 100 por ciento indetectable. Si la gente se da cuenta de lejos que ha sido aplicado Botox®, entonces hubo exageración en el uso.

Las expresiones faciales son muy importantes en la experiencia humana. Estamos programados para responder por instinto a las expresiones faciales de los demás. Si sonreímos a alguien, generalmente nos devolverá una sonrisa. Existen aspectos verbales y no verbales en la comunicación. Si solamente tuviésemos una única expresión para todas las emociones, no sólo se vería inconsistente y singular, sino que también podría causar aislamiento social y discordia.

Se ha demostrado que cuando los esposos discuten muchas veces es porque no interpretan correctamente las expresiones faciales del otro. La falta de comunicación en una relación puede ser traicionera y devastadora. Por eso, si un marido no puede leer correctamente las expresiones no verbales de su esposa porque ella ha sido tratada con Botox® o Dysport® en exceso, entonces estos últimos podrían potencialmente ser responsables del ocaso de su matrimonio.

Tenemos cincuenta y tres músculos que utilizamos para crear unas siete mil expresiones con las que transmitimos nuestras emociones. Es importante poder mirar el rostro de una persona y obtener una lectura correcta de lo que está intentando indicarnos. Si lo que se dice verbalmente no se corresponde con la expresión facial, podemos dudar en aceptar la información que nos está dando. Aparece una sugerencia de sarcasmo o de mentira. Imagina por ejemplo que al volcar cerveza sobre la ropa de otro dijeras, "Lo siento" pero con una pequeña sonrisita. Podrías tener un altercado.

Es por esta misma razón que algunos periodistas y actores no pueden hacer uso de Botox® mientras están bajo contrato con sus canales. Imagina un reportero televisivo dando la noticia de un accidente horrible con un rostro incapaz de demostrar cualquier compasión. Como puedes ver, ¡es muy importante la gesticulación! Aún en un mundo de mensajes instantáneos y electrónicos, muchas veces enviamos un ícono de carita sonriente o carita triste para hacer saber al otro cómo nos sentimos.

Botox® no es para todos. Con algunas anatomías faciales, puede hacer que las personas se vean raras. Quienes tienen arcos altos en las cejas, por ejemplo, pueden verse continuamente sorprendidos: suelo llamar a esto el aspecto Jack Nicholson. La técnica de inyección muchas veces debe ser modificada según el género, la edad y la anatomía para que Botox® trabaje en beneficio del paciente. Veo demasiadas personas circulando con rostros congelados o que parecen tener un asombro permanente. Es incómodo conversar con ellos porque, con tan poco movimiento, no hay ningún mecanismo de respuesta en sus rostros.

A mis pacientes que trabajan en ventas o que son solteros y tienen citas les prevengo de no hacerse aplicar demasiado Botox® para evitar el riesgo de que se los perciba erróneamente como deshonestos o desinteresados. Otra consecuencia del exceso de Botox® es que los músculos inactivos pierden su tonicidad y entonces la frente puede comenzar a verse más amplia. A veces desciende el inicio de las cejas, que caen hacia el puente nasal.

Cuando entra a mi consultorio alguien con exceso de Botox®, generalmente me consulta: "Botox® solía levantarme las cejas así (sosteniendo con los dedos sus cejas), y ¡ahora no las puedo levantar! ¿Qué puedo hacer?" La solución es un levantamiento endoscópico de las cejas.

He notado que cuando una persona no puede mover su frente en absoluto, comienza a compensar esa falta moviendo los pequeños musculitos de la nariz, como los conejos, causando la formación de protuberancias, o de lo que suelo llamar nariz de *Klingon* (personaje de *Star Trek*). Una buena solución es usar cantidades pequeñas de Botox® en la zona de la nariz para desalentar la formación de estas protuberancias.

Mi devoción por Botox® se debe a que es uno de los procedimientos más gratificantes que llevo a cabo en mi consultorio por los resultados logrados en el aspecto y en la autoestima. Es mínimamente invasivo y realmente puede retrasar el reloj unos años—y mantenerlo así. Sin embargo, debe ser aplicado correctamente. La cantidad utilizada debe ser suficiente para relajar el músculo, pero debe quedar suficiente tonicidad muscular para permitir algún grado de movimiento en el rostro.

He conocido muchos clientes potenciales que tienen tanto miedo al proceso de envejecimiento que se obsesionan. No quieren mover ningún músculo facial ni un poquito. Generalmente les aconsejo buscar los servicios de otros profesionales médicos que estarían cómodos haciendo una técnica de inyección de tipo más invasivo. Mis pacientes son los embajadores de mi consultorio y un reflejo de mi trabajo. Es importante para mí que se vean lo más naturales posible.

Como cualquier otra sustancia, puede haber complicaciones

o reacciones adversas con Botox®. Con la cantidad utilizada para uso cosmético, las reacciones adversas son mínimas. Ha habido muchos informes en los medios sobre los riesgos del uso de Botox®; sin embargo, la mayoría de las reacciones adversas serias a la sustancia ocurrieron en pacientes con parálisis cerebral o parapléjicos, cuyas condiciones requirieron un uso mil veces más intensivo que el que se utiliza con fines cosméticos. Por supuesto, la probabilidad de una reacción adversa seria aumenta acorde a la cantidad de sustancia utilizada.

Recuerdo cuando, siendo residente médico, una enfermera amiga mía me llamó para avisarme que cuatro personas estaban severamente enfermas por Botox®. Entré en pánico porque tres días antes yo había tratado a esta amiga, a mí mismo, y a otros cuatro amigos. Preocupado porque podríamos haber recibido un lote en mal estado, rápidamente llamé al fabricante, Allergan, para obtener información. Me aseguró que el Botox® que había causado ese incidente no era suyo. Más tarde, se supo que algunos doctores del Estado de Florida habían estado utilizando una forma de toxina botulínica BTX que había sido desarrollada para investigación en animales. Era muy concentrada y muy económica.

¡Un ejemplo de lo peor de la codicia! Podían usar muy poco BTX, diluirlo con una gran cantidad de solución salina, y cobrar lo mismo que los doctores que usaban el producto original. La ganancia hubiera sido astronómica si no hubiese sido por la ley divina del karma. Resulta que uno de los doctores que usó el Botox® falso se había inyectado a sí mismo y a tres de sus amigos. Sé que la pasaron muy mal durante esta experiencia, y me alegra poder informar que ahora están todos muy bien.

Después de ese pavoroso incidente, los medios dieron mucha prensa a la noticia. Mucha gente tuvo miedo de usar Botox®. Aunque creo firmemente que en las manos correctas—y en las pequeñas cantidades utilizadas con fines estéticos—Botox® es extremadamente seguro, los pacientes deben estar al tanto de todos los potenciales efectos colaterales e interacciones con otras drogas antes de recibir un tratamiento de Botox®. Además, si un paciente tiene cualquier enfermedad que debilita los músculos, como una esclerosis lateral amiotrófica (enfermedad de Lou Gehrig) o miastenia gravis, o tiene problemas al tragar, respirar o cualquier trastorno motriz neuropático, entonces la toxina onabotulínica tipo A es una contraindicación absoluta y no debe ser utilizada. No existe a la fecha una reacción adversa severa confirmada por el uso de Botox® por razones cosméticas o para combatir la hiperhidrosis (sudoración excesiva). El efecto colateral más común que he visto en unos pocos pacientes (incluido yo mismo) es un dolor de cabeza ligero a moderado, de corta duración, que generalmente puede aliviarse tomando Tylenol®.

La marca Botox® dominó durante años el mercado cosmético, y hasta hace poco era la única toxina onabotulínica tipo A administrada en los Estados Unidos. En julio de 2009, la FDA aprobó un nuevo tipo de toxina onabotulínica tipo A llamada Dysport® que, según los fabricantes, actúa más rápidamente y dura más tiempo que Botox®. He usado Botox® durante tantos años que estoy cómodo con el producto y soy competente con él; sin embargo, muchos pacientes han comenzado a pedir la nueva sustancia. Desde que incorporé Dysport®, he notado que en algunas áreas da mejores resultados con menos producto. Me encanta, por ejemplo, cómo responde la zona ocular con este nuevo producto. Si el paciente tiene músculos fuertes entre las cejas, también es una buena idea usar Dysport®. Por otra parte, un nuevo tipo de neuromodulador ha arribado al mercado estético: Xeomin® (toxina incobotulínica tipo A). Según el fabricante, Merz, este nuevo neuromodulador tiene la misma modalidad de inicio y duración que el Botox® cosmético.

Una cosa es cierta, ya sea que utilice Botox® cosmético o Dysport®: ninguno de mis pacientes saldrá de mi clínica con un rostro genérico e inamovible.

CAPÍTULO 8

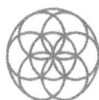

Relléname

---

os rellenos cutáneos han constituido un importante avance en el tratamiento de los efectos del envejecimiento. Pueden ser utilizados para eliminar los surcos y las arrugas en la piel, elevar las cicatrices deprimidas, aumentar los labios y reponer la pérdida de volumen de tejidos blandos. Hemos avanzado mucho por cierto desde el uso de colágeno, que tenía una elevada incidencia de reacciones alérgicas y una duración relativamente corta (unos tres meses). Recientemente, una gran cantidad de nuevos rellenos ha eliminado la necesidad de pruebas antialérgicas y ofrece una duración extendida.

En mi consultorio utilizo rellenos cutáneos inyectables para prevenir el progreso del envejecimiento facial y asegurar que mis pacientes no sean candidatos prematuros a una intervención quirúrgica. Como mencioné al comienzo de este libro, las propiedades volumétricas de la grasa facial convierten a la misma en un ingrediente clave de la fuente de la juventud. Está siendo ampliamente aceptado entre dermatólogos y cirujanos plásticos el hecho de que la reducción de volumen—debida a la pérdida de grasa facial y a la pérdida ósea—es responsable por la gran mayoría de los cambios en el rostro que envejece.

Me entristece ver llegar a mi consultorio potenciales pacientes que han perdido volumen en sus rostros y han acudido a rellenos en sus surcos nasogenianos. Les explico que usar un relleno para eliminar los surcos, sin levantar y remodelar las mejillas, solamente incrementa el número de vectores negativos en su rostro, acelerando así el proceso de envejecimiento. Es física básica. La fuerza hacia abajo del peso del relleno más el efecto de la gravedad, juntos, hacen que la piel sea menos elástica y comience a distenderse, especialmente alrededor de los ojos.

La mayoría de las personas comienza a perder el volumen de su grasa y de sus tejidos blandos alrededor de los cuarenta años. Sin embargo, también he conocido algunos individuos bendecidos genéticamente de cincuenta y sesenta años que aún conservan la mayoría de las células adiposas de sus rostros. Se ven casi veinte años más jóvenes que sus edades cronológicas.

Alrededor de la quinta década también comienza una pérdida de volumen por reabsorción ósea. Este tipo de cambio es más pronunciado en las mujeres debido a la menopausia. Las mujeres tienden a perder más masa ósea en los maxilares que los hombres, y más tejidos blandos en la parte superior del rostro. A medida que pierden volumen óseo, los tejidos blandos caen alrededor de la boca y arrugan la piel. Muchas veces veo mujeres de cincuenta años que aún tienen cutis perfecto en la parte superior del rostro pero tienen arrugas severas y flacidez alrededor de la boca.

Además, todos podemos ver lo que sucede con las mejillas de alguien relativamente joven con mala dentadura. Debido a la condición de sus dientes, su rostro parece estar hundido, lo cual hace que el mismo se vea envejecido porque la piel se ha arrugado y distendido. Para las mujeres que quieren aminorar la marcha del reloj es especialmente importante que suplementen sus dietas con calcio, magnesio y vitamina D3. Tener un buen cuidado personal de sus dientes, minimizar apretarlos o traquearlos por la noche, y visitar regularmente al dentista deberían ser parte de su rutina preventiva contra el envejecimiento.

Ahora que hemos establecido que el volumen en el rostro es un ingrediente clave para la fuente de la juventud, hemos descubierto que reconstruir la pérdida de volumen es una manera fácil y eficaz de rejuvenecer un rostro envejecido. Sin embargo, algunas personas llevan este descubrimiento a un extremo. He visto a muchas personas, incluyendo celebridades, con mejillas tan rellenas que se asemejan a personajes de historieta de una lejana galaxia. Me duele el alma al verlas entrar a mi consultorio así. Me pregunto si ven lo que yo veo . . .

¡La restauración de volumen debería ser indetectable! En mi opinión, resulta catastrófico poder ver el relleno de una persona desde un kilómetro de distancia! Recuerdo cuando miraba una revista *In Touch* en el aeropuerto y vi una foto de la actriz Lisa Rinna de la serie *Melrose Place*. Sus mejillas estaban tan terriblemente infladas que no se apreciaba su hermoso rostro. Desgraciadamente, hay muchas otras mujeres por ahí que se ven así. Es como si la línea de muñecas Cabbage Patch Kids hubiera crecido y regresado en forma de muñecas reales tamaño adulto.

Cuando se trata de rellenos, *más* no significa necesariamente *mejor*. Todos estamos de acuerdo en que existe algo llamado "demasiado relleno". En mis consultas, insisto en mi filosofía de que menos *es* más. Siempre puedo agregar más relleno si es necesario, pero no lo puedo quitar. Es una idea equivocada que mayor cantidad de relleno va a aminorar la marcha del maldito reloj. En todo caso, colocar demasiado relleno la acelerará aún más.

Aquí tenemos una analogía que lo explica. Cuando los cirujanos plásticos hacen reconstrucciones de mama, a veces necesitan piel adicional para recrearla. Entonces, ¿qué hacen? Utilizan extensores de tejido que estiran la piel para tener suficiente material para crear una mama. Esto ilustra el resultado potencial de tener mejillas excesivamente rellenas durante un largo período: la piel se estira hasta el punto desde el que no se puede volver. Si esto sucediese, la única manera de mantener levantadas esas mejillas sería inflarlas con más producto de relleno, dejando a la persona con un aspecto aún más extraño. Si la persona volviese de su obsesión y decidiese dejar atrás esa apariencia, la piel estaría tan estirada que tendría que aceptar verse como *Underdog, ¡el Súpercan!* Desafortunadamente, habría que recurrir a la cirugía para corregir este estado.

He tenido muchos pacientes así con mejillas rellenadas en exceso que han llegado a mí buscando un aspecto más natural. La sorpresa y la curiosidad me han llevado a examinar su piel: translúcida, parecida a un globo, y esponjosa, como ese muñeco de acción de los años 70 llamado Stretch Armstrong. Después de esperar a que el producto en sus mejillas se disipara, he procedido a utilizar un relleno estimulador de colágeno para engrosar la piel y reconstruir el volumen, aportando un aspecto más natural y fresco.

Los rellenos inyectables están obteniendo mayor relevancia en el mundo de la estética, pues están ayudando a resolver algunos de los temas más importantes del envejecimiento facial: la remodelación del rostro, el mejoramiento de los contornos faciales, y la corrección de asimetrías. Cada año nuevos rellenos con nombres ingeniosos y seductores se suman a la extensa lista de rellenos inyectables aprobados por la FDA, generando mucha confusión para los pacientes que intentan elegir el relleno ideal para sus necesidades particulares. En la siguiente sección te hablaré sobre los rellenos inyectables más populares, además de aquellos que utilizo más frecuentemente en mi consultorio. Mi intención es que te sirva como una verdadera guía de información fehaciente sobre los rellenos inyectables.

SILICONA

La silicona es el elemento no metálico más abundante, después del oxígeno, que existe en la corteza de la tierra. Aunque no se produce naturalmente, el producto primario para la elaboración del mismo es el dióxido de silicio (también llamado sílice) y silicatos complejos que se encuentran típicamente en la naturaleza, en la arena, en el cuarzo, en el agua salobre y en el mar.

Las siliconas son polímeros sintéticos llamados polidimetilsiloxanos (PDMS) que están compuestos por la combinación de oxígeno y silicio a altas temperaturas y presión. Según la cantidad de enlaces cruzados, las siliconas pueden existir como sólidos, líquidos o geles. Los fluidos de silicona están compuestos por cadenas lineales de PDMS. Estos fluidos existen en una variedad de graduaciones según el nivel de impurezas que contengan. La silicona industrial, por ejemplo, tiende a poseer una gran cantidad de impurezas y se usa para fabricar lubricantes, barnices y selladores. En cosmética, la silicona es utilizada en lociones y pociones para el cabello y para la piel.

Las siliconas líquidas no están aprobadas para ser inyectadas al cuerpo mediante aplicaciones cosméticas. El único uso aprobado por la FDA para las siliconas líquidas ocurre en el caso de desprendimiento de retina, en el que la silicona es inyectada en los ojos para prevenir la ceguera.

Sin embargo, se puede usar silicona líquida "fuera de prescripción" para tratar ciertas enfermedades. El uso de medicamentos y de dispositivos médicos fuera de prescripción fue sancionado por la enmienda de 1997 a la Ley Federal de Alimentos, Medicamentos y Cosméticos de los Estados Unidos, que declara que un médico puede legalmente usar, fuera de prescripción, cualquier medicamento o dispositivo que ha sido aprobado para otros fines siempre que crea que puede tratar o curar eficazmente la enfermedad del paciente. En manos de un médico experimentado, la silicona es un gran relleno permanente. Sin embargo, se ha ganado una mala reputación debido a no profesionales que han aplicado inyecciones de silicona de grado inferior.

La técnica de microgotas es el enfoque más seguro y predecible para inyectar este producto. Los productos a base de silicona utilizados más comúnmente en los Estados Unidos son Silikon® 1000 y AdatoSil® 5000. Son siliconas aprobadas por la FDA, purificadas, de grado médico, utilizadas durante la cirugía vítreorretinal como taponamiento retinal postoperatorio. Durante los últimos treinta años, sin embargo, también han sido usadas por cirujanos plásticos y dermatólogos como rellenos fuera de prescripción. De hecho, fueron los primeros rellenos inyectables utilizados en todo el mundo.

La inyección de aceite de silicona en la piel provoca una respuesta frente a un cuerpo extraño y una inflamación leve. Como la silicona es una sustancia inerte y no puede ser degradada por el cuerpo, éste necesita hacer algo para prevenir una inflamación crónica o que ocurra el rechazo de esta sustancia extraña. El cuerpo humano todopoderoso y sabio hace algo milagroso: ordena a los fibroblastos en la piel que produzcan colágeno alrededor del producto para encerrarlo y encapsularlo. Este proceso continúa hasta que el cuerpo reconoce la gota de silicona encapsulada con colágeno como algo propio y detiene la respuesta inflamatoria de grado leve. Es similar al proceso por el cual se forman las perlas. Las perlas son el resultado de un proceso biológico mediante el cual la ostra trata de protegerse de sustancias extrañas e irritantes, tales como la arena (que está compuesta de sílice), material orgánico y parásitos.

Comprender la reacción al cuerpo extraño es una excelente manera de ilustrar lo que puede fallar si se utiliza silicona de grado médico no purificada en un procedimiento cosmético. Cuantas más impurezas tenga la silicona, mayor es el potencial de que cause una inflamación crónica y la formación de grandes granulomas. Esto fue lo que sucedió a la hermosa Priscilla Presley cuando permitió que un médico sin licencia le inyectara en el rostro silicona industrial de bajo grado (del tipo que se usa para lubricar partes de automotores). Además de las obvias consecuencias cosméticas, también creó una condición médica permanente. Sólo agradezco que no sufriera consecuencias más severas, como perder la vida. Es y siempre será una mujer hermosa para mí.

En mi consultorio he visto a muchas víctimas de inyecciones fallidas a manos de médicos incorrectamente capacitados o de no profesionales. Desafortunadamente, no hay nada que yo pueda hacer más allá de reducir el tamaño de los nódulos y de ofrecer alivio para el dolor o la inflamación. (*Nota:* algunas personas pueden formar granulomas años después de haber sido inyectadas aún con silicona de grado medicinal. Aún no comprendemos por qué sucede esto.)

Yo utilizo Silikon® 1000 en mi consultorio para corregir pequeños defectos o depresiones en la piel (causados quizás por trauma o cicatrices de acné) que son demasiados profundos para responder a un tratamiento de láser. Después de seis a nueve semanas, puedo agregar más producto. No me siento cómodo usando silicona para incrementar zonas que requieren de gran volumen. Si el cuerpo decide rechazar el producto, no puedo simplemente extraerlo—del mismo modo que si lo hubiera inyectado en una zona muy pequeña—sin dejar un defecto grande.

La silicona purificada de grado medicinal tiene una incidencia muy pequeña de reacciones alérgicas. No obstante, odiaría toparme con un caso de reacción usando un producto permanente. Como el rostro cambia constantemente a través de las décadas, no me gusta usar rellenos permanentes que quedan fijos mientras el resto del rostro envejece y cae alrededor de ellos. Esto puede deformar el rostro. Además, una vez que los pacientes han sido inyectados en el rostro o en los labios con silicona, esto limita el número de otros rellenos inyectables que pueden ser utilizados con seguridad en esas áreas.

TRANSFERENCIA DE GRASA

La transferencia de grasa es un procedimiento de dos etapas en el que inicialmente se retira grasa del sitio donante del paciente con una jeringa o con una cánula de liposucción. Dicho sitio puede ser el abdomen, las caderas o los glúteos. La grasa recolectada recorre un proceso en el que se le quita toda la sangre y el plasma según el método preferido del médico. Una vez que la grasa está lista para ser transferida, se procede a la preparación e higienización del paciente para reducir el riesgo de infección, y luego la grasa es inyectada por el profesional en las áreas a mejorar o corregir. Como el tejido adiposo proviene directamente del cuerpo del paciente, no hay razón para preocuparse por reacciones alérgicas.

Según el tipo de procedimiento y el cirujano, se puede inyectar grasa en pequeñas cantidades durante un período de tiempo o en un volumen grande todo de una vez. Inyectar pequeñas cantidades de grasa provoca un trauma menor en el área de tratamiento. Aunque esto significa que se necesita menos tiempo de recuperación, es necesario realizar múltiples tratamientos. Generalmente el tejido adiposo es almacenado en un congelador para poder ser utilizado en tratamientos posteriores. Cuando se utiliza la técnica de volumen grande, hay mayor inflamación, hematomas y tiempo de recuperación. Un trauma mayor en el sitio de recolección podría requerir la aplicación de vendajes de compresión durante una semana o más.

La durabilidad de la transferencia de grasa depende de la técnica usada, de la cantidad de volumen inyectado, y de la capacidad individual de cada paciente de metabolizar la grasa. Médicos e investigadores han observado que la transferencia de grasa puede durar desde seis meses hasta siete años.

Cuando observaba las técnicas de transferencia de grasa durante mi residencia médica, me resultaban desagradables, impredecibles y un tanto brutales. Aunque nunca me atrajo este procedimiento, muchos de mis colegas lo adoran y logran resultados asombrosos. Yo prefiero usar rellenos que no sean permanentes—porque en mi opinión los rellenos permanentes provocan problemas permanentes.

Además, he conocido gente que al principio se veía fantástica después de una transferencia de grasa y luego, a medida que comenzaba a perder masa ósea debajo del relleno, se veía algo extraña. No hay nada peor que tener el volumen adiposo de un veinteañero superpuesto sobre un cráneo de aspecto envejecido. Los pacientes que llegan a mí en esta condición son difíciles de tratar porque tienen demasiado volumen a causa de los injertos adiposos. Es imposible para mí tomar medidas que imiten la apariencia de volumen óseo sin hacer que el problema se vea peor.

COLÁGENO

En el Capítulo 3 compartimos que el colágeno es la principal proteína que proporciona apoyo estructural para la piel y para los tejidos conectivos. El colágeno y las fibras elásticas están entretejidos como hilos para formar un marco estructural que es responsable del aspecto suave y flexible de la piel joven, como así también del crecimiento saludable de células y vasos sanguíneos.

A principios de la década de 1970, investigadores de la Universidad de Stanford extrajeron exitosamente una forma purificada de colágeno bovino derivado de vacas. En 1976, esta forma de colágeno estaba lista para ser usada en pacientes. Desde entonces y hasta 2002, en los Estados Unidos el colágeno bovino era el único relleno disponible aprobado por la FDA para uso cosmético. Si bien los pacientes estaban contentos con los resultados, en solamente tres meses o menos las correcciones se habían disipado bastante. Además, como este tipo de colágeno era de origen vacuno, eran necesarias pruebas antialérgicas. Aunque algunos resultados de las pruebas antialérgicas parecían normales por una semana o dos, a veces aparecían reacciones alérgicas más adelante, dejando a muchos pacientes deseando rellenos más seguros de mayor duración.

Zyderm® y Zyplast® (producidos por Allergan) fueron los primeros productos colágenos de derivado bovino en aparecer en el mercado (en 1981 y 1985, respectivamente). Se utilizaban habitualmente para mejorar los surcos nasogenianos y para aumentar los labios. La diferencia principal entre las fórmulas de Zyderm® y Zyplast® era la durabilidad. Zyplast® era más enlazada, haciendo que fuera más gruesa y más resistente a la degradación. Desafortunadamente, los estudios mostraron que alrededor del 3 por ciento de los pacientes era alérgico al producto. Muchas personas se preguntaban si había valido la pena la inversión.

Buscando crear el relleno de colágeno perfecto que eliminaría la incidencia de reacciones alérgicas, los investigadores encontraron la manera de generar un relleno de derivación humana. Esto puede sonar algo extraño, pero Cosmoderm® y Cosmoplast® sintetizaron su colágeno de células extraídas originalmente del prepucio de bebés humanos.

Cosmoderm® y Cosmoplast® fueron aprobadas por la FDA en marzo de 2003. Cosmoderm® es un producto blando y maleable que es perfecto para las líneas finas y para delinear el labio superior. Cosmoplast®, que es enlazado y más grueso, es perfecto para el grueso del labio y para inyectar en los surcos nasogenianos. Como ni Cosmoderm® ni Cosmoplast® requieren de pruebas cutáneas, fueron los primeros rellenos colágenos aprobados en los Estados Unidos de aplicación de un solo día en una única visita. (*Nota:* Los pacientes con historial de reacciones alérgicas serias o una conocida alergia a la lidocaína no deben usar estos productos.) Estos rellenos tienen una durabilidad similar a Zyderm® y Zyplast®. No fue hasta 2008 que se cubrió la necesidad de un producto derivado de colágeno de mayor duración.

En 2008 Evolence® se convirtió en el nuevo niño mimado del mundo de los rellenos de colágeno inyectable. Fue introducido en los Estados Unidos después de haber sido usado por varios años en Canadá, Europa, Asia e Israel. Evolence® tiene un perfil de seguridad impecable. Es un relleno derivado de colágeno que no requiere de una prueba alérgica cutánea. No proviene de una fuente humana, sino de cerdos *kosher* de Israel. *Oy vey!* Como podrás saber o no, existen muchas similitudes genéticas entre los porcinos y los humanos. Es por esto que durante los últimos veinte años los cirujanos han estado usando válvulas porcinas para las cirugías de reemplazo de válvulas cardíacas. Muchas de las proteínas del cerdo se asemejan en secuencia y estructura a las proteínas humanas. Si bien el colágeno porcino no requiere de una prueba alérgica cutánea, los pacientes con historial de alergias severas o anafilaxias no deben usar este producto.

El colágeno ya raramente se usa como relleno en los Estados Unidos: aunque puede funcionar, ya no es la mejor opción porque el ácido hialurónico es hoy el método preferido.

ÁCIDO HIALURÓNICO

Cuando pensamos en ácidos, generalmente pensamos en soluciones cáusticas que causan quemaduras químicas cuando no se manejan correctamente. Los ácidos hialurónicos, sin embargo, no son cáusticos. Son simplemente polisacáridos— azúcares naturales—que se encuentran en cada tejido del cuerpo. Son necesarios para promover la creación y el movimiento de nuevas células. También son componentes esenciales de las interacciones intercelulares, su crecimiento, metabolismo y nutrición. Los ácidos hialurónicos se concentran altamente en la piel, en el humor vítreo de los ojos y en el cartílago. Son un componente primario del líquido sinovial, que sirve de lubricante en las articulaciones. Básicamente, los ácidos hialurónicos sirven para lubricar, nutrir y acolchar el cuerpo.

En la piel, se encuentran entre el colágeno y las fibras elásticas. Una de sus funciones principales es entregar nutrición e hidratación a las células cutáneas. Más del 50 por ciento de los ácidos hialurónicos del cuerpo se encuentra en la piel (7–8 gramos por humano adulto promedio), dándole su volumen, turgencia y flexibilidad. Su habilidad única de atraer hasta mil veces su volumen en agua en la piel los vuelve un ingrediente popular en los productos de cuidado de la piel y como rellenos inyectables, ya que les permite llenar y corregir cada rincón de la piel que envejece.

Los ácidos hialurónicos son derivados de fuentes animales y bacterianas. En mi consultorio, uso marcas de ácido hialurónico viscoelástico de derivación bacteriana, tales como Restylane® (producida por Medicis), Perlane® (producida por Medicis), Juvéderm® Ultra y Juvéderm® Ultra Plus (producidas por Allergan) y Prevelle® Silk (producida por Mentor).

No todos los ácidos hialurónicos son iguales. Se diferencian según su fuente (animal versus bacteriana), su enlazado o reticulación y su modificación. En su estado natural, los ácidos hialurónicos tienen propiedades biomecánicas pobres como rellenos cutáneos. Como las moléculas de ácido hialurónico son altamente solubles en agua, cuando son inyectadas debajo de la piel en su estado natural, se desvanecen enseguida. Es necesaria entonces una modificación química para levantar el rostro y rellenar las arrugas. La reticulación es el método usado más comúnmente para volver al producto resistente a la degradación; cuanto más enlazado es el producto, más denso se pone, haciendo que sea más difícil desvanecerlo del cuerpo. La mayoría de los rellenos de ácido hialurónico tienen una mayor longevidad que la de los rellenos cutáneos de base colágena; por esta razón y también por problemas con reacciones alérgicas, ya no se usan ni se prefieren los rellenos de base colágena.

Restylane® y Perlane® (producidos por Medicis Pharma-ceutical Corporation) son ácidos hialurónicos estabilizados sin proteínas animales que se han utilizado fuera de los Estados Unidos desde 1996 y que fueron finalmente presentados y aprobados por la FDA en diciembre 2003. Perlane® tiene una mayor viscosidad porque tiene partículas más grandes y mayor enlazado. En mi consultorio, uso Perlane® para mejorar el volumen mediofacial y los surcos nasogenianos después de levantar el rostro medio. Este producto es ideal para alguien relativamente joven (de finales de los veinte años hasta los cuarenta) con mínima pérdida de volumen o profundos surcos nasogenianos.

Como este producto es espeso, se necesita muy poco para lograr una linda corrección, una buena ecuación costo–beneficio que puede durar desde nueve hasta doce meses.

Restylane® es excelente para aumentar los labios y para rellenar las arrugas finas. Diluido para que sea menos viscoso, también puede ser inyectado exitosamente como tratamiento para ojos hundidos. No recomiendo usar el producto sin antes diluirlo. Como la piel de alrededor de los ojos es extremadamente delgada, y como el producto tiende a reflejar un tono azul (conocido como efecto azul de Rayleigh) las personas de cutis claro o delgado pueden aparentar círculos oscuros alrededor de los ojos.

Restylane® dura típicamente entre tres y seis meses. Su durabilidad en los labios (igual que en la mayoría de los productos para labios) es más corta porque el constante movimiento de la boca moviliza el producto y acelera su reabsorción.

Ahora están disponibles Restylane-L® y Perlane-L®. La L indica que el producto contiene lidocaína, utilizada para aumentar la comodidad del paciente.

Juvéderm® Ultra y Juvéderm® Ultra Plus (fabricados por Allergan), que fueron aprobados en los Estados Unidos en 2006, son ácidos hialurónicos estabilizados sin proteínas animales que tienden a ser más suaves que sus antecesores. Un método singular de enlazar sus moléculas los hace menos granulosos y más duraderos.

La diferencia entre Juvéderm® Ultra y Juvéderm® Ultra Plus es el grado de enlace. Juvéderm® Ultra tiene un grado de reticulación del 6 por ciento en su fórmula, convirtiéndolo en el relleno ideal para las arrugas faciales moderadas. En mi consultorio, lo uso para rellenar las arrugas de la frente y para reducir el aspecto de las patas de gallo. Aunque Juvéderm® Ultra no produce el efecto azul de Rayleigh, puede verse un poco verdoso debajo de los ojos, efecto llamado erróneamente el efecto Tyndall, que involucra partículas más grandes. Como la mayoría de nosotros tiene venas de aspecto verdoso alrededor de los ojos, no se ve antinatural. Sin embargo, hay que tener sumo cuidado al inyectar este producto debajo de los ojos de personas alérgicas o que amanecen con los ojos hinchados porque el producto puede absorber el fluido y expandirse permanentemente. Por esta razón, ya no uso Juvéderm® debajo de los ojos.

Juvéderm® Ultra Plus, gel con un robusto 20 por ciento de densidad, y con su 8 por ciento de grado de reticulación, es ideal para los surcos severos y para reponer el volumen. Uso este producto principalmente para aumentar los labios, y hasta ahora no he encontrado un producto mejor para lograr labios hermosos de aspecto natural que dure entre seis a nueve meses.

Juvéderm® Ultra XC y Juvéderm® Ultra Plus XC fueron introducidos en el mercado en estos últimos tiempos. XC significa "extra confort". Estas dos fórmulas contienen pequeñas cantidades de lidocaína que incrementan el confort del paciente.

Posteriormente, el 23 de octubre de 2013, Allergan presentó en los Estados Unidos su producto Juvéderm Voluma® XCTM, que se convirtió en el niño mimado del mundo de los rellenos que contienen ácido hialurónico. Es el único relleno aprobado por la FDA que agrega volumen y eleva las mejillas al instante con muy poco producto. Crea un perfil más natural y juvenil con efectos que duran hasta dos años.

Juvéderm® Voluma mejora las fórmulas anteriores de Juvéderm® por la tecnología Vycross™ utilizada en su fabricación, que produce un gel con reticulación eficaz y estrecha que contribuye a su capacidad de elevación y a su longevidad. En mi opinión, este producto es más apropiado para elevar que para crear volumen. Es por esto que la técnica que utilizamos en mi consultorio con este producto se llama Rejuva-lift^SM: Hace que la piel parezca más elevada y tensa. Básicamente, es el aspecto que las personas generalmente me dicen que quieren durante sus consultas iniciales conmigo. Generalmente estiran la piel alrededor de sus mejillas con las puntas de los dedos, alterando suavemente su aspecto, y dicen: "Si sólo pudiera verme así. . ." La apariencia que desean es básicamente lo que se logra con Juvéderm® Voluma con la técnica Rejuva-lift^SM utilizada en mi clínica.

Prevelle® Silk es uno de los nuevos ácidos hialurónicos estabilizados sin proteínas animales en mi botiquín. Fue el primer ácido hialurónico aprobado por la FDA que contiene lidocaína. Llamo a este producto "labios de prueba" porque es maravilloso para los pacientes que tienen curiosidad, pero no están seguros, respecto del aumento de sus labios. Este producto no está tan enlazado o reticulado como los otros ácidos hialurónicos y no dura tanto. Tengo muchos pacientes, sin embargo, que lo prefieren por su sutileza y por la comodidad de su aplicación.

Belotero Balance® (fabricado por Merz Aesthetics, Inc.), uno de los rellenos más nuevos en los Estados Unidos, es un ácido hialurónico estabilizado sin proteínas animales con una matriz polidensificada cohesiva que le otorga una elasticidad singular. Aunque en Europa existen muchas fórmulas diferentes para este producto, en los Estados Unidos sólo se ha aprobado como dispositivo médico el relleno lineal. "Belotero® Soft", como se lo denomina en otros países, es ideal para corregir las arrugas superficiales y puede usarse con seguridad en patas de gallo, en arrugas periorales y en la frente.

Me encanta usar este producto para corregir arrugas superficiales. A diferencia de sus predecesores, que deben ser colocados lo suficientemente profundo como para esconderlos de la vista, la elasticidad de Belotero® ofrece mayores opciones de colocación. Cuando se usa como relleno lineal, Belotero® produce correcciones más suaves y mejores que todos los ácidos hialurónicos anteriores.

RADIESSE (HIDROXIAPATITA DE CALCIO)

Radiesse® (fabricado por Bioform Medical) es un relleno inyectable que fue aprobado por la FDA en diciembre de 2007. Contiene hidroxiapatita de calcio, un mineral natural que da apoyo y fuerza a los huesos y a los dientes. Hasta un 50 por ciento del hueso está compuesto de una forma modificada de este mineral inorgánico. La hidroxiapatita puede ser utilizada como relleno para la insuficiencia de las cuerdas vocales o para reemplazar el hueso amputado. También puede ser usada en capas para promover el crecimiento óseo interno en los implantes protésicos, para corregir la reducción de volumen, y para mejorar los surcos y arrugas.

Este producto generó entusiasmo en Europa en 2004 con el nombre de Radiance™. La hidroxiapatita de calcio en Radiesse® es artificial y no está tomada de cadáveres o de cualquier otra fuente orgánica. Como este producto es un mineral común que se encuentra en el cuerpo, no hay necesidad de efectuar pruebas alérgicas; sin embargo, una persona podría aún ser alérgica a algún componente de la fórmula. Por eso, los pacientes con historial de reacciones alérgicas severas o anafilaxia no deben usarlo.

En los Estados Unidos este producto fue aprobado por primera vez para aliviar los signos y síntomas de lipoatrofia facial asociada con VIH—en otras palabras, la pérdida de adiposidad responsable del aspecto demacrado que muchas veces desarrollan los pacientes de VIH. Aunque la lipoatrofia facial no es fatal, es la complicación más estigmatizante y frustrante de VIH. Esta enfermedad ha demostrado que la grasa facial es el ingrediente clave de la fuente de la juventud. Las personas que sufren de esta condición pueden verse años más viejas que sus edades cronológicas, aunque estén muy bien de salud. Esto puede causar sufrimiento y angustia emocional severa en los pacientes que sufren de VIH porque les quita autoconfianza y calidad de vida. Radiesse® es una bendición en las vidas de los pacientes de VIH pues les ofrece una corrección inmediata y duradera de esta aflicción.

Durante mi residencia dermatológica, tuve muchas oportunidades de usar este producto con pacientes de VIH y me enamoré de él. Pude ver, delante de mis ojos, cómo les transformaba el rostro, restaurándolo a su estado natural.

Radiesse® fue el producto que me ayudó a comprender el rostro que envejece, a medida que me enseñó la importancia que tiene la restauración del volumen para el rejuvenecimiento. Por eso, siento cariño por Radiesse®, y es uno de los rellenos inyectables más utilizados en mi consultorio. Generalmente lo uso para reconstruir las mejillas y para otras áreas con volumen reducido. También lo uso para mejorar las sienes hundidas y las manos envejecidas, y para remodelar la nariz. Es un producto versátil—¡cumple con lo que promete!

Es el producto que elijo para cualquiera que tenga una asimetría facial debido a una pérdida de volumen en un lado del rostro. No sólo restaura la pérdida de volumen, sino que también recupera la simetría y el equilibrio, creando así un rostro más atractivo.

Como relleno, Radiesse® se comporta muy distinto a los ácidos hialurónicos, las grasas y el colágeno. En realidad funciona más como las siliconas—excepto que no es permanente. La introducción de hidroxiapatita de calcio debajo de la piel provoca una reacción al cuerpo extraño similar a lo que vimos con los aceites de silicona. El cuerpo comienza a crear colágeno nuevo alrededor de la molécula para encapsular el producto.

Como el cuerpo humano sabe qué hacer con el calcio, este producto se degrada rápidamente, dejando atrás únicamente el colágeno recién formado del paciente. Este colágeno imita el volumen otorgado previamente por la grasa facial, levantando y mejorando los arcos y las convexidades como las de una cara joven. En la mayoría de los casos, la corrección de volumen dura desde nueve a dieciocho meses, dependiendo de la cantidad de producto usado, la capacidad particular del paciente para metabolizar el colágeno, y el producto mismo.

En mi consultorio, usamos Radiesse® para crear hermosos pómulos altos en las mujeres, similares a los de Kim Kardashian o Jennifer López. Esta técnica sencilla, que llamamos HD Sculpt℠, hace que la mujer se vea más joven, y también ayuda a elevar el tercio medio del rostro. Muchas de nuestras pacientes que aman esta técnica son modelos—o quieren verse como modelos. Los pómulos bien definidos también pueden crear un cambio dramático, pero sutil, en el rostro de un hombre. Esta técnica ayuda a preservar el contorno del cuello y de la mandíbula que comienza a descender en el rostro masculino.

SCULPTRA AESTHETIC
(ÁCIDO POLI-L-LÁCTICO INYECTABLE)

Sculptra® Aesthetic (fabricado por Galderma) es un azúcar sintético biodegradable con base de ácido poli-L-láctico similar al material utilizado en suturas absorbibles. Si bien es similar a las siliconas, sólo permanece debajo de la piel unos dos meses. Durante ese tiempo, el cuerpo produce una reacción al cuerpo extraño, intentando rodear y encapsular el producto. El resultado es una expansión volumétrica de nuevo colágeno y fibras elásticas que contrarresta la pérdida de volumen óseo y adiposo. Como este producto permanece debajo de la piel por un par de meses antes de degradar, crea mucho más colágeno que Radiesse®, pero menos que las siliconas. Pruebas clínicas han demostrado que las correcciones con Sculptra® se mantienen por hasta veinticuatro meses después de la última sesión de tratamiento.

Sculptra® fue aprobada por primera vez por la FDA en agosto de 2004 para pacientes con lipoatrofia facial secundaria a una infección por VIH. Este producto contiene un agente que aumenta el volumen con larga duración y ha dado como resultado un mejor aspecto físico, un aumento de autoconfianza y una mejor calidad de vida.

Durante años, dermatólogos y cirujanos plásticos usaron este fenomenal relleno fuera de prescripción en pacientes sanos que querían un relleno más duradero—pero no permanente. En agosto de 2009, Sculptra® fue finalmente aprobado para uso cosmético en individuos que buscan un relleno de larga duración para corregir surcos nasogenianos superficiales o profundos, arrugas y deficiencias de contorno.

Antes de su arribo, yo ya me había enamorado de este producto. Lo denomino el relleno inteligente para las mujeres porque no sólo corrige la pérdida de volumen en el rostro, sino que también aumenta la cantidad de colágeno y fibras elásticas en la piel. Además, corrige y restaura la pérdida de estructura ósea que acompaña a la edad y a la menopausia.

Como te he contado antes, Sculptra® provoca una expansión volumétrica de colágeno y fibras elásticas que contrarresta la pérdida de grasa. Aunque ambos géneros se ven afectados por la pérdida de volumen, solamente las mujeres deben lidiar con los efectos de la menopausia, que hacen que la piel adelgace y se reseque, además de disminuir la masa ósea de la mandíbula. Sculptra® aborda muchas de las aflicciones perimenopáusicas y posmenopáusicas que roban a las mujeres sus atributos juveniles.

Después de su tratamiento con Sculptra®, muchas pacientes han notado que sienten su cutis más grueso al tacto, además de flexible y luminoso, un resultado secundario de la bioestimulación de colágeno y fibras elásticas que Sculptra® provoca en la piel. Con la menopausia, la piel de la mujer comienza a fragmentar más colágeno y fibras elásticas de las que puede crear, haciendo que la piel se torne muy delgada, seca y opaca. La opacidad es un efecto óptico creado por la falta de suficiente colágeno. El colágeno tiene tamaño y peso molecular similar (o equivalente) a algunas de las longitudes de onda de luz que encontramos en la naturaleza, y a las inducidas por el hombre. Cuando dos objetos tienen el mismo tamaño y peso molecular, rebotan uno contra otro y se dispersan.

La piel tratada con Sculptra® crea tanto colágeno y fibras elásticas nuevas que la luz rebota contra la piel, haciéndola parecer luminosa. Cuando una persona tiene poco colágeno y fibras elásticas, la luz es absorbida por la piel, haciendo que parezca opaca. La piel luminosa no sólo se ve saludable y más joven, sino también hace que sea difícil que otros perciban sus defectos. Los poros parecen más pequeños, y las arrugas finas y cicatrices pequeñas se vuelven casi imperceptibles. Se observa lo opuesto en la piel que absorbe la luz: los poros parecen más grandes y cada pequeño defecto es magnificado.

Parte del proceso de envejecimiento es la reabsorción ósea. Desafortunadamente, debido a la menopausia, las mujeres son propensas a la osteopenia y a la osteoporosis. Aunque no es un tema tan significativo para la mayoría de los hombres, para ellas es un tema serio con consecuencias importantes si no le prestan la debida atención. Estas condiciones causan una disminución en la masa ósea de las caderas y piernas de la mujer, y también en su esqueleto craneofacial. Es importante que toda mujer que toma con seriedad la salud preventiva haga todo lo que tenga en su poder para preservar la masa ósea. Recomiendo que haga chequeos regulares con su médico clínico, que haga ejercicios de soporte de peso, y que suplemente la dieta con calcio, magnesio y vitamina D3.

La pérdida ósea cráneo facial sucede principalmente en los maxilares superior e inferior. La pérdida ósea en el maxilar superior es evidente por el incremento de la distancia desde el borde de la nariz hasta el labio superior. Este incremento de distancia resulta de la pérdida de volumen en los elementos óseos maxilares, causando una disminución del apoyo disponible para los tejidos blandos de esta zona. Esta área tiende a verse de mayor longitud, haciendo que el labio superior ruede hacia adentro de la boca y disminuya en tamaño.

En el maxilar inferior vemos un problema más pronunciado. A medida que se mueve hacia adentro, hace que la piel y los tejidos blandos que están encima se hundan en el espacio formado por la disminución de la masa ósea. Es por esto que a muchísimas mujeres les cuesta tanto mantener una apariencia joven alrededor de la boca.

¡Sculptra® al rescate! Sculptra® ha sido una solución extraordinaria para la corrección y prevención de lo que ocurre alrededor de la boca. Todas mis pacientes han estado gratamente sorprendidas con las correcciones y mejoras con este producto. Sculptra® reconstruye la arquitectura, imitando con colágeno el volumen que antes ofrecían las estructuras óseas alrededor de la boca. Aunque no está comprobado clínicamente, es mi opinión que también puede mantener los elementos óseos del esqueleto craneofacial de la misma manera que bioestimula la piel a incrementar la cantidad de colágeno y fibras elásticas. Comento a mis pacientes que es como enyesar una pared: ayuda a mantener la estructura ósea y rejuvenece esta zona problemática.

Hay una curva de aprendizaje al usar este producto, así que debo subrayar la importancia de acudir a un especialista con suficiente experiencia en el uso de Sculptra®. Este producto no debe ser inyectado demasiado superficialmente en la piel, en la parte roja del labio, o en áreas de mucho movimiento facial tales como la zona que rodea los ojos, o en los músculos cercanos a la boca. Aunque no uso Sculptra® en el área del labio superior, uso una forma muy diluida del producto para engrosar la piel— no para aumentar el volumen. Esto ayuda a prevenir y a aliviar las líneas verticales por encima del labio superior y acorta la distancia desde el borde de la nariz hasta el labio superior. Esta técnica también hace que parezca más grande el labio superior al hacer que ruede hacia fuera de la boca nuevamente. Además, cuando es inyectado en la base de la nariz, puede levantar la punta de la nariz, que tiende a descender y a apuntar hacia abajo con la edad.

Como Sculptra® es un producto inerte, no es necesaria

una prueba de alergia al usarlo. Dicho esto, cualquier paciente con una alergia conocida a cualquiera de los ingredientes del producto o con un historial de reacciones alérgicas severas no debería utilizar este producto. Por otro lado, las personas con un historial de formación de queloides o cicatrices hipertróficas, o que tienen una enfermedad autoinmune, no son candidatas para este producto. Los pacientes con implantes permanentes de mejilla o mentón deben notificar al especialista que los atiende para prevenir una posible infección o simplemente evitar estas áreas. Por último, Sculptra® nunca debe ser inyectado en áreas donde se haya inyectado anteriormente siliconas u otros rellenos permanentes.

Los efectos colaterales más comunes que vemos con el uso de Sculptra® en mi consultorio son una leve inflamación y un hematoma. Recomendamos que todos nuestros pacientes tomen bromelaína (una enzima de la piña) cinco días antes del procedimiento, y el homeopático Arnica Montana el mismo día del procedimiento para prevenir la inflamación y el hematoma.

Si el paciente ha sido inyectado muy superficialmente o a través de una mala técnica, pueden aparecer nódulos debajo de la piel que luego tienden a disolverse solos. Para evitar esto, en mi consultorio hidrato el Sculptra® durante más de veinticuatro horas de modo de convertirlo en un líquido fino. Esto previene una exagerada reacción al cuerpo extraño de las partículas más grandes del producto, que puede resultar en la formulación de nódulos.

En contraste con otros rellenos, con Sculptra® los resultados no son aparentes inmediatamente después del procedimiento. Los efectos que notan algunas pacientes inmediatamente después del tratamiento están relacionados principalmente con líquido e inflamación. Dos días más tarde, muchas veces parece inclusive que no se han hecho realizar tratamiento alguno. Aconsejamos a las pacientes masajear la zona tratada cinco veces por día, durante cinco minutos, por cinco días. Generalmente les digo que recuerden esos números de teléfono ficticios de las películas, que siempre comienzan con "555".

Los resultados finales del procedimiento pueden ser apreciados unas ocho semanas más tarde. Esta técnica requiere de tratamientos múltiples, y si bien cada paciente es diferente, el promedio en mi clínica es de dos sesiones, usando dos ampollas por sesión.

Recomiendo que las pacientes mayores y las vegetarianas beban un licuado proteico diario como colación para asegurar tener en el cuerpo suficientes elementos para la creación de colágeno. Llegué a esta conclusión luego de observar lo que me sucede cuando hago ejercicio y no tomo licuados proteicos—sencillamente no puedo aumentar los músculos. ¡Necesitas proteína para hacer proteína! También noté que mis pacientes mayores y vegetarianos no aumentan su volumen tan bien como los más jóvenes con hábitos nutricionales mejor balanceados. Desde que comencé a recomendar los licuados proteicos, sin embargo, he notado que responden igual de bien o mejor.

Comencé usando Sculptra® como densificador de la piel, pero cuando los pacientes comenzaron a regresar a mi consultorio después de haberlo usado para reconstruir el volumen, vi cambios milagrosos en sus rostros. Pasé de usar un par de ampollas de Sculptra® por mes a convertirme en el usuario número uno de los Estados Unidos, una distinción que aún mantengo.

El nombre de la técnica que desarrollé con Sculptra® Aesthetic es Precise-Sculpt^{SM}, debido a que el relleno es inyectado con precisión en las áreas de los huesos faciales que cambian con el paso del tiempo. Eventualmente, Sculptra® estimula la formación de colágenos que imitan el hueso, la grasa y el colágeno naturales de la piel. Mi técnica ha sido tan exitosa que dedico mi tiempo libre a enseñarla a mis médicos residentes y a otros colegas en el campo de la dermatología estética y cosmética.

INYECCIONES DE PLASMA AUTÓLOGO

En septiembre de 2009 fui a Bogotá, Colombia, para capacitar a algunos médicos en una nueva tecnología láser llamada Affirm Multiplex y asistir a un evento mediático con Alejandro Rada Cassab, M.D., uno de los médicos más reconocidos y respetados en el mundo de la estética. Mientras visitaba su clínica de avanzada, Rada Cassab Medicina Estética, me asombró conocer una nueva e ingeniosa técnica para reponer el volumen usando la propia sangre del paciente. Me sentí como si estuviera en el set de la película *La muerte le sienta bien,* con Meryl Streep y Goldie Hawn, filmada en 1992. Observé fascinado a una paciente a la que le hacían una extracción de sangre del brazo. Al ver mi confusión, el Dr. Rada me explicó que extraería de la sangre de la paciente plasma enriquecido con plaquetas para usarlo como relleno. Como nunca antes había oído sobre un procedimiento así, le pedí que me diera todos los detalles.

El procedimiento completo lleva entre treinta y cuarenta y cinco minutos y produce muy poca molestia. La sangre es extraída de la paciente en el momento del procedimiento y centrifugada en la clínica. El plasma, que es rico en factores de crecimiento epidérmico y plaquetas, es luego inyectado de la misma manera en que se usa comúnmente el ácido hialurónico. La belleza de este procedimiento es que se utiliza la propia sangre de la paciente, y no existe el riesgo de una reacción alérgica.

Además, no se han observado efectos colaterales ni reacciones adversas con este procedimiento. Se trata de un tipo inteligente de relleno porque es autólogo (extraído del mismo individuo en el que se va a utilizar) y está lleno de factores de crecimiento epidérmicos y proteínas que ayudan a la piel a ser más luminosa y flexible. Este relleno rico en nutrientes no sólo mejora la reducción leve de volumen y ayuda con las arrugas; también nutre y mejora la piel. Los resultados duran unos seis meses, pero la textura y la calidad de la piel duran aún más.

Este procedimiento es tan eficaz que aún después de más de dos años de su introducción en los Estados Unidos, la industria cosmética aún murmura sobre este "relleno vampiro".

El Selphyl® System permite una preparación autóloga rápida y segura de plasma rico en plaquetas y matriz enriquecida con plaquetas y fibrina. Es un procedimiento de consultorio durante el cual se extrae sangre del paciente y luego, mediante un proceso de centrifugado, se separa el plasma rico en plaquetas de los glóbulos rojos. El producto obtenido es entonces inyectado al área de tratamiento de manera similar al relleno de ácido hialurónico. Ha sido aprobado para tratar las líneas del entrecejo, surcos nasogenianos, cicatrices de acné y ojos hundidos. La belleza de este producto radica en que nunca hay exceso de corrección. Además, estimula la producción de colágeno para crear con el tiempo una expansión volumétrica en la matriz de la piel que ayuda a rellenar las arrugas y a mejorar la pérdida de volumen.

La tecnología utilizada para crear el "relleno vampiro" no es nueva en absoluto. Sé que es cierto que los cirujanos ortopédicos en los Estados Unidos han estado usando el mismo procedimiento con excelentes resultados para tratar la tendinitis crónica, la fibrosis muscular y las lesiones a ligamentos como alternativa a las inyecciones de cortisona. Los factores de crecimiento en las inyecciones de plasma rico en plaquetas estimulan una respuesta de curación en el tejido dañado. En mi consultorio hemos introducido una nueva técnica llamada Stem-Scalp Essence^SM, que utiliza el plasma rico en plaquetas (PRP) para que el cabello vuelva a crecer. Estamos viendo resultados excelentes cuando PRP es inyectado en el cuero cabelludo del paciente.

Es el comienzo de una nueva era de medicina regenerativa en la que los científicos, ingenieros, biólogos, químicos y médicos unen sus fuerzas para crear un microambiente natural que alienta la curación y regeneración del tejido dañado. Cuerpo: ¡cúrate a ti mismo!

INYECCIONES DE CÉLULAS MADRE MADURAS AUTÓLOGAS MÁS GRASA

Esta nueva técnica, un híbrido del método tradicional de transferencia de grasa y de las inyecciones de plasma autólogo, ayuda a los pacientes a mantener los arcos y convexidades de un rostro joven. Como mencioné anteriormente, la transferencia de grasa ha existido durante mucho tiempo como una manera eficiente de restaurar el volumen del rostro. Sin embargo, los resultados pueden ser impredecibles. Hasta el 50 por ciento de las células adiposas recolectadas mueren después de ser inyectadas en el sitio receptor. Debido a esta desventaja bien conocida, la mayoría de los médicos tiende a sobrellenar a sus pacientes, dejándolos con aspecto mullido hasta que la grasa transferida se aplaca unos meses después.

Recientemente, una nueva técnica para restaurar el volumen facial con grasa autóloga junto a células madre maduras ha demostrado ser un procedimiento muy eficaz. Como las células madre tienen la capacidad natural de desarrollarse en cualquier tipo de tejido u órgano, cuando se incorporan en una transferencia de grasa, nutren y mantienen a las células adiposas recién transferidas, permitiendo así que estas últimas sobrevivan en mayor cantidad. En lugar de perecer casi la mitad de las células adiposas después de transferidas, sólo perece un 5-10 por ciento de la grasa injertada.

El procedimiento es llevado a cabo con anestesia local, y la grasa es recolectada del abdomen inferior por medio de liposucción. Se extrae un total de aproximadamente un cuarto de litro de grasa, de la que se utiliza la mitad para recolectar las células madre. Un dispositivo llamado Celution® System procesa el tejido adiposo y libera las células madre y las regenerativas.

Las células son entonces recolectadas con una jeringa y recombinadas con la mitad restante de la grasa extraída. Esta grasa rica en células madre es utilizada entonces en áreas con volumen reducido. Esta nueva matriz rica en células madre y células regenerativas debajo de la piel mejora el volumen y hace que la piel se vuelva más luminosa, tonificada y elástica.

Esta nueva técnica revela y valida lo que he profesado durante años: la grasa es el ingrediente clave de la fuente de la juventud.

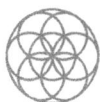

CAPÍTULO 9

Rayos de luz

La tecnología láser ha sido uno de los avances más innovadores y emocionantes en la medicina y en la cirugía estética de años recientes. De niño, veía las películas de ciencia ficción y recuerdo que pensaba que los láseres eran poderosos y místicos, pero algo que estaba en un futuro muy lejano. En las películas generalmente eran utilizados como armas, tales como el sable de luz en *La guerra de las galaxias* y la pistola de fotones en *Viaje a las estrellas*.

Hoy la tecnología láser está presente en muchísimas instancias: existe láser en el supermercado, en la discoteca, en el reproductor de discos compactos, y hasta en el museo—donde se utiliza para limpiar estatuas y artefactos preciosos. Ahora podemos sumar a la lista las aplicaciones médicas y estéticas.

Es asombroso ver tantas cosas que se consideraban ciencia ficción en mi juventud y que hoy son realidad. ¡Es como si la ciencia ficción de ayer se hubiera convertido en la ciencia verdadera de hoy! Quisiera decir "Teletranspórtame, Scotty" y llegar en un abrir y cerrar de ojos a puntos remotos del universo. Hasta que sea posible, me propongo tomar plena ventaja de las propiedades del láser estético para la prevención y reversión de la vejez.

Los principios de la tecnología láser fueron presentados por primera vez en 1917 en *La teoría cuántica de la radiación* de Albert Einstein. Basándose en la teoría de Einstein, otros científicos comenzaron a desarrollar láseres para una variedad de fines. No fue sino hasta la década de los 60, sin embargo, que los científicos pudieron emitir exitosamente un rayo continuo de luz.

Existe mucha controversia alrededor de quién inventó el primer láser. Muchos creen que fue Gordon Gould, en ese momento un candidato doctoral en la Universidad de Columbia (nunca se recibió), quien inventó el primer láser óptico. Aunque comenzó a construirlo en 1958, recién en 1959 tramitó la patente para su invento. Debido a este descuido, otros científicos aprovecharon su tecnología y pudieron generar antes diferentes tipos de láseres ópticos. De hecho, no fue hasta 1977 que Gould recibió su primera patente por un láser. A pesar de toda la controversia, una verdad es clara: Gordon Gould fue la primera persona en usar la palabra *láser.*

LASER es el acrónimo inglés para "amplificación de luz por emisión estimulada o inducida de radiación". En este caso, la palabra *radiación* hace referencia a un cuerpo radiante de luz—no a las consecuencias peligrosas del colapso de una central nuclear.

El láser estético es luz convertida en calor. La mayoría de las estructuras del cuerpo humano son destruidas a temperaturas mayores a 40 grados centígrados. La radiación láser es una radiación de tipo no-ionizante distinta de los rayos X, los rayos UV, y los rayos gamma, que pueden alterar el ADN humano, causar cáncer o defectos de nacimiento. En general, no importa para qué uso sean aplicados, los láseres tienen básicamente los mismos componentes: un medio activo, encargado de amplificar la luz, que contiene electrones en estado de reposo, una fuente (externa) de bombeo, y dos espejos. El medio activo puede ser un gas, una piedra semipreciosa (por ejemplo, un rubí) o un colorante.

Cuando los electrones en el medio activo absorben la luz, la energía de una fuente externa (por ejemplo, una lámpara de destello) es excitada y elevada a un estado energético superior. Dado que la tendencia de los electrones es siempre regresar a su estado natural, liberan energía en forma de luz. Este proceso ocurre múltiples veces a alta velocidad hasta que el haz de luz brillante del aparato láser es liberado.

¿Recuerdan haber aprendido en su clase de física que la energía en un sistema cerrado que no interactúa con el exterior no puede ser creada ni destruida, sólo transformada? Esa es la primera ley de la termodinámica, la ley de conservación de la energía. En el caso del láser estético, la energía de la luz se transforma principalmente en calor, y también en ondas de choque y acústicas. La mejor analogía para ilustrar el láser es la calcomanía autoadhesiva que brilla en la oscuridad. Para que brille en la oscuridad, necesita atraer una fuente de luz.

La calcomanía en sí tiene un químico que contiene electrones en sus moléculas. Los electrones en ese medio absorben la energía en forma de luz y se elevan a un estado de excitación. A medida que vuelven a su estado de reposo, ocurre la emisión de energía en forma de luz brillante. Cuanto más tiempo sostenemos la calcomanía cerca de la fuente de luz, más brillosa se vuelve la misma al apagar las luces y más tiempo durará su brillo. ¿Quién podía saber que algún día esta pequeña observación iba a cambiar el mundo de la estética?

¡Gracias, gracias, gracias, Profesor Einstein! Su labor continúa bendiciendo nuestras vidas.

El primer láser de todos en tener alguna importancia clínica fue el láser rubí presentado por el físico Theodore Maiman, Ph.D., en 1960. Otros láseres, tales como el láser de óxido de itrio, aluminio cristalino, granate y dopado con neodimio (Nd-YAG) en 1961, el láser de argón en 1962, y el láser de dióxido de carbono en 1964, le siguieron rápidamente.

Los láseres generalmente llevan el nombre de los componentes del medio activo y del tipo de longitud de onda que generan. Un láser que usa un rubí como componente del medio, por ejemplo, genera una luz con una longitud de onda de 694 nanómetros (nm). Como recordarán, un nanómetro es la mil millonésima parte de un metro. Por eso, a este láser se lo conoce como un láser de rubí de 694 nm. La longitud de onda del láser es controlada mediante un medidor de longitudes de onda que asegura que un medio en particular esté emitiendo la longitud exacta de onda pretendida.

La luz de láser tiene características que la diferencian de las fuentes convencionales de luz. En primer lugar, es coherente y colimada, que significa que los haces de luz de láser viajan paralelos entre sí como los soldados en una banda militar. También pueden viajar distancias largas manteniendo el mismo nivel de energía con el que fueron emitidos. Es por esto que al usar el láser es necesario usar protección ocular apropiada para evitar sufrir daños serios.

La luz del láser es también monocromática—de un solo color. Esto significa que cada luz de láser tiene una predilección y una afinidad por un tipo específico de tejido. Por ejemplo, un láser de alejandrita de 755 nm tiene predilección por destruir todo lo que contenga melanina y sea negro o marrón. Estéticamente podemos utilizarlo para tratar cualquier tejido que contenga eumelanina (es decir, melanina "verdadera"), por ejemplo el vello y las manchas de la vejez. La feomelanina, pigmento rojizo amarillo también existente en el cabello y en la piel, no es afectada por esta longitud de onda.

El láser Nd-YAG de 1064 nm tiene una predilección por la hemoglobina en los glóbulos rojos, así que es útil para destruir las arañitas varicosas. En contraste, el láser Nd-YAG de 1440 nm tiene una afinidad por el agua de la dermis, y por eso es fantástico para destruir colágeno y fibras elásticas indeseadas ubicadas en cicatrices, estrías y arrugas. Ayuda a producir nuevo colágeno y fibras elásticas que se asemejan a piel normal.

Dadas las propiedades únicas de la luz de láser, uno puede

utilizar una longitud de onda particular para destruir una lesión indeseada en la piel sin dañar otras estructuras. Este proceso se llama fototermólisis selectiva. Si no fuera por estas características de la luz de láser, todos estaríamos en nuestras casas quitando vello o arañitas con luz de linterna.

Estoy enamorado de la tecnología láser y de todo lo que tiene que ver con la interacción entre los tejidos y la luz. Es fascinante ver cómo podemos utilizar diferentes longitudes de onda para destruir o para generar varios tejidos en nuestra piel. Tenemos luces de láser que destruyen manchas marrones, lesiones rojizas, vello y grasa indeseados. También tenemos láseres que incrementan el colágeno y las fibras elásticas en nuestra piel. Cada año los científicos aíslan o combinan diferentes tipos de longitudes de onda para abordar la mayoría de los cambios que suceden en nuestros cuerpos con la edad. En el futuro, predigo que la cirugía plástica convencional sólo existirá en los archivos de la literatura médica.

Me ha fascinado la tecnología láser desde que me la presentaron cuando era residente en medicina familiar. Tenía un deseo ardiente por comprender y dominar esta tecnología para poder ofrecerla a mis futuros pacientes. . . fue el comienzo de mi búsqueda por convertirme en un dermatólogo cosmético.

Existen muchos tipos diferentes de tecnología láser, y también de empresas que la proveen, así que puede ser confuso tanto para los médicos como para los pacientes. Desde el principio mismo de la revolución láser, insistí en vincularme únicamente con las empresas que trabajaban con los mejores científicos para poder ofrecer a mis pacientes solamente la tecnología de mayor calidad y la más confiable. En este tipo de negocio, el éxito está vinculado a la calidad de los resultados producidos. La mayor parte de la tecnología láser que utilizo proviene de Cynosure, Inc., una empresa con sede en Boston. Los científicos en Cynosure continuamente crean tecnología láser segura, efectiva y confiable.

En la siguiente sección de este capítulo te hablaré de

los láseres que utilizo en mi consultorio, incluyendo sus longitudes de onda, sus medios activos y sus aplicaciones. Es mi experiencia personal—y creo que mis pacientes estarían de acuerdo—que la tecnología láser que voy a presentar ha cumplido constantemente lo que ha prometido.

Antes de comenzar la presentación sobre tecnología láser, es importante mencionar que no todas las longitudes de onda son apropiadas para todos los tonos y tipos de piel. Para evitar reacciones adversas, es importante hacer coincidir la longitud de onda correcta con el tono de piel correcto. Esto puede ser logrado clasificando a los pacientes según su tipo de piel.

El sistema de clasificación utilizado más comúnmente por los dermatólogos para predecir la tendencia al fotoenvejecimiento y al cáncer de piel es la Escala de Fitzpatrick. También ha sido de utilidad para seleccionar la longitud de onda correcta para el láser que tratará un tono de piel en particular.

GUÍA RÁPIDA DE LOS TIPOS DE PIEL SEGÚN LA ESCALA DE FITZPATRICK

- **Tipo I:** Siempre se quema, nunca se broncea, tiene cabello claro y ojos de color claro (caucásico, posiblemente de ascendencia escandinava).
- **Tipo II:** Generalmente se quema, se broncea con dificultad, tiene tez clara y ojos celestes o de color claro (caucásico, posiblemente de ascendencia irlandesa o alemana).
- **Tipo III:** A veces se quema, pero generalmente se broncea, tiene ojos de color más oscuro y tiene leve coloración de la piel (posiblemente de ascendencia del Mediterráneo norte o asiático).
- **Tipo IV:** Rara vez se quema, se broncea fácilmente, tiene ojos y piel de color oscuros (posiblemente de ascendencia española o americano nativo).
- **Tipo V:** Muy rara vez se quema, tiene cabello y ojos oscuros, (posiblemente de ascendencia del Índico sur o hispano-africana).
- **Tipo VI:** Tiene piel muy oscura, cabello oscuro grueso, y ojos oscuros (de ascendencia africana).

Los tipos de piel I, II y III generalmente son más propensos al daño provocado por el sol y al envejecimiento prematuro. Los tipos IV, V y VI tienen un cutis más oscuro que tiende a soportar mayor exposición al sol. Sin embargo, el cutis más oscuro requiere de mayor precaución al seleccionar la correcta longitud de onda láser que respetará su tono de piel.

LÁSERES PARA EL VELLO

En nuestra sociedad tenemos una relación de amor-odio con el pelo. Lo deseamos sobre el cuero cabelludo, en las pestañas y cejas, pero lo detestamos en casi cualquier otro lugar del cuerpo. Es asombroso ver cómo nuestra obsesión con esta estructura, compuesta principalmente por proteína muerta, se ha convertido en una industria multimillonaria. Hacemos tantas cosas diferentes con nuestro cabello: desde cambiar el color, la textura y la forma, hasta formular declaraciones personales sobre nuestra individualidad. El cabello hasta puede expresar energía sexual, razón por la cual algunas religiones prohíben que las mujeres muestren sus cabelleras en público.

Se utilizan una multitud de dispositivos láser y de luz para la depilación. Tantas, de hecho, que se vuelve confuso tratar de elegir el láser correcto para destruir los folículos pilosos sin dañar la piel. Esta confusión no sólo es sentida por los consumidores, sino que también es experimentada por los profesionales que compran y operan los dispositivos.

Durante mis seminarios me gusta dar información sobre la tecnología láser basada en las especificaciones de las longitudes de onda individuales. Para destruir el vello es necesario utilizar una longitud de onda con afinidad por la melanina verdadera (pigmento marrón/negro). Como muchos dispositivos declaran que pueden lograrlo, me gusta subrayar cuál longitud de onda es la más eficaz para cada tipo Fitzpatrick de piel. Por ejemplo, si tienes el tipo de piel I, II o III, no existe nada mejor ni más seguro que el láser de alejandrita de longitud de onda 755 nm, o "Alex". Los tipos de piel I-III tienden a tener vello más fino y más claro, que contiene menos melanina. En este momento el Alex de 755 nm es el patrón de oro para la depilación en personas con piel más clara y vello fino.

Si tu tipo de piel está en el rango de IV-VI, la longitud de onda más segura para la destrucción del vello—respetando entretanto tu piel—es la de 1064 nm, el Nd-YAG. La longitud de onda de 1064 nm no tiene tanta afinidad con la melanina como el láser de 755 nm, lo que significa que no irá por la melanina en la piel.

Las personas que naturalmente se ven bronceadas u oscuras tienen estructuras debajo de la piel llamadas melanosomas. Son como pequeñas burbujas que contienen melanina. Si usamos una longitud de onda que tiene mucha afinidad con la melanina, irá tras la melanina tanto en el vello como en la piel. La longitud de onda de 1064 nm sólo irá por el vello si éste es grueso y espeso, lo cual lo vuelve ideal para usar en individuos de ascendencia africana y latina.

Solamente es posible destruir con luz láser el vello que está creciendo activamente (en la fase anágena). Es un milagro absoluto que el 85 por ciento de todos los cabellos sobre el cuerpo humano estén creciendo activamente de los pies a la cabeza. Si no fuera por este milagro, la depilación con láser no sería posible. El vello que crece activamente está adherido al folículo piloso y atrae la luz porque contiene melanina en su tallo. La luz de láser viaja a lo largo del tallo piloso hacia la zona donde se encuentran las células que componen su estructura. El láser calienta el folículo hasta 40 grados centígrados y básicamente lo cocina hasta que se muere.

Como no todos los vellos están creciendo activamente en un área, son necesarios múltiples tratamientos. Las células del pelo que están en otras fases de su ciclo de vida (la fase catágena o de transición y la fase telógena o de descanso) no tienen los tallos adheridos al folículo, y por lo tanto sobreviven al tratamiento láser. La buena noticia es que el pelo progresa de una fase a otra; eventualmente todos los pelos serán eliminados. Aunque este tratamiento produce una reducción permanente del vello, los pacientes deben entender que podría haber un rebrote de algunos pelos debido a una predisposición genética a tener mucho vello en el cuerpo. La satisfacción del paciente, sin embargo, generalmente es alta con el tratamiento de depilación láser.

En este momento no existe una buena longitud de onda para tratar con láser el pelo rubio, gris, blanco o rojo. Estos pacientes necesitarían usar otros procedimientos para la depilación, como la electrólisis, la cera o manualmente con pinzas. En mi consultorio, uso los láseres Apogee® Elite y Apogee® Elite MPX (fabricados por Cynosure, Inc.) para la depilación porque utilizan las dos longitudes de onda del patrón de oro, de 755 nm y 1064 nm, para destruir eficientemente el vello sin dañar la piel. Las especificaciones de los láseres Apogee® Elite me permiten tratar a casi cualquier persona que entra a mi clínica con resultados superiores en un tiempo relativamente corto.

LESIONES VASCULARES

Las lesiones vasculares surgen poco tiempo después del nacimiento como una mancha, aparecen con la edad o durante el embarazo como las venas faciales y de la pierna. Las lesiones vasculares superficiales pueden tener un aspecto rojo intenso; las lesiones vasculares profundas tienden a ser más azuladas. Se considera que las lesiones de color en la piel son cromóforos en competencia; esto significa que compiten para absorber la luz y pueden hacer que la piel se vea opaca o cetrina, además de magnificar cualquier imperfección.

La terapia para las lesiones vasculares utiliza el principio de la fototermólisis selectiva: la luz láser tiene una afinidad por el contenido de hemoglobina dentro de los vasos sanguíneos, pero no por otra cosa a su alrededor. Los vasos sanguíneos aumentan su temperatura por encima de los 65 grados centígrados y básicamente se cocinan. El cuerpo comienza entonces a absorber el tejido necrótico (muerto) y comienzan a desaparecer los vasos sanguíneos. Como la hemoglobina es un elemento esencial de los glóbulos rojos, los láseres vasculares tratan la mayoría de las lesiones rojas en la piel, como los hemangiomas, las manchas de nacimiento, las estrías rojas, la rosácea, la psoriasis y las várices.

Existen diferentes longitudes de onda con afinidad hacia las lesiones vasculares, algunas superiores y más seguras que otras. La longitud de onda del patrón de oro para las lesiones vasculares es la que emite el láser de colorante pulsado (PDL por sus siglas en inglés), que tiene una longitud de onda entre 585–595 nm. Como sugiere su nombre, los PDL utilizan un colorante líquido, generalmente rhodamine 64, que produce una luz amarilla. Este láser de luz amarilla apunta al espectro de colores del rojo al marrón y es utilizado generalmente para tratar las lesiones vasculares rojas intensas y superficiales. El problema con esta longitud de onda es que, para lograr resultados excelentes, los pacientes podrían terminar con moretones en las áreas tratadas. Sin embargo, existen versiones más nuevas de este láser que han reducido significativamente este problema.

Como la longitud de onda de 1064 nm es una luz que suele penetrar profundamente, es ideal para las lesiones de várices en las piernas. El Nd-YAG de 1064 nm también es excelente para eliminar los pequeños vasos sanguíneos que pueden formarse alrededor de la nariz, el mentón y las mejillas. La belleza de esta longitud de onda es que no hay ningún riesgo de moretones para el paciente. Por lo tanto no es necesario ningún tiempo de reposo para recuperarse. Solamente debe tratar las várices un profesional experimentado, y generalmente son necesarias dos o tres sesiones para lograr los resultados deseados.

En mi consultorio utilizo el láser Apogee® Elite MPX de longitud de onda de 1064 nm para las várices pequeñas en las piernas y para pequeños hemangiomas y telangiectasias faciales (arañitas). Además del Apogee® Elite MPX, uso el láser Cynergy que tiene tanto 595 nm (PDL) y 1064 nm (ND-YAG) en tecnología multiplex. La tecnología multiplex (MPX) es única porque ofrece lo que me gusta llamar "el efecto de dos golpes". Utiliza simultáneamente ambas longitudes de onda del patrón de oro para lesiones vasculares. El PDL de 595 nm es disparado primero y es seguido en milisegundos por la longitud de onda del Nd-YAG de 1064 nm. Como están en uso dos longitudes de onda con diferentes afinidades para los vasos sanguíneos, se necesita menos energía de cualquiera de las dos longitudes de onda para completar la tarea. Esto se traduce en un tratamiento más seguro, cómodo y eficaz.

Existe una longitud de onda también utilizada para las lesiones vasculares que merece mención: la de 532 nm (KTP). Esta longitud de onda es obtenida al agregar un cristal de titanil fosfato de potasio al cristal del Nd-YAG de 1064 nm. Esto crea una luz verde con mayor afinidad por la hemoglobina. Esta longitud de onda es excelente para las arañitas del rostro porque calienta los vasos sanguíneos sin causar moretones.

FOTOENVEJECIMIENTO Y ARRUGAS

Desde la introducción en el mundo de la estética de la luz láser, los científicos y los médicos continúan encontrando nuevas aplicaciones para la misma que les permita ayudar al rejuvenecimiento y contornear el rostro virtualmente sin tiempo inactivo de recuperación. La mayoría de los procedimientos con luz láser utilizados hoy en día apuntan a reconstruir el andamio de la piel, la dermis, creando nuevo colágeno y fibras elásticas. Esto afirma la piel redundante y distendida tanto como elimina cualquier imperfección en la superficie de la misma.

En mi consultorio, ofrecemos diferentes tipos de tratamientos fotofaciales para cubrir las necesidades de nuestra clientela. Los tratamientos láser no ablativos muchas veces dejan el cutis un poco sonrojado por unas horas, mientras que otros tratamientos láser hacen que uno parezca un Umpa Lumpa durante unos días. *No ablativo* hace referencia a los láseres que no queman la capa superior de la piel. Estos láseres generan calor profundamente en la piel para estimular la formación de nuevo colágeno. Existen también láseres fotofaciales ablativos más agresivos que queman la capa superior de la piel, provocando que el cutis de una persona parezca carne molida. Es entendible que la mayoría de la gente evite este tipo de tratamiento láser porque implica un período inactivo largo para la recuperación. Sin embargo, se ha demostrado que los resultados de los láseres ablativos son mucho más impresionantes que cualquier otro láser.

Los procedimientos con luz láser que ofrecemos en mi clínica para rejuvenecer la piel utilizan longitudes de onda que destruyen el colágeno y las fibras elásticas viejos y fotodañados. También estimulan nuevo colágeno y fibras elásticas, afirman el cutis y eliminan la coloración marrón o rojiza en la piel. También usamos una luz láser que tiene la capacidad de encoger el tejido distendido, otorgando una textura más tonificada a la piel que ha perdido su elasticidad debido al envejecimiento, a fumar o por el daño de los efectos del sol.

Ya que ofrecemos una plétora de fotofaciales en nuestros consultorios, mencionaré los diferentes láseres utilizados en el rejuvenecimiento de la piel, comenzando con el más suave y avanzando hacia el más fuerte. Recuerda que dichos láseres trabajan generando calor debajo de la piel. La piel siente el calor y responde al daño creando nuevo colágeno y fibras elásticas para repararse. Los láseres más fuertes requieren un tiempo inactivo más largo de recuperación, pero también ofrecen resultados más espectaculares.

Mi fórmula para combinar el paciente correcto con la longitud de onda correcta es sencilla. En primer lugar, veo el tono de la piel del paciente para determinar la longitud de onda más compatible. Segundo, observo el grado de daño solar y los niveles intrínsecos y extrínsecos de envejecimiento. Si el paciente es joven y comienza a mostrar signos de arrugas prematuras o leve daño solar, elijo un láser no ablativo. Si el paciente es mayor o tiene daño solar severo, me gusta sacar mi herramienta más grande: un láser ablativo. Por último, siempre averiguo cuáles son las expectativas del paciente, incluyendo cuánto tiempo está dispuesto a dedicarle al proceso de recuperación.

FOTOFACIAL CON APOGEE® ELITE

El tratamiento fotofacial con el Apogee® Elite (de Cynosure, Inc.) es para pacientes más jóvenes que quieren que su piel se vea un poco más luminosa—especialmente las mujeres que quieren empezar a incrementar su cuenta bancaria de colágeno y fibras elásticas. También es útil para los pacientes con acné activo o manchas causadas por acné. La longitud de onda es Nd-YAG de 1064nm. Este fotofacial emparejará el tono del cutis, le dará luminosidad y ayudará a prevenir las arrugas. La misma longitud de onda puede ser utilizada en un punto más alto para afirmar el tejido. Como es un fotofacial suave, no ablativo, no es una buena elección para piel muy madura o muy dañada por el sol. 1064 nm es una longitud de onda excelente para tratar la piel de color oscuro y ayudar a emparejar las lesiones pigmentarias y otros tipos de despigmentación.

FOTOFACIAL CON CYNERGY® MULTIPLEX

El Cynergy® Multiplex (de Cynosure, Inc.) es otro fotofacial no ablativo. Generalmente lo utilizo con pacientes que tienen trasfondos rojizos en la piel, rosácea, seborrea, psoriasis o piel moteada. Es maravilloso porque genera colágeno y fibras elásticas, y también empareja el tono de la piel. Este láser tiene la ventaja de tener dos longitudes de onda disparando a la vez, apuntando así a muchas fallas del cutis con un solo tratamiento. Es un poco más agresivo que el fotofacial con Apogee® Elite. La longitud de onda de 595 nm, en combinación con la de 1064 nm, asegura que cualquier lesión vascular en la piel sea eliminada. La longitud de onda de 1064 nm tiene capacidades de reafirmación del tejido, y la de 595 nm tiene afinidad por lesiones rojas y marrones. El calor generado por ambas longitudes de onda estimula a los fibroblastos a fabricar nuevo colágeno y fibras elásticas.

FOTOFACIAL CON LUZ PULSADA INTENSA

Los dispositivos de luz pulsada intensa (IPL por sus siglas en inglés) generalmente utilizan una potente lámpara de destello de xenón que genera una luz blanca con una multitud de longitudes de onda (560 nm–1200 nm) del espectro visible. El uso de filtros ayuda a que el dispositivo IPL se comporte como un láser aunque naturalmente no lo haga. Un dispositivo IPL emite múltiples longitudes de onda de diferentes colores, convirtiéndolo en policromático, divergente e incoherente.

Esto significa que un IPL es todo lo que no es un láser. Amo el láser y la tecnología de luz, pero encuentro que el IPL es útil para eliminar manchas de sol, manchas rojas muy superficiales, arrugas finas, y para tratar el acné. Como un IPL genera múltiples longitudes de onda, múltiples blancos superficiales pueden ser tratados en la piel con un solo dispositivo. En mi consultorio usamos la tecnología Palomar IPL (de Cynosure, Inc.) para activar el ácido aminolevulínico Levulan®, un químico usado para tratar lesiones precancerosas con terapia fotodinámica, y para tratar la piel moteada.

TERAPIA FOTODINÁMICA

Me asombra que realmente podamos usar la luz para revertir el fotodaño y prevenir y tratar lesiones precancerosas. Puedo decir sin reservas que los rayos UV del sol causan la mayoría de las arrugas, despigmentaciones y los cánceres de piel que vemos en la población general. Afortunadamente, la tecnología ha avanzado a tal punto que podemos recolectar diferentes tipos de luces para contrarrestar los efectos nocivos de la exposición crónica al sol en el pasado.

Hoy en día, usamos la luz para tratar los efectos adversos de la luz, igual que los bomberos usan fuego para controlar los incendios forestales. En mi consultorio, usamos dos longitudes de onda diferentes en combinación con una solución de ácido aminolevulínico para tratar y prevenir los precursores del cáncer de piel. Levulan® es el nombre de marca del ácido aminolevulínico, una droga que hace que las células sean más sensibles a la luz, y que al activarse busca y destruye las células que se dividen rápidamente en lesiones precancerosas. También mejora el acné moderado a severo. Existe un nuevo fotosensitizador con el nombre de marca Allumera®, que puede ser activado por luz roja y azul para el rejuvenecimiento facial, la reducción de poros, el acné y la rosácea.

Usamos el Omnilux Blue™ y el Omnilux Revive™ para tratar el acné leve a moderado y activar el ácido aminolevulínico. La tecnología de luz Omnilux™ fue desarrollada después de doce años de intensa investigación médica sobre las interacciones entre luz y tejido. Esta tecnología, basada en diodos emisores de luz (LED) de banda angosta, es utilizada para una variedad de condiciones dermatológicas, tales como el acné, el vitíligo, la pérdida de cabello, el cáncer de piel no melanoma, el fotodaño y la curación de heridas.

El Omnilux Blue™ genera una longitud de onda de banda angosta, azul, de 415 nm, que activa el ácido aminolevulínico para el tratamiento fotodinámico de lesiones precancerosas. Además, esta longitud de onda apunta a la bacteria que causa acné, haciendo que le sean tóxicas las secreciones propias de la bacteria sin dañar la piel ni el cuerpo.

El Omnilux Revive™ genera una longitud de onda de banda angosta, roja, de 633 nm, que también activa el ácido aminolevulínico. Esta longitud de onda penetra muy profundamente debajo de la piel, dando como resultado una reacción más severa al tratar cánceres de piel no melanomas superficiales. Llamo a esta longitud de onda mi "luz milagrosa" porque acelera el proceso natural de curación del cuerpo. Para los pacientes que fácilmente tienen moretones, esta luz mejorará en un día los moretones y la inflamación. La uso también para mejorar y curar las úlceras de pierna, la rosácea y el acné inflamatorio.

Estudios clínicos han demostrado claramente que la luz roja de 633 nm enriquece la síntesis de ADN y aumenta los caminos de regeneración del tejido celular, incluyendo el reservorio de colágeno. Ahora existen dispositivos con esta luz roja que estimulan el crecimiento de cabello y sirven como peines manuales de venta libre. Esto significa que ahora la gente puede tratar en sus hogares su pérdida de cabello. El costo de estos dispositivos varía. Además esta luz roja LED es eficaz para aumentar la cantidad de colágeno y fibras elásticas debajo de la piel por medio de la fotomodulación.

Otra aplicación de tratamiento de esta luz roja es para el vitíligo. Esta condición de hipopigmentación provoca niveles reducidos de la enzima catalasa, que lleva a un aumento en la concentración de peróxido de hidrógeno en la piel. El peróxido de hidrógeno interfiere con la actividad de otra enzima, la tirosinasa, que es importante para la producción de pigmento melanina. Con el uso de la luz roja, comienzan a decaer los niveles de peróxido de hidrógeno y la tirosinasa comienza su labor de fabricar el pigmento de la piel normal.

Nota: La corta longitud de onda de los dispositivos de luz roja y azul puede causar que empeore la condición de un paciente que sufre de melasma.

FOTOFACIAL CON AFFIRM MULTIPLEX

El Affirm MultiPlex (fabricado por Cynosure, Inc.) es una tecnología de luz láser dual de 1440nm y 1320 nm que destruye el colágeno y las fibras elásticas dañados y los reemplaza lentamente por nuevo colágeno y fibras elásticas. Simultáneamente afirma la piel contrayendo el tejido subcutáneo (3-5 milímetros por tratamiento) sin virtualmente ningún tiempo de recuperación. Esto significa que los pacientes pueden volver al trabajo al día siguiente.

Encontramos colágeno y fibras elásticas indeseados, condición conocida como elastosis solar, en la piel fotodañada, como así también en cicatrices, estrías y queloides (cicatrices de forma irregular). Esta longitud de onda es entonces útil no solamente para mejorar y eliminar las arrugas, sino que también ayuda a mejorar el aspecto de las cicatrices.

Cuando hay lesión en la piel, el cuerpo comienza inmediatamente el proceso de curación para prevenir una infección. Comienza a reparar el lugar lesionado con un tipo de colágeno que fue creado con apuro. Desgraciadamente, no se ve ni se siente igual que el resto de la piel. Es por esto que las cicatrices muchas veces tienen una textura diferente y son visibles. La longitud de onda de 1440 nm destruye el colágeno anormal, y dentro de las cuatro a seis semanas comienza a reemplazarlo con colágeno más nuevo que se ve igual que el resto de la piel. En un estudio reciente que llevé a cabo con uno de mis médicos residentes en nuestro consultorio, logramos mejorar significativamente muchos queloides—y algunos de ellos desaparecieron por completo.

Otra aplicación útil de la longitud de onda de 1440 nm es el tratamiento del melasma resistente. Existen muy pocas longitudes de onda que ayudan en el tratamiento de esta enfermedad afectada por las hormonas. La mayoría de las longitudes de onda existentes empeoran la condición. Mi opinión personal y profesional es que las longitudes de onda de 1440 nm y 1540 nm son las únicas que mejoran esta condición sin el riesgo de una recaída.

En este láser dual la otra longitud de onda con capacidades afirmantes de tejido es la de 1320 nm. El Affirm MultiPlex es la única tecnología de su tipo que combina la longitud de onda de 1440 nm con la de 1320 nm. La de 1440 nm ayuda a disminuir la cantidad de arrugas en la piel, mientras que la longitud de onda de 1320 nm la vuelve tersa. Como tecnología no ablativa, no lastima la capa superior de la piel y requiere entonces de poco tiempo de recuperación.

FOTOFACIAL CON SMARTSKIN CO_2

El láser SmartSkin CO_2 (de Cynosure, Inc.) es una luz láser microablativa que funciona como el Affirm® MultiPlex, pero más agresivamente, con un tiempo de recuperación de por lo menos tres a cinco días. Puede otorgar a alguien con piel extremadamente arrugada o con severa cicatrización por acné una piel nueva, más flexible y con mejor textura. La longitud de onda del láser CO_2 es de 10.600 nm. Es un láser único que puede en un solo tratamiento mejorar la piel con daño solar y rejuvenecer el colágeno. Puede tratar las cicatrices, las pecas solares, las estrías, la textura pobre y una variedad de otras condiciones de piel desafiantes.

El láser CO_2 original, que existe desde principios de la década de los 80, tiene un período de recuperación largo. Es alto el riesgo de complicaciones, y sólo es utilizado en personas con tez muy clara. Aunque el paciente pueda parecer libre de arrugas después del tratamiento, la piel puede verse extremadamente blanca, sin poros y brillosa. Esta imagen antinatural, combinada con el alto riesgo de complicaciones y el tiempo de recuperación prolongado postratamiento, ha hecho que muchas personas descarten esta tecnología.

La tecnología microablativa SmartSkin CO_2 surgió recientemente y ha revolucionado la manera en la que tratamos la piel envejecida. Tiene la misma longitud de onda CO_2 pero la entrega mediante un sistema propio de escaneo que separa con microespacios la piel de entremedio de la piel normal. Este tratamiento da como resultado piel visiblemente más joven en apenas una sesión con muy poco tiempo de recuperación.

La analogía que utilizo para comparar el viejo CO_2 y el sistema nuevo microablativo es que el viejo láser CO_2 era como usar un soplete, quemando por completo la superficie entera de la piel. Con la tecnología CO_2 microablativa, sin embargo, quedan espacios de piel normal entre las áreas de piel dañada.

Alrededor del folículo piloso encontramos células epiteliales especializadas que se mudan a las áreas de piel dañada e inician el proceso de curación. Si usamos un soplete y quemamos absolutamente todo sobre la piel, incluyendo las células especializadas, entonces el proceso de curación va a llevar un tiempo muy largo. Sin embargo, con la tecnología microablativa muchas de las células epiteliales especializadas quedan sin dañar para que comiencen el proceso de curación.

El antiguo láser CO_2 requería de dos meses o más para sanar, mientras que la tecnología microablativa más nueva requiere de cinco a siete días, aún si el dispositivo está puesto en el punto más agresivo. Con la tecnología microablativa, se reduce el sangrado y exudado, y el tono y la textura de la piel mejoran mucho. No hay riesgo de lograr una piel blanca brillosa de aspecto poco natural, y también puedo usarla en pacientes con tonos de piel canela clara. En estos días, todos pueden tener piel verdaderamente hermosa a cualquier edad.

SMARTLIPO TRIPLEX

A medida que envejecemos, perdemos volumen medio facial y las manzanas del rostro se convierten más en panqueques planos. También acumulamos grasa alrededor y debajo de la mandíbula, que tira hacia abajo el tejido que está por encima y da como resultado un aspecto demacrado y cansado al rostro. El Smartlipo Triplex (fabricado por Cynosure, Inc.) puede ser una gran alternativa a un estiramiento facial inferior. Logra resultados increíbles usando tres luces láser combinadas que simultáneamente derriten la grasa en forma permanente y afirman el cutis.

El resultado es un lindo contorno del reborde mandibular y piel más tersa. Además, al remover el exceso adiposo y liberar la tensión hacia abajo del tejido, el resto del rostro recobra elasticidad y exhibe un aspecto más descansado. Hay poco tiempo de recuperación con esta tecnología, y a veces las personas pueden regresar a sus actividades diarias normales en tan solo unos pocos días.

El Smartlipo Triplex revolucionará la manera en la que se hace liposucción. Hoy en día los pacientes no sólo quieren un abdomen plano, sino también un aspecto más tonificado y atlético. Ahora se puede concebir tener un abdomen como tabla y una mejor cintura femenina con esta lipólisis de alta definición asistida por láser.

El Smartlipo Triplex usa tres longitudes de onda diferentes para lograr estos resultados increíbles. La longitud de onda de 1440 nm que describimos en el Affirm Multiplex también se utiliza en este dispositivo. Esta longitud de onda milagrosa tiene cuarenta veces mayor absorción de tejido adiposo que cualquiera de las demás longitudes de onda. Como requiere menos energía y calor para obtener los resultados deseados, hay menos lesiones térmicas. Los médicos pueden trabajar con seguridad y efectividad en las capas más superficiales de grasa. La longitud de onda de 1440 nm no sólo elimina la grasa indeseada al causar daño térmico a las células adiposas, sino también, mecánicamente, al crear microburbujas que colapsan y causan mayor ruptura de las células adiposas.

El Smartlipo Triplex también utiliza la longitud de onda de 1320 nm, una longitud de onda muy caliente que puede ser utilizada en combinación con la de 1064 nm para lograr mayor eficiencia en la lipólisis asistida por láser y en el tensado de la piel. La longitud de onda de 1064 nm coagula los vasos sanguíneos durante el procedimiento, previniendo la pérdida de sangre y la incomodidad, mientras que la de 1320 nm es extremadamente eficiente en derretir la grasa no deseada.

Esta tecnología también es excelente para aquellos individuos en buen estado físico que no logran los abdominales perfectos que quieren, no importa cuánto se esfuercen. La mayoría de la gente lucha con un área o dos de grasa terca: las "cartucheras", los "michelines", los "rollitos de la espalda" o las infames "llantitas o chaparreras". El Smartlipo Triplex logra resultados de alta definición con un mínimo riesgo de complicaciones.

CAPÍTULO 10

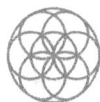

Lociones y pociones

Muchas veces me abruma ver en las tiendas los miles de frascos de lociones y pociones que prometen los ingredientes más nuevos y más avanzados para revertir el envejecimiento. Parece que siempre hay un nuevo antioxidante que pretende tener un *je ne sais pas quoi*, ese ingrediente *du jour*, extraído de una planta misteriosa que solamente crece en una zona remota del mundo y que puede prevenir el envejecimiento de la piel. Me abruma, pero también quiero probarlo todo, porque . . . ¡nunca se sabe!

Hemos avanzado tanto en años recientes en la industria del cuidado del cutis . . . desde producir mejores y más inteligentes hidratantes hasta sueros y bloqueadores solares que tienen propiedades de antienvejecimiento. También comprendemos más sobre la fisiología de la piel y sobre los efectos que tienen sobre ella ciertas sustancias. Usar productos que contienen ácido retinoico, por ejemplo, puede incrementar la cantidad de colágeno en la dermis activando el gen receptor de ácido retinoico alfa (RARA). Cuanto más colágeno y fibras elásticas hay debajo de la superficie de la piel, menos probable es que ésta se arrugue prematuramente.

Hemos recorrido un largo camino desde el uso de las cremas Nivea® o Pond's® como nuestros únicos hidratantes. Mi abuela no podía vivir sin sus cremas Pond's® C y Pond's® S, sin antioxidantes y sin ninguno de los ingredientes cosmecéuticos desarrollados desde que estos productos salieron al mercado por primera vez. Recuerdo que tomaba sus cremas y las mezclaba con otros ingredientes, tales como manteca de cacao, claras de huevo, chocolate y aguacates: yo le decía que éstos eran buenos para el cutis; ella me creía y siempre probaba mis brebajes. Hasta relataba a sus amigas sobre los asombrosos resultados que lograba. Después de todos estos años, recién ahora se me ocurre que quizás estaba tratando de hacerme sentir bien—y funcionó, pues nunca dejé de estar fascinado por el cuidado de la piel.

Podría haber sido un efecto placebo, o quizás realmente estaba en lo cierto a la tierna edad de seis años. De cualquier manera, desde joven siempre quise crear algo que hiciera a la gente verse y sentirse más hermosa.

La industria cosmética está sobresaturada con productos que anuncian resultados sensacionales, pero que carecen de evidencia científica y de estudios de control para respaldarlos. El término *cosmecéutico* es híbrido y es utilizado para representar la unión de lo cosmético con lo farmacéutico. En general, se refiere a un tipo de producto tópico que contiene ingredientes que generan influencian sobre la función biológica de la piel. Sin embargo, la palabra puede engañar a consumidores que podrían creer incorrectamente que los cosmecéuticos tienen las mismas normas y reglamentos estrictos para el control de calidad y eficacia que los farmacéuticos. Los cosmecéuticos no están siquiera reconocidos por la Ley Federal de Alimentos, Medicamentos y Cosméticos de los Estados Unidos de 1938 (FD&C), ni están reglamentados por la FDA.

Aún para los dermatólogos y los profesionales del cuidado

de la piel, a veces las reglamentaciones pueden ser confusas y abrumadoras. Cada vez que regreso a mi casa de la reunión anual de la Academia Americana de Dermatología, tengo la maleta llena de montones de las más nuevas y recientes lociones y pociones para desafiar el envejecimiento. En la reunión anual de 2010 la "baba de caracol" hacía furor. Quise probarla porque siempre me aseguro de probar todo y leer toda la literatura para poder traer a mi consultorio solamente los mejores productos nuevos.

Es importante ayudar a mis pacientes a separar la verdad de la ficción al elegir productos cosméticos que dicen poder atrasar significativamente el reloj. Creo que es escandaloso ver avisos publicitarios en televisión que prometen a los consumidores que sus novedosas cremas imitarán los efectos de rellenos inyectables y láseres. Por cada nuevo procedimiento cosmético ambulatorio que emerge en el mundo de la cosmética, parece que se anuncia alguna crema que supuestamente puede lograr resultados similares en tan sólo siete días. Estos remedios que ofrecen "esperanza en botella" generalmente son simplemente cremas emolientes que ayudan a hidratar el cutis previniendo la pérdida de agua epidérmica y mejorando el aspecto de arrugas finas.

Debido a recientes avances médicos en la industria del cuidado de la piel, tenemos un mejor entendimiento del proceso de envejecimiento y de aquellos ingredientes activos que funcionan mejor para aminorar dicho proceso, para revertir los signos del daño solar y para proteger la piel del futuro envejecimiento intrínseco y extrínseco. El desafío es combinar los ingredientes correctos para un tipo de piel o enfermedad en particular y separar los ingredientes que no tienen efectos fisiológicos sobre la piel.

Esto plantea las siguientes preguntas: ¿Cuáles son las diferencias entre los productos de cuidado de la piel que son adquiridos en una tienda o farmacia y aquellos comprados en un consultorio médico? Más aún. . . ¿cómo evalúan los profesionales de cuidado de la piel los productos antes de ofrecerlos a sus pacientes?

La diferencia principal entre los productos de venta libre de cuidado de la piel que se encuentran en las tiendas y los que se encuentran en el consultorio médico es que la mayoría de los dermatólogos y especialistas de la piel evalúan cuidadosamente los ingredientes activos de un producto y piden a los fabricantes evidencia de evaluación de pares sobre la eficacia del ingrediente activo de sus productos. También piden fotografías del antes-y-después y estudios histológicos para estar seguros en caso de una mejoría marcada en la calidad de la piel tratada.

Cuando normas tan altas son aplicadas a los cosmecéuticos, es fácil descartar aquellos productos que no demuestran ningún beneficio sustancial en revertir los signos y síntomas del envejecimiento de la piel. En otras palabras, no encontrarás en el consultorio de un dermatólogo competente productos con afirmaciones sin fundamento. Los envases no se verán quizás tan llamativos como los que se encuentran en una tienda, pero el ingrediente activo tendrá un efecto fisiológico significativamente superior en tu piel.

Las empresas a veces crean dos versiones de sus productos: la que se puede encontrar fácilmente en una tienda y la que solamente se obtiene en el consultorio médico. La diferencia es que las formulaciones "médicas" tienen una concentración más alta del ingrediente activo. Existe una correlación directa entre la concentración del ingrediente activo de un producto y su efectividad: a mayor concentración del ingrediente activo, mayor eficacia. Una vez que un dermatólogo ha determinado que un producto en particular cumple los criterios de seguridad, eficacia y costo, el siguiente paso es definir si el producto contiene o no una concentración adecuada del ingrediente activo para obtener un efecto fisiológico sobre la piel.

Finalmente, se toma en cuenta la estabilidad cuando un producto cae bajo el ojo de los profesionales de cuidado de la piel. Si bien un producto en particular puede empezar con una concentración suficiente para tener un efecto significativo en la piel, también se puede degradar con bastante rapidez cuando es expuesto a la luz o al aire, perdiendo su potencia. Si están cuestionadas la potencia y la estabilidad de un producto, un dermatólogo o profesional de cuidado de la piel puede pedir al fabricante una cromatografía líquida de alta eficacia (HPLC por sus siglas en inglés) que asegure que el producto mantendrá su potencia y su estabilidad a través del tiempo. Los fabricantes más acreditados tienen la instrumentación adecuada en sus laboratorios para llevar a cabo un estudio HPLC de sus productos.

Esta herramienta útil permite a los dermatólogos y a otros profesionales del cuidado de la piel elegir para sus pacientes solamente aquellos productos que tienen una concentración y estabilidad adecuada de un ingrediente activo en particular. Existen muchas opciones por ahí, pero si te quedas con aquellos productos que tienen evidencia de evaluación de pares e ingredientes que afectan de manera positiva la fisiología de la piel, tu cutis estará más radiante y reflejará una edad mucho más joven.

En la siguiente sección, te hablaré sobre las opciones cosmecéuticas probadas para la renovación de la piel, para la reversión del fotoenvejecimiento, y para la nutrición y protección de la piel. Comenzaré con los ingredientes activos clave, y luego mencionaré las diferentes opciones de tratamiento para las necesidades y tipos de piel específicos.

LOS RETINOIDES

Los ácidos y derivados retinoicos constituyen los tratamientos tópicos más poderosos del mercado para revertir los signos y los síntomas del fotoenvejecimiento y para mantener la elasticidad e integridad de la piel. Todos los retinoides son derivados de la vitamina A, que es esencial para el crecimiento normal, los huesos sanos, el desarrollo de la piel y la renovación del tejido del cuerpo. Se sabe que una deficiencia de vitamina A puede causar ceguera nocturna, lesiones de acné en el rostro, sequedad del cuero cabelludo, y la formación de placas gruesas de piel en protuberancias óseas tales como rodillas, codos y talones.

El tratamiento más efectivo para las condiciones mencionadas solía ser comer alimentos ricos en vitamina A, tales como el hígado o el aceite de bacalao. En la década de los 30, al ver que las condiciones de la piel respondían en forma positiva a las comidas ricas en vitamina A, hubo comprensión acerca de que el uso sobre la piel podría tener propiedades curativas para múltiples condiciones. Más tarde, en la década de los 70, surgieron nuevos análogos sintéticos y derivados de la vitamina A para tratar trastornos de la piel comunes y más serios.

Hoy la mayoría de nosotros conoce el ingrediente con marca registrada llamado Retin-A. El nombre genérico de este químico es tretinoína (ácido retinoico). Las indicaciones médicas para las milagrosas cremas retinoicas con tretinoína incluyen la mayoría de los tipos de acné, la psoriasis y varios otros trastornos de la piel. Durante las últimas décadas ha sido la crema más recomendada por dermatólogos en el mundo para la prevención y reversión del envejecimiento.

Los retinoides son tremendamente efectivos para revertir los signos y los síntomas del envejecimiento porque se comportan como hormonas. Tienen receptores genéticos que, cuando se activan, pueden revertir los signos del envejecimiento y el daño por efectos del sol. Por ejemplo, cuando se activan los receptores de ácido retinoico (RAR) o los receptores X retinoicos (RXR), pueden prevenir la activación de enzimas llamadas metaloproteinasas (MMP). Estas enzimas llevan a la producción de colagenasa, que degrada completamente el colágeno de la piel. Además, estos receptores también activan la producción de nuevo colágeno, de fibras elásticas y de ácido hialurónico.

Los retinoides pueden ser de mucha ayuda para prevenir la fragmentación del colágeno y fibras elásticas existentes, y para generar más. Los retinoides podrían hasta evitar el fotodaño inhibiendo la inducción de MMP después de que alguien se ha expuesto a la radiación UV. Es necesario dejar de usar retinoides por al menos cinco a siete días antes de exponerse al sol para evitar quemaduras, dado que los retinoides incrementan la fotosensitividad.

Otra propiedad biológica de los retinoides es su habilidad de actuar como antioxidantes mediante el barrido de radicales libres. La exposición de radicales libres proviene de fuentes ambientales y alimentarias y puede causar daño celular en la piel.

Soy un gran partidario del uso de retinoides. Para evitar que los pacientes abandonen sus tratamientos con retinoides debido a cuestiones de tolerancia, comenzamos lentamente. Mientras la piel se va adaptando existe la posibilidad de sentir picazón, enrojecimiento, sequedad y sensibilidad a la luz. Con aquellos pacientes que nunca han tenido experiencia previa con retinoides, generalmente comienzo con retinol. Luego, damos un paso más y usamos retinaldehído (es decir, retinal). Suelo llamar al retinol y al retinal las "rueditas de entrenamiento" para la tretinoína. Una vez que mis pacientes están listos para graduarse en la formulación prescripta, comienzo dándoles una dosis más baja y hago que la mezclen en cantidades pequeñas (tamaño arveja) con dos partes de mi loción de fórmula patentada llamada B-Sensitive™ (de Shino Bay Cosmetic Solutions).

La loción B-Sensitive™ es un hidratante calmante con propiedades naturales antiinflamatorias que reducen el enrojecimiento y la sequedad a veces asociados con retinoides de prescripción médica. Lentamente incremento la dosificación cuando los pacientes están listos para ello.

Precauciones:
- Las pacientes embarazadas deben dejar de usar retinoides tópicos debido a la posibilidad de absorción sistémica y la correlación de retinoides orales con los defectos de nacimiento.

- Para prevenir las reacciones adversas con otros tratamientos, recomiendo a los pacientes a dejar de usar cualquier retinoide una semana antes de cualquier procedimiento láser, *peelings* químicos, microdermoabrasión o depilación con cera.

Es muy importante que los consumidores sepan que, aunque algunos productos de venta libre puedan tener retinol como ingrediente activo, su concentración o estabilidad puede resultar insuficiente para obtener un impacto en la piel. Yo recomiendo las líneas de cuidado de piel La Roche-Posay®, SkinMedica®, Neutrogena®, Roc® y Skinceuticals. Son líneas de producto de venta libre acreditadas que contienen retinol y son fabricadas y envasadas correctamente para asegurar su eficacia.

Una vez que un paciente se ha acostumbrado a la crema con retinol, comienzan a escalar hacia los productos que contienen retinaldehído. La marca Avène® es comercializada en clínicas médicas y tiene una formulación excelente, retynal, ofrecida en varias potencias. La formulación de Avène®, Diroséal, es perfecta para aquellos pacientes con cutis muy sensible o con rosácea que quisieran obtener el beneficio de un ácido retinoico.

Existen varias formulaciones de ácido retinoico de primera generación y sus derivados. Mis favoritas son Retin-A® Micro, Renova®, Refissa® y crema genérica de tretinoína. Son todas diferentes fórmulas de prescripción médica de tretinoína. Algunas de ellas hasta contienen un ingrediente activo de liberación lenta para prevenir irritación de la piel.

Otras formulaciones, tales como la crema Differin® (adapaleno), son menos irritantes que otros ácidos retinoicos pero igualmente efectivas. Una vez que mis pacientes han obtenido el máximo de beneficio de todos los demás ácidos retinoicos, generalmente los elevo a la crema Tazorac® (tazaroteno). Puede irritar mucho más que los otros retinoides, así que hay que llegar a este producto lentamente. No obstante, es asombroso para revertir y mejorar la piel severamente fotodañada y las arrugas.

Precaución: Está absolutamente contraindicado usar Tazorac® durante el embarazo porque el tazaroteno tiene fuerte potencial de causar defectos de nacimiento.

HIDROXIÁCIDOS

Hace mucho que existen los hidroxiácidos. Todos conocen el secreto esencial de belleza de Cleopatra, que usaba leche agria sobre el rostro y tomaba baños de leche para lograr un cutis perfecto de pies a cabeza. ¿Estaba alienada o realmente hay algún beneficio de este ritual de belleza? La leche agria o cortada contiene ácido láctico, un alfa hidroxiácido que penetra en la piel, haciendo que se desprenda la piel vieja y promoviendo el crecimiento de piel nueva. ¡Por eso imagino que debe haber tenido la piel más suave y renovada de su época!

Antes de que alguien se tome el trabajo de crear su propio ácido láctico con leche cortada, podría ser de utilidad saber que existen muchas formas diferentes de hidroxiácidos con similares moléculas y funciones. Los hidroxiácidos son ácidos carboxílicos orgánicos clasificados en alfa hidroxiácidos (AHA) y beta hidroxiácidos (BHA). La mayoría de los AHA son derivados de fuentes naturales tales como frutas y leche.

Los AHA utilizados más comúnmente por la industria de la belleza son el ácido glicólico, el ácido cítrico, el ácido mandélico y el ácido láctico. Estos ácidos sirven para disminuir los signos del envejecimiento porque gradualmente exfolian la capa superficial de células muertas y curtidas revelando el cutis suave y parejo que está por debajo. Resumiendo, los hidroxiácidos son retexturizadores fenomenales de la piel. Para que sean tan eficaces, las concentraciones de AHA y su pH deben ser correctos. El pH óptimo para que funcionen bien con el pH natural de la piel es entre pH 3 y pH 4.

Cuanto mayor la concentración de hidroxiácido, más fácil es exfoliar las capas de células epiteliales muertas. Los productos que contienen una concentración de AHA en el rango del 5-10 por ciento tienden a ser más efectivos. Las concentraciones más altas que un 10 por ciento no pueden ser vendidas libremente sin prescripción, pero pueden ser usadas como tratamiento dentro del consultorio en una clínica médica o una instalación de cuidado de la piel.

Las personas con piel muy sensible quizás no puedan usar los AHA por probable picazón, enrojecimiento o sensaciones de ardor. Una alternativa más suave es el uso de BHA. El beta hidroxiácido más común es el ácido salicílico, un exfoliante de la piel suave pero efectivo. La mayoría de los productos de ácido salicílico de venta libre tienen una concentración no mayor al 2 por ciento. Las concentraciones más altas son utilizadas en los consultorios médicos como *peelings* químicos suaves, que son maravillosos para el cutis propenso al acné y para eliminar las lesiones pigmentarias.

Los AHA y BHA causan fotosensibilidad, así que es importante tener adecuada protección contra los efectos del sol durante su uso y dejar de usar estos productos al menos cinco a siete días antes de recibir cualquier tratamiento láser.

En nuestro consultorio, contamos con cremas, compresas y lociones que contienen diferentes formulaciones de ácido glicólico y ácido mandélico y que ayudan a nuestros pacientes a retexturizar su cutis. Mis líneas preferidas de productos son las formulaciones patentadas de cremas y compresas al 10 por ciento y al 15 por ciento de ácido glicólico (Shino Bay Cosmetic Solutions) y Vivite® de Allergan. La línea Vivite® tiene una formulación patentada con un ácido glicólico de liberación lenta que ayuda a mis pacientes a lograr una textura pareja y radiante en el cutis.

NuCelle® es un maravilloso producto que descubrí cuando asistía a mi primera reunión anual de la Academia Americana de Dermatología. Después de recibir el producto, lo probé con mi acostumbrado escepticismo. Para mi sorpresa, mi cutis no sólo se veía claramente más joven y más radiante, sino que este producto también ayudó a detener mis ocasionales erupciones. Comencé a venderlo a las enfermeras del hospital, y también tuvieron excelentes resultados. De hecho, esta nueva iniciativa ocupó mi tiempo tanto que eventualmente entregué el emprendimiento a un amigo para poder concentrarme en mis estudios.

ANTIOXIDANTES

Es importante separar la verdad de la ficción cuando se trata de la familia de los antioxidantes. Aunque existen numerosos antioxidantes tópicos en la industria cosmética, muy pocos poseen evidencia de evaluación de pares respecto de sus efectos fisiológicos sobre la piel. Hasta las conocidas vitaminas C y E deben tener cierta forma y contener una concentración específica para tener un efecto significativo en la piel.

La función de los antioxidantes es buscar y neutralizar los radicales libres que bombardean nuestra piel y nuestro cuerpo cada día. Los radicales libres se forman dentro del cuerpo como subproductos del proceso digestivo. También se forman por exposición a factores externos tales como la contaminación, la lluvia ácida y la radiación—incluyendo los campos electromagnéticos generados por nuestros teléfonos inteligentes y por otros equipos electrónicos. ¿Por qué deberíamos preocuparnos por los radicales libres? Como recordarás del Capítulo 3, los radicales libres son moléculas de oxígeno reactivas con la capacidad de causar daño celular oxidante a cada célula del cuerpo.

Los radicales libres son moléculas inestables que tienen uno o más electrones desapareados. Como son altamente reactivos debido a este electrón desapareado, buscan electrones para poder convertirse en moléculas estables. Los radicales libres logran esto "llevándose" electrones de las moléculas o células circundantes. El bombardeo excesivo de radicales libres en la membranas celulares provoca un daño tisular. Se presume que cada célula de nuestro cuerpo es atacada por un radical libre por lo menos cada diez segundos. Cuando los radicales libres dañan o mutan las suficientes células sanas de nuestro cuerpo, comienza el proceso de envejecimiento.

Existen en el cuerpo sistemas enzimáticos que localizan los radicales libres. Pero quizás la mejor estrategia activa que podemos usar contra los radicales libres es ingerir alimentos—principalmente frutas y vegetales—que finalizan la reacción en cadena del proceso oxidante a nivel químico. Nuestros cuerpos no fabrican estos micronutrientes, así que debemos obtenerlos del alimento o de suplementos nutricionales. Los micronutrientes antioxidantes principales que debemos buscar son la vitamina E, la vitamina C y el betacaroteno.

La mejor manera de ilustrar la naturaleza protectora de los antioxidantes es examinando cómo afecta a una manzana el proceso de oxidación. A minutos de haberle cortado su cáscara protectora brillante roja o verde, la pulpa interior comienza a tornarse marrón y a marchitarse. Lo que mantenía fresca a la manzana era su cáscara. La cáscara de manzana es rica en antioxidantes, incluyendo polifenoles, vitamina C y carotenos. Una vez quitada la cáscara rica en antioxidantes, la barrera protectora es eliminada e inmediatamente comienza el proceso de oxidación que hace que la manzana envejezca y se pudra. Si exprimes el jugo de un limón recién cortado sobre la pulpa de la manzana, ésta no se tornará marrón gracias a la vitamina C del jugo.

Los antioxidantes protegen al cuerpo de un ataque de radicales libres entregando uno de sus propios electrones para estabilizar los radicales libres que vagan por el mismo. A diferencia de los radicales libres, los antioxidantes no se desestabilizan al perder un electrón. Una vez que los radicales libres están estables, ya no necesitan atacar nuestras células; es así que estabilizar los radicales libres previene el envejecimiento prematuro.

Los antioxidantes, cuando son aplicados a la piel, han demostrado tener sorprendentes beneficios en la prevención y reversión del envejecimiento. Sin embargo, es importante estar al tanto de que sólo porque alguna nueva fruta exótica ha logrado el título de "antioxidante del año" no significa que tenga mejores propiedades antioxidantes que sus antecesores. Las moléculas pueden a veces ser demasiado grandes o inestables para tener un efecto fisiológico significativo sobre la piel.

VITAMINA C

Esta maravillosa vitamina hidrosoluble, además de ser deliciosa en naranjas y otras frutas cítricas, es también muy importante para el normal funcionamiento del cuerpo humano, incluyendo la formación de colágeno. Una deficiencia de vitamina C puede llevar a una propensión de tener moretones, enfermedades de encías, envejecimiento prematuro y escorbuto. Como no puede ser sintetizada por el cuerpo, es esencial que la vitamina C (ácido ascórbico) sea ingerida por el mismo.

Antiguamente, los marineros sufrían de escorbuto porque pasaban meses embarcados sin ingerir ninguna fruta ni vegetal: exhibían pelos enroscados o en forma de sacacorchos en sus cuerpos, las heridas abiertas no cicatrizaban correctamente, los dientes se aflojaban y caían de sus encías sangrantes. El doctor James Lind, un cirujano escocés en la Marina Real Británica, comprobó en 1747 que se podía prevenir el escorbuto ingiriendo frutas cítricas. Los marineros comenzaron a llevar limas en sus viajes marinos. No fue hasta 1932, sin embargo, que se asoció causalmente la deficiencia de vitamina C con el escorbuto.

La vitamina C interfiere con la formación de especies reactivas de oxígeno (en otras palabras, radicales libres), y sirve para disminuir la inflamación y el color rojo después de la exposición al sol. Aplicada de manera tópica, la vitamina C ha demostrado mejorar las arrugas finas y moderadas después de sólo tres meses de uso. Aunque el mecanismo de acción no se comprende en un ciento por ciento, se conoce comúnmente en los laboratorios que el agregado de vitamina C a cultivos de fibroblastos aumenta la producción de colágeno.

No cabe duda de que la vitamina C tiene un rol estelar en la producción y preservación de colágeno en la piel; sin embargo, cuando es aplicada sobre la piel, debe estar en la forma de ácido L-ascórbico para tener un beneficio real, ya que el compuesto se desestabiliza y rápidamente se torna ineficaz al exponerse a la luz y al aire. Por eso, es muy importante usar formulaciones estables de vitamina C. Los estudios han demostrado que el agregado de vitamina E y de ácido ferúlico puede ayudar a estabilizar la vitamina C, manteniendo así su efectividad al aplicarla en la piel. En definitiva, no compres cualquier crema que declara tener vitamina C sin hacer las preguntas correctas. Es muy importante la utilización de la molécula correcta de esta vitamina y que sea provista en una formulación con estabilidad comprobada y revisada por pares. Sólo las formulaciones que contienen al menos 10 por ciento de ácido ascórbico han demostrado tener algún beneficio cosmético y clínico con uso regular.

Los mejores productos con contenido de vitamina C que recomendamos en nuestros consultorios son los de líneas clínicas de sueros de vitamina C, como Pro-Heal® Serum y Pro-Heal® Serum Advance Plus (fabricados por iS Clinical), los productos SkinCeuticals que contienen vitaminas C y E y ácido ferúlico, y la línea antioxidante Glytone®, que contiene una fórmula patentada de vitaminas C y E de liberación prolongada y té rojo.

VITAMINA E

Esta vitamina es realmente un compuesto de ocho moléculas naturales de tocoferoles y tocotrienoles que colectivamente funcionan como vitamina E. Solamente uno de esos ocho tocoferoles es la forma de vitamina E que tiene beneficios internos en el cuerpo humano al ser ingerida. Los demás tocoferoles y tocotrienoles sólo son útiles como antioxidantes tópicos. La vitamina E es el principal antioxidante liposoluble en el plasma y en las membranas celulares del cuerpo. Su rol es detener la propagación de radicales libres que atacan y destruyen las membranas celulares.

Aunque la gente ha usado vitamina E tópica durante años para mejorar el resultado cosmético de raspones, quemaduras y otros tipos de heridas de la piel, existe poca evidencia de que la vitamina E provoque una mejoría de heridas y cicatrices quirúrgicas. Aún así, millones de personas declaran haber tenido una mejoría sobresaliente de sus cicatrices después de usar un tratamiento de vitamina E.

La vitamina E ha sido usada cosméticamente durante años para mejorar las arrugas. Recuerdo que mi abuela abría sus pequeñas cápsulas de vitamina E y aplicaba el aceite alrededor de sus ojos. Algunos aseguran que también es efectiva para prevenir la aparición de herpes labiales y para aliviar las quemaduras de sol menores a moderadas. Además, se ha demostrado que, aplicada antes de la radiación UV, la vitamina E tópica previene la formación de células quemadas por el sol y reduce la respuesta inflamatoria relacionada con esas quemaduras.

Entre las formulaciones que contienen vitamina E que recomendamos en mi consultorio se encuentra la línea antioxidante Glytone®, que contiene vitaminas C y E de liberación prolongada más té rojo, y SkinCeuticals C E Ferulic® (con vitaminas C y E, y ácido ferúlico). Aunque no está claro si la vitamina E tópica tiene las asombrosas propiedades antienvejecimiento que vemos con la vitamina C, combinadas trabajan de manera sinérgica para crear el antioxidante tópico perfecto.

ÁCIDO FERÚLICO

Si bien este antioxidante de derivación fenólica solamente entró al mundo de la cosmética al comienzo del siglo veintiuno, ha sido estudiado en animales durante años debido a su efecto sobre tumores cancerosos. El ácido ferúlico ha demostrado que causa el "suicidio" de células cancerosas (en otras palabras, *apoptosis* celular) en casos de cáncer de mama y de hígado.

El ácido ferúlico se encuentra en la naturaleza en las semillas de varias plantas, tales como la piña, la naranja, el café y el arroz. Es un potente antioxidante que hace que las paredes celulares de las plantas sean fuertes y rígidas. De los pocos productos que contienen ácido ferúlico, recomendamos SkinCeuticals C E Ferulic®. El agregado de ácido ferúlico a este suero activa las propiedades antioxidantes de las vitaminas C y E y mejora su estabilidad química. Los estudios demuestran claramente que sumar ácido ferúlico a las vitaminas C y E incrementa hasta ocho veces más la habilidad de la piel de protegerse del fotoenvejecimiento eficazmente.

ÁCIDO ALFA LIPOICO

Aunque está presente en la mayoría de los alimentos, este antioxidante de origen natural se encuentra en concentraciones más altas en el hígado, la espinaca y el brócoli. Descubierto por primera vez en 1951 e identificado como parte del famoso ciclo de Krebs que todos tuvimos que memorizar en biología básica en la secundaria, toma el rol de una coenzima y ayuda en la producción de energía celular. Las propiedades antioxidantes de este antioxidante hidrosoluble y liposoluble fueron descubiertas cuando mejoraron los síntomas de la deficiencia de vitamina C y vitamina E al consumirlo.

Una de las mejores y más sobresalientes propiedades del ácido alfa lipoico es su habilidad para neutralizar los radicales libres en las regiones adiposas y acuosas de las células. Investigadores a fines de la década de 1980 rápidamente entendieron que se trataba de un antioxidante poderoso y único. Además el ácido alfa lipoico tiende a reciclar otros antioxidantes, como las vitaminas C y E, incrementando así nuestro arsenal contra los radicales libres.

Si bien todos los beneficios enumerados anteriormente son obtenidos principalmente a partir del consumo de ácido alfa lipoico, existe muy poca información sobre sus efectos cuando es aplicado tópicamente en la piel. En altas concentraciones, o mezclado con otros antioxidantes, creo que tiene unas habilidades increíbles para localizar radicales libres y para prevenir el daño por efectos del sol. Las mejores formulaciones con concentraciones altas de ácido alfa lipoico son las desarrolladas por Nicholas Perricone, M.D.

UBIQUINONA (COQ10)

Esta sustancia liposoluble es mejor conocida como coenzima Q-10 (coQ10), un derivado de la quinona que se encuentra en la mitocondria celular y que es esencial en la generación de energía en todas las células vivientes en forma de trifosfato de adenosina o ATP. Según estimaciones, el 95 por ciento de la energía del cuerpo humano sería generado durante este proceso de respiración celular aeróbica. Temprano en nuestra vida, el cuerpo humano es capaz de generar por sí solo todo la coQ10 que necesita; sin embargo, con los años (o debido a algunas medicaciones), los niveles de coQ10 comienzan a disminuir. Como resultado, las células del cuerpo comienzan a perder su habilidad de soportar los ataques de estrés y de radicales libres. De hecho, esta enzima es considerada generalmente el biomarcador más preciso del envejecimiento, ya que sus niveles caen significativamente a medida que envejecemos.

La comunidad científica está interesada especialmente en la coQ10 por su habilidad de actuar como antioxidante y por sus efectos beneficiosos sobre el sistema cardiovascular y sobre trastornos metabólicos. Algunas personas que sufren de insuficiencia cardíaca congestiva, hipertensión o migrañas han encontrado alivio con suplementos de coQ10.

Existe poca información sobre los beneficios de coQ10 tópica en la piel. En teoría, esta sustancia puede neutralizar los radicales libres causados por fuentes ambientales o creados durante la respiración celular. La molécula de coQ10 es relativamente pequeña, así que al ser aplicada penetra fácilmente en la piel. Estudios han demostrado que, después de ser expuesta a la radiación UVA, la ubiquinona puede desactivar la producción de colagenasa, una enzima que degrada el colágeno en la dermis. Considerada alguna vez como el antioxidante más poderoso disponible, la ubiquinona se desempeñó mejor que los cinco antioxidantes más populares por su habilidad de neutralizar los radicales libres.

IDEBENONA

Este producto salió originalmente bajo el nombre de Prevage® y fue introducido como el antioxidante más potente del mercado. Como podrás imaginar, no podía esperar para probarlo. Desafortunadamente, la primera partida que salió al mercado me provocó una terrible erupción. Esto fue devastador porque realmente quise sentir los efectos del antioxidante más potente del mundo. La empresa rápidamente supo de este pequeño contratiempo que sufrieron los clientes y el producto fue reformulado. La nueva formulación fue perfecta, y todos, yo incluido, toleramos muy bien este producto.

La idebenona es un análogo sintético de la coenzima Q-10. Como es 60 por ciento más pequeña que la coQ10 común, penetra más fácilmente en la piel y entrega su protección antioxidante con mayor eficacia. Otra diferencia importante es que la idebenona trabaja internamente a nivel celular en la mitocondria. Creada por una empresa farmacéutica japonesa en 1986, la idebenona abrió una nueva puerta en el campo de la biología molecular.

Estudios llevados a cabo en Alemania mostraron la capacidad de este polvo color naranja brillante para prevenir el daño celular y el envejecimiento de la piel, incentivando la investigación en muchas áreas donde es importante la reparación y la regeneración celular. Por ejemplo, los estudios hechos en el campo de las enfermedades neurodegenerativas, tales como la enfermedad de Alzheimer y la ataxia, han mostrado resultados prometedores. Un antioxidante potente que neutralice radicales libres y asista en la regeneración celular es la poción mágica que hemos esperado durante tanto tiempo.

Los radicales libres que atacan nuestras células para llevarse ese electrón que falta surgen de una multitud de fuentes ambientales. También surgen de nuestro propio metabolismo de producción de energía celular. La idebenona apunta a la mitocondria, donde origina el estrés oxidante interno de la célula. Por eso, cumple una tarea sobresaliente localizando y neutralizando los radicales libres dañinos que se producen durante el proceso de respiración celular.

Cuando son bombardeadas constantemente por radicales libres, las células permanecen en estado constante de estrés oxidante inflamatorio. Este estado oxidante inhibe su capacidad de reparación. La idebenona, al neutralizar los radicales libres, fomenta un ambiente en el que las células pueden repararse a sí mismas y mantener su juventud y vitalidad. Si las células en nuestro cuerpo retienen su juventud, esto se traduce en tejidos y órganos jóvenes—en otras palabras, ite verás más joven!

De las muchas formulaciones de idebenona que existen en el mercado cosmético, Prevage® MD tiene la concentración más alta de este antioxidante superpoderoso. El Prevage® MD tiene un uno por ciento del ingrediente activo, idebenona, que es un 50 por ciento más que las formulaciones de venta libre.

POLIFENOLES

Los polifenoles son sustancias químicas derivadas de las plantas que actúan como antioxidantes naturales. Abundantes en la naturaleza, comúnmente se encuentran en hojas de té verde, rojo y blanco, y en las uvas, las bayas, las granadas, la soja y el vino tinto.

Se ha estudiado e investigado cuáles son los beneficios de los polifenoles durante varias décadas. Se puede decir con seguridad, entonces, que consumir frutas y verduras que contienen estos compuestos fascinantes, o tomar suplementos ricos en polifenoles, tendrá un impacto positivo en tu salud y en tu longevidad. Los polifenoles han demostrado algunos beneficios prometedores en el tratamiento de condiciones inflamatorias, trastornos pulmonares (por ejemplo, el asma), trastornos cardiovasculares (por ejemplo, la hipertensión), la enfermedad arterial coronaria, la degeneración macular y una variedad de cánceres.

Los estudios han demostrado que el uso regular de cremas y lociones ricas en polifenoles puede proteger contra el daño por efectos del sol y el estrés oxidativo. Sin embargo, la biodisponibilidad, la estabilidad y la concentración del ingrediente activo deben ser adecuados para lograr los resultados deseados.

Existe una multitud de antioxidantes polifenólicos en la industria cosmética. En este libro sólo te hablaré de aquellas cremas y lociones antioxidantes polifenólicas con comprobadas condiciones de producir mejoras en la piel fotodañada y que están respaldadas por información de revisación por pares.

TÉ VERDE

La mayoría de las mañanas, comienzo mi día con una taza grande de té verde con leche descremada y sin azúcar. El té verde es una infusión antigua conocida por sus propiedades de estimulación de energía y medicinales. La mayoría de los beneficios medicinales y cosméticos del té verde son atribuibles a sus compuestos polifenólicos. El principal elemento polifenólico encontrado en el té verde es un subtipo llamado catequinas.

Aplicadas tópicamente, las catequinas han probado ser efectivas en la reducción de daños producidos por el sol. La capacidad protectora del té verde proviene de su habilidad de neutralizar radicales libres y de reducir la inflamación. Además, se ha demostrado que la piel tratada con una formulación tópica de té verde muestra menor daño de ADN después de ser expuesta a radiación UV.

Debido a las propiedades antiinflamatorias del té verde, muchos médicos de cuidado de la piel usan productos ricos en té verde para aliviar la piel sensible, incluyendo piel con rosácea. En mi consultorio, recomendamos Replenix® CF, un producto rico en té verde de Topix Pharmaceuticals, Inc., que es 90 por ciento polifenol más cafeína.

FRUTO DEL CAFÉ

Según estudios recientes, la pulpa del fruto del café está cargada de más antioxidantes que cualquier otro antioxidante de origen natural del mercado cosmético. Los beneficios extraordinarios del fruto del café fueron descubiertos al principio por la simple observación de las manos de los productores de café. A pesar de estar trabajando bajo el sol ardiente, las manos y los antebrazos de los cosechadores de café eran suaves, lisos y sin arrugas.

Después de estudiar los componentes del fruto del café, un grupo de científicos desarrolló un extracto del fruto del café (*cascara buckthorn*) patentado que ha dado resultados prometedores en la disminución de líneas finas y arrugas, y en mejorar los problemas de la pigmentación. Según la prueba de capacidad de absorción de radicales de oxígeno (ORAC, por sus siglas en inglés), tiene diez veces más actividad antioxidante que el té verde, los arándanos, el cacao y las granadas. ORAC es una prueba comparativa que clasifica los antioxidantes tópicos existentes según su habilidad para neutralizar los radicales libres del oxígeno.

Los beneficios de la cafeína tópica van más allá de la cosmética. Estudios recientes han demostrado que la cafeína tópica puede prevenir la aparición de cáncer de la piel causado por radiación UV. Técnicas especiales de coloración de células epiteliales humanas cultivadas han demostrado que el extracto de fruto del café es superior hasta a los extractos de té verde en la prevención de fotodaño cuando es utilizada previamente a la exposición a la radiación UVA.

Recomiendo por eso el extracto de fruto del café a todos mis pacientes que tienen daño severo en la piel por exposición al sol o una historia de lesiones precancerosas o cancerosas. Los productos de extracto de fruto del café recomendados en mi consultorio son CoffeeBerry® Natureceuticals™ (fabricado por Priori) y Revaléskin® Organoceutical. Con un 1,5 por ciento de extracto de fruto del café, el Revaléskin® tiene la concentración más alta disponible en el mercado. Es un antioxidante potente que ayuda a minimizar la formación de lesiones precancerosas. Cualquiera que tenga daño severo por efectos del sol debería usar un producto con extracto de fruto del café como parte de su régimen de cuidado de la piel.

NIACINAMIDA

Esta vitamina hidrosoluble del grupo B3 también es conocida como nicotinamida o ácido nicotínico. Los nombres nicotinamida, niacina y niacinamida son indistintos para referirse a cualquiera de los integrantes de esta familia. Se encuentra en el cuerpo como la coenzima nicotín adenín dinucleótido (NAD) y está involucrada en el metabolismo de los carbohidratos.

Niacina es un nombre conocido para la mayoría de nosotros ya que es uno de los nutrientes más esenciales a la dieta humana. Cuando estudiaba medicina, aprendí sobre la pelagra, una enfermedad causada por una deficiencia severa de niacina en la dieta. La deficiencia de niacina se observa generalmente en zonas donde la gente come maíz como su alimento básico. El maíz es el único grano que contiene cantidades bajas de niacina. Los síntomas de la pelagra son diarrea severa, demencia y dermatitis. De no ser tratada, puede tener consecuencias fatales.

La niacina también puede ser utilizada para bajar los niveles de colesterol y de otros lípidos. Además, algunos estudios prometedores indican que la niacina podría mejorar los síntomas de la enfermedad de Alzheimer, la ansiedad y la depresión. Al elegir una formulación oral de niacina, asegúrate de comprar niacina que no produce enrojecimiento facial para evitar sofocones.

Ingerida por vía oral o aplicada tópicamente, la niacinamida ha demostrado ser efectiva en mitigar una cantidad de condiciones inflamatorias de la piel, tales como la rosácea, el acné y la seborrea. Muchos dermatólogos la incluyen por eso en su arsenal para ayudar a aliviar las condiciones dermatológicas inflamatorias. Además, se ha demostrado que la niacinamida tiene un efecto antitumoral en células epiteliales dañadas por el sol y suprime las cancerígenas después de la radiación UV.

Otros estudios muestran la habilidad de los productos derivados de niacina aplicados tópicamente para mejorar los efectos adversos de la exposición crónica al sol y para reducir la incidencia de lesiones precancerosas y cancerosas en la piel. La niacina es considerada ahora un factor importante para ayudar a la piel a protegerse y repararse del daño del sol y del envejecimiento. Recomiendo Nia 24™ para aquellos pacientes con piel severamente dañada por el sol.

DIMETILETANOLAMINA (DMAE)

Esta sustancia de origen natural es un precursor bioquímico de la acetilcolina, un neurotransmisor responsable por la contracción muscular que se encuentra en las sardinas, el salmón y las anchoas. En varios estudios, se ha demostrado que la DMAE mejora el funcionamiento cognitivo en pacientes mayores. También se ha demostrado que disminuye la lipofuscina y el desecho molecular que se encuentra en las neuronas, la piel y el tejido del corazón de individuos mayores. La DMAE reduce los niveles de lipofuscina al disminuir el enlace de las proteínas que crean este desecho molecular en las células envejecidas. La

DMAE ayuda a reafirmar la piel y es beneficiosa para reducir la progresión de la flacidez. De los variados productos con DMAE en el mercado, yo recomiendo la línea del Dr. Perricone.

PÉPTIDOS

Los péptidos son cadenas poliméricas formadas por la unión de aminoácidos. Si lo recuerdas de la biología básica, las proteínas son formadas por la unión de aminoácidos. La diferencia entre una proteína y un péptido está en su flexibilidad estructural. Los péptidos son cadenas flexibles de aminoácidos sin una conformación preferible, mientras que las proteínas mantienen alguna conformación predilecta. Los péptidos funcionan como mensajeros llevando información y señales vitales entre las células y los tejidos. Básicamente, no podríamos funcionar sin los péptidos. Las hormonas, los neuropéptidos, los antibióticos y las toxinas son algunos de los péptidos más importantes que conocemos hoy.

El papel de los péptidos en la piel es mantener las células de la epidermis comunicadas con las células y tejidos de la dermis. Esto es extremadamente importante para la curación correcta de heridas. A medida que disminuye la comunicación dentro de la piel como parte del proceso normal de envejecimiento, hay una reducción en la producción de colágeno y fibras elásticas. Esto también se correlaciona con una disminución en la expresión y función de péptidos clave de la piel.

Uno de los mejores péptidos para el rejuvenecimiento de la piel con los que me crucé durante mi residencia médica fue el péptido de cobre. No sólo era excelente para la curación de heridas, sino que también funcionaba para revertir los efectos del envejecimiento en la piel. El péptido de cobre era justamente eso—un péptido fuertemente enlazado con un átomo de cobre. Los estudios han demostrado que este péptido en particular tiene la capacidad de reducir la formación de cicatrices al inhibir la inflamación y la acumulación de grandes conjuntos de colágeno típicamente presentes en una cicatriz. También estimula la producción normal de colágeno, ayudando al tejido de la cicatriz a asemejarse a la piel normal que la rodea.

Recuerda: cuando el colágeno se produce lentamente en el tiempo, en lugar de hacerlo en forma acelerada, se asemeja al colágeno de la piel sana. En la piel severamente dañada por el sol encontramos conjuntos indeseados, fragmentados de colágeno y fibras elásticas (en otras palabras, elastosis solar). Como quisiéramos estimular nuevo colágeno y fibras elásticas para reemplazar los viejos, usar péptidos de cobre debería, en teoría, mejorar las arrugas.

En resumen, los péptidos de cobre crean una cascada de eventos bioquímicos debajo de la piel que llevan a la remodelación de la misma. Al comprar productos con péptidos de cobre, es importante que haya una concentración adecuada del ingrediente activo y que no existan otros ingredientes en la crema que puedan interactuar con el cobre iónico. Si el cobre iónico es neutralizado, habrá poco beneficio; aún peor, podría generar complejos de cobre que inhiban la replicación celular.

El resultado es que deberías únicamente elegir productos que vienen de empresas acreditadas que invierten en investigación y pruebas de control de calidad para asegurar que haya suficientes péptidos de cobre estables en tus productos. En mi opinión, Neova® Copper Peptide Skin Therapy es la marca líder con esta tecnología. Muchos cirujanos plásticos la recomiendan a sus pacientes en procedimientos posquirúrgicos para mejorar la curación de heridas y minimizar las cicatrices.

Existen muchos nuevos productos de base de péptidos en el mercado cosmético con nombres y números largos y complejos. Todos trabajan hacia una misma meta: estimular nuevo colágeno y disminuir la formación de arrugas. Las cremas más populares son aquellas que contienen palmitoílo pentapéptido-3: el 3 a veces cambia a 4, pero es básicamente la misma molécula, también conocida como Matrixyl®. Este péptido trabaja a nivel del ADN para estimular nuevo colágeno y fibronectina. La fibronectina es parte de la matriz celular de la piel y es importante para la adhesión, el crecimiento, la migración y la comunicación celular. Un incremento de colágeno y de fibronectina lleva a tener piel más saludable de aspecto más joven.

Dermaxyl® (palmitoílo oligopéptido) es uno de los nuevos péptidos utilizados comúnmente en los productos de cuidado de la piel. Su función principal es la de reestructurar los componentes clave de la piel joven. Muchos estudios han demostrado la habilidad de este péptido de ayudar a la piel a generar su propio colágeno, elastina y ácido hialurónico. Cuando aumentan todos estos elementos, podrás ver piel con aspecto liso y rejuvenecido con mejor textura.

Matrixyl® 3000 es básicamente Matrixyl (palmitoílo pentapéptido-3) más palmitoílo tetrapéptido-7. Cada ingrediente ha demostrado tener a nivel molecular cualidades claras de reversión de la edad. El agregado de palmitoílo tetrapéptido a un fibroblasto humano cultivado lo estimula a crear nuevo colágeno, ácido hialurónico y elastina.

Argireline® es la marca registrada de otro péptido, acetilo hexapéptido-3/8, desarrollado por una empresa en Barcelona, España. Este péptido trabaja limitando la contracción muscular. Suaviza los músculos que controlan la expresión facial, ayudando a relajar el rostro y a prevenir las arrugas.

Es muy importante que los productos que declaran tener este péptido vengan de una empresa acreditada con suficiente cantidad de péptido (una concentración de 5–10 por ciento) en forma estable. Tener una correcta concentración y estabilidad son criterios importantes para que un producto pueda cumplir con los resultados que promete. Sólo porque el envase de un producto enumera cierto ingrediente activo no significa que tiene la concentración adecuada o la capacidad para lograr los mismos resultados que otros productos.

SNAP-8® es el nombre de acetil glutamil octapéptido-3. Esta molécula es simplemente una elongación de su predecesor,

Argireline®. Funciona al reducir la contracción de los músculos de expresión facial, disminuyendo así la profundidad y la cantidad de arrugas, especialmente alrededor de los ojos y en la frente.

Existen muchos otros productos que contienen péptidos disponibles en el mercado. Tiendo a recomendar solamente los productos que he probado personalmente, junto con aquellos que han producido los mejores resultados con mis pacientes. En mi consultorio, recomendamos Make Me Younger™ (de Shino Bay Cosmetic Solutions), un tratamiento hidratante rico en péptidos, que contiene Matrixyl® y Dermaxyl®; Replenix® AE Dermal Restructuring Therapy (de Citrix); la línea de productos C8 Peptide® (de Kinerase); Gentle Rejuvenation® (de Obagi); y Environ™.

FACTORES DE CRECIMIENTO

Los factores de crecimiento son sustancias de origen natural que promueven y apoyan el crecimiento y la proliferación celular. Las citocinas y las hormonas son dos ejemplos de factores de crecimiento. En realidad, son oligopéptidos que actúan como sustancias de señalización entre las células. Como su nombre implica, los factores de crecimiento pueden ser considerados como fertilizadores de la piel. Actúan como mensajeros para estimular la formación de colágeno y para proporcionar alimento para las células epiteliales. Los factores de crecimiento pueden derivar de las plantas, de los animales, de células epidermales cultivadas, de células de placenta y de células madre humanas.

Basadas en la creciente demanda de consumidores por cosmecéuticos más inteligentes y más efectivos, las empresas cosméticas están introduciendo una variedad de factores recombinables de crecimiento en sus formulaciones para ayudar en la prevención del envejecimiento.

FACTORES DE CRECIMIENTO HUMANOS

Los factores de crecimiento humanos son obtenidos de tejidos tales como la placenta, el prepucio y otras células cultivadas. Los diferentes tipos o familias de estos factores de crecimiento tienen diferentes tareas. Los factores de crecimiento humanos utilizados más comúnmente en la cosmética son el factor de crecimiento transformante beta (TGF-beta) para la regeneración de tejidos, el factor de crecimiento epidérmico (EGF) para el crecimiento de células, y los factores de crecimiento de los fibroblastos (FGF) para la curación de heridas.

Mi primera experiencia con un cosmecéutico rico en factores de crecimiento de derivación humana fue con TNS Recovery Complex®, de SkinMedica, uno de los primeros productos en usar factores de crecimiento humanos. Sonaba prometedor, y fue recomendado por mi director de residencia en dermatología para una paciente durante mi primer año de residencia médica. La paciente estaba entusiasmada por probarlo hasta que el médico tratante le dijo que el producto derivaba del prepucio de un bebé. Después de exhibir en el rostro una mirada inicial de repulsión, suspiró y dijo, "Todo sea por la belleza". Aunque el olor muy particular del producto no me dejaba olvidar sus orígenes, era cosméticamente elegante, y por cierto vi una mejoría en algunas líneas finas alrededor de la zona de mis ojos después de algunas semanas de uso.

Creo que la empresa trabajó sobre el olor porque no oímos demasiadas quejas después de la primera partida. TNS Recovery Complex® utiliza un ingrediente patentado llamado Nouricel-MD™ que fue, de hecho, desarrollado mediante bioingeniería del prepucio de un bebé donante original. Sin embargo, no hay razón alguna para tener aversión. Después de la primera extracción de factores de crecimiento de las células epiteliales cultivadas, todo lo que queda es el conjunto de asombrosos oligopéptidos de señalización que ayudan a transformar la piel. TNS Recovery Complex® contiene TGF-beta, factor de crecimiento de queratinocitos (KGF), factor de crecimiento endotelial vascular (VEGF) y factor de crecimiento de hepatocitos (HGF). Todos trabajan sinergéticamente para promover nuevo colágeno en la dermis, engrosar las capas en la epidermis, reparar el fotodaño y disminuir la inflamación.

Otro producto que recomendamos en mi consultorio es la línea Neocutis® con PSP. La simple observación de que la piel fetal tiene la habilidad única de curar sin cicatrizar motivó a investigadores médicos suizos a comparar y contrastar la curación de heridas normales en piel madura frente a piel fetal. La información sugería fuertemente que la curación sin cicatrices de la piel fetal era el resultado de una combinación única de factores de crecimiento y citocinas. Basada en estos hallazgos impresionantes, una mezcla de factores de crecimiento humanos, citocinas (es decir, péptidos) e interleucinas (es decir, grupos de péptidos) fue desarrollada y utilizada en múltiples estudios de cuidado de la piel y quemaduras pediátricas.

Esta mezcla milagrosa fue denominada proteínas de células epiteliales procesadas (PSP por sus siglas en inglés). El complejo PSP contiene TGF-Beta 3 y todas las demás isoformas de TGF-Beta que son consideradas extremadamente importantes en la transición entre curación de heridas sin cicatrices y la formación de cicatrices de reparación. Otros ingredientes incluidos en la mezcla son el factor de crecimiento de los fibroblastos básicos (bFGF), el factor de crecimiento epidérmico (EFG), el factor de crecimiento de queratinocitos (KFG), el factor estimulante de colonias de granulocitos (GCSF), el factor de crecimiento de tipo insulínico (IGF) y el factor de crecimiento endotelial vascular (VEGF). Esta mezcla naturalmente balanceada de factores de crecimiento y citocinas ha demostrado en múltiples estudios que tiene la capacidad de restaurar y rejuvenecer la piel en un tiempo tan corto como dos meses de uso regular.

FACTORES DE CRECIMIENTO DE DERIVACIÓN ANIMAL

Los factores de crecimiento de derivación animal han hecho recientemente su aparición en el mundo de la cosmética. La baba de caracol es la que está causando el furor en este momento. Suena repulsivo, pero tengo que admitir que el producto funciona de maravilla en la piel. Durante los últimos cinco años he visto publicidad en la televisión de habla hispana sobre diferentes productos que contienen baba de caracol. Muchas veces me he preguntado, *¿Qué sigue . . . lágrimas de cocodrilo?* Tengo que admitir, sin embargo, que a veces la naturaleza sí sabe lo que es mejor.

La baba provee a esta pequeña criatura de mucho más que simplemente un medio para deslizarse. Estudios han demostrado que la secreción del caracol contiene factores de crecimiento de fibroblastos que ayudan a la piel del caracol a repararse después de una lesión o de daño por el sol. Esta poderosa secreción bioactiva estimula la producción de los elementos necesarios para montar la matriz extracelular debajo de las células epiteliales. Esta matriz proporciona la estructura para el depósito de colágeno, la densidad hialurónica y la integridad de la elastina, que se traduce en la regeneración de piel envejecida o dañada.

De viaje en Medellín, Colombia, vi a un hombre rodeado por un grupo de curiosos. Cuando me acerqué, vi que estaba vendiendo. . . ibaba de caracol! Había realmente traído los caracoles y estaba armando un espectáculo. A pesar de las propiedades rejuvenecedoras de la baba de caracol, no me sentí seguro colocando algo sobre mi rostro que no había sido esterilizado. Pensaba que tal vez estas criaturitas podían haber tenido alguna bacteria extraña que carcomería mi rostro si me infectaba. Dicho esto, aún me intrigaban las declaraciones milagrosas de este señor sobre su baba de caracol cien por ciento natural.

Unos meses después de mi viaje, asistí a la reunión anual de la Academia Americana de Dermatología, y para mi sorpresa, ahí estaba el nuevo avance en la intervención a la vejez: la baba de caracol. Como no creo en la coincidencia, fui al puesto de la empresa que la promocionaba para obtener más información y algunas muestras. El nombre del producto es Tensage® (Biopelle®, de Ferndale Laboratories, Inc.), y contiene una fórmula patentada con SCA Biorepair Technology.

El SCA es la secreción mucosa de *Cryptomphalus aspersa,* una especie de caracol marrón de jardín que estimula bioquímicamente los procesos vitales para reparar y regenerar los tejidos dañados. Según los estudios, el SCA Biorepair facilita la proliferación de fibroblastos; promueve la reconstrucción de la arquitectura de la piel aumentando la producción de colágeno y elastina; incrementa la cantidad de humedad en la piel al aumentar la densidad del ácido hialurónico; y reduce la inflamación de la piel. De hecho, este producto había sido utilizado por más de veinte años en Europa para ayudar a aliviar la radiodermatitis y la inflamación crónica de la piel después de una terapia de radiación para algunos cánceres.

Finalmente, este producto sorprendente había ingresado al mercado cosmético de los Estados Unidos. Estaba tan impresionado con los resultados de las muestras que decidí ofrecerlo en nuestro consultorio. Todos nuestros pacientes y el personal ahora aman el producto y me dicen que no pueden vivir sin él.

FACTORES DE CRECIMIENTO DE DERIVACIÓN VEGETAL

Al igual que los factores de crecimiento de derivación humana y animal, los factores de crecimiento de derivación vegetal han tenido un impacto en la industria cosmética. Los factores de crecimiento de derivación vegetal usados más comúnmente para la intervención en la vejez son la cinetina, la zeatina y la piratina-6. Estas hormonas de crecimiento de derivación vegetal, que vienen de una familia llamada citoquininas, promueven el crecimiento celular y la regeneración. Varios estudios indican que estas citoquininas tienen un efecto positivo sobre los fibroblastos de la piel humana.

La cinetina (N6-furfuriladenina) y la zeatina mantienen saludable y activo al fibroblasto, haciendo que continúe depositando nuevo colágeno y fibras elásticas. La cinetina mejora el aspecto general de la piel reduciendo el número de líneas finas y arrugas e incrementando el contenido de humedad de la piel. La zeatina también aminora el proceso de envejecimiento y mejora otros signos de la vejez tales como la despigmentación y la aspereza.

La piratina-6 (furfuril tetrahidropiraniladenina) es lo más novedoso en las citoquininas de derivación vegetal. Está creada en un laboratorio al fusionar la cinetina de origen natural con la molécula de tetrahidropiranilo. Esta alteración de la molécula de cinetina hace que tenga un comienzo rápido y da como resultado cambios fisiológicos mayores en la piel que sus antecesores, la cinetina y la zeatina. De hecho, la mayoría de los pacientes dice ver resultados en tan solo dos semanas. Algunas de las mejorías en la piel incluyen una disminución del enrojecimiento y aspereza, una reducción en los signos visibles del daño solar, y una mejora de líneas finas y arrugas. Además, la piratina-6 tiene la habilidad de neutralizar radicales libres dañinos que contribuyen al envejecimiento de piel normal y piel dañada por el sol.

Dos estudios independientes paralelos—uno por la Universidad de California en Irvine, y otro por un laboratorio en Texas—compararon la eficacia de la cinetina y de la piratina-6. Luego de ocho semanas de tratamiento, los resultados favorecieron a la piratina-6: una mejora del 86 por ciento en la aspereza de la piel con la piratina-6, frente a un 35 por ciento con la cinetina. También hubo una mejora del 22 por ciento en arrugas finas con la piratina-6 frente a un 2 por ciento con la cinetina.

Los productos recomendados en nuestro consultorio que contienen cinetina y zeatina son de las líneas de cuidado del cutis de Kinerase® y Obagi® Gentle Rejuvenation. Ambas líneas tienen la concentración adecuada de los ingredientes activos, más otros ingredientes sinérgicos que ayudan a revertir y a detener el proceso de envejecimiento de la piel. Son líneas excelentes para el cutis maduro.

Piratina-6 es la línea más respetable que contiene este ingrediente activo. Es excelente para los pacientes que desean un tratamiento tópico para incrementar sus reservas de colágeno sin ninguna irritación. Es especialmente útil para pacientes con cutis intolerante, como aquellos que sufren de rosácea o de acné del adulto.

CÉLULAS MADRE DE DERIVACIÓN ANIMAL

Nuestro consultorio fue uno de los primeros en el sur de Florida en agregar a nuestro arsenal de soluciones para el rejuvenecimiento de la piel las máscaras de células madre. Como tienen la reputación de acelerar el proceso de recuperación después de procedimientos agresivos, decidí probarlas con el láser más potente en mi consultorio: el SmartSkin CO_2. Usamos una máscara de células madre inmediatamente después del láser microablativo SmartSkin CO_2. Cinco días después del procedimiento, todos los pacientes se veían como si ya estuvieran en la segunda semana del proceso de curación. El cutis también se veía más joven y más luminoso después de unas semanas. Logramos resultados tan impresionantes que no sólo nos convertimos en el usuario más grande de máscaras de células madre en Florida, sino que también fuimos el centro de investigación de campo para este magnífico producto.

Las células madre en la máscara son derivadas de placenta ovina. Las células madre mamíferas son muchísimo más efectivas en el tejido humano que las células madre derivadas de vegetales. Las células madre de derivación embriónica son esencialmente idénticas a las células madre humanas y tienen la capacidad enzimática para ayudar a regenerar y rejuvenecer la piel. Las células madre embriónicas son pluripotentes, lo cual significa que pueden convertirse en cualquier otro tipo de célula. También expresan el "gen de la inmortalidad", NANOG, que ayuda a las células a dividirse y multiplicarse indefinidamente sin perder su capacidad de diferenciarse. Son excelentes noticias porque significa que no hay células en el cuerpo que no puedan ser reparadas o reemplazadas. Las células epiteliales viejas y desgastadas pueden ser reemplazadas con una nueva generación de células epiteliales para crear un cutis más joven.

La máscara de células madre puede ser utilizada después de cualquier procedimiento de rejuvenecimiento de la piel, incluyendo los *peelings* químicos, la microdermoabrasión y los fotofaciales ablativos y no ablativos. También puede ser usada sola como máscara de rejuvenecimiento de piel. La máscara debe ser utilizada una vez por semana por un total de tres a cuatro semanas para lograr resultados óptimos.

CÉLULAS MADRE DE DERIVACIÓN VEGETAL

La mayoría de las células madre vegetales utilizadas hoy en día en la cosmética provienen de manzanares, específicamente de árboles Uttwiler Spätlauber autóctonos del norte de Suiza. Las manzanas de estos árboles son bien conocidas por su capacidad de mantenerse frescas mucho después de madurar por completo. Se especulaba que su capacidad por mantenerse frescas obedecía a su alto porcentaje de antioxidantes; sin embargo, investigaciones adicionales hallaron que obedece a sus fitocélulas madre. Los investigadores creen que las células madre vegetales tienen la capacidad de regenerar y rejuvenecer las células epiteliales. El resultado final es un cutis refrescado y de aspecto más joven.

Aunque el uso de células madre de derivación vegetal parece prometedor en la industria cosmética, existe muy poca información de investigaciones científicas que compruebe que tienen un efecto fisiológico importante en las células humanas. De todas maneras, la mayoría de las personas que ha usado productos que contienen células madre de derivación vegetal está satisfecha con los resultados.

OXYGEN BIOTHERAPEUTICS, INC.

Muchos saben que el oxígeno es el elemento químico más abundante y esencial para sostener la vida. El oxígeno es esencial en la producción de colágeno y fibras elásticas y juega un importante rol en muchas otras funciones metabólicas celulares en la piel. Parecería razonable entonces pensar que un producto cosmecéutico con la capacidad de incrementar los niveles de oxígeno en la piel daría impresionantes efectos regenerativos y rejuvenecedores. Sin embargo, me preocupaban los productos que afirmaban tener capacidad oxigenadora porque muchas veces utilizaban activadores químicos, tales como los peróxidos de hidrógeno, que tienden a resecar la piel. También podían generar radicales libres inestables dañinos para las células epiteliales.

Por fin han sido desarrollados un nuevo e innovador suero concentrado y una crema para los ojos portadores de oxígeno que pueden dar a la piel abundantes niveles de oxígeno. Dermacyte® (de Oxygen Biotherapeutics) es una tecnología de última generación que ayuda a transportar oxígeno puro a las células epiteliales y a los tejidos circundantes. Esta línea de cuidado de la piel utiliza tecnología patentada Oxycyte portadora de oxígeno que es idéntica a la que se utiliza para tratar lesiones de la médula espinal y promover la curación de heridas. Los estudios realizados han demostrado una mejoría general en el tono y textura de la piel, y una disminución en las líneas finas y lesiones pigmentarias después de tan sólo dos semanas de uso regular. Ahora hasta existe una asombrosa línea de maquillaje, Oxygenetix®, que podemos usar para camuflar la piel después de un tratamiento con láser o de un *peeling* químico.

TECNOLOGÍA ANTIGLICACIÓN

La glicación es un proceso mediante el cual azúcares se aferran a proteínas, tales como el colágeno y las fibras elásticas, creando lazos entre ellos y haciendo que la piel se torne rígida y quebradiza. La glicación genera 3-deoxiglucosona (3DG), que impide que funcionen normalmente el colágeno y las fibras elásticas. El cuerpo es incapaz de fragmentarlo o reemplazarlo con colágeno nuevo sano, provocando severo adelgazamiento y arrugas en la piel. Además, la 3DG produce inflamación y la formación de radicales libres que podrían agredir y dañar las células sanas. Cuanto más envejecemos y más azúcar consumimos en nuestras dietas, más se ven afectadas negativamente por la glicación nuestra piel y otros tejidos.

Los efectos dañinos de la glicación en el tejido humano no son nuevos en la comunidad médica. Hemos aprendido mucho sobre este fenómeno en la investigación de pacientes diabéticos. La mayoría de las complicaciones adversas que se observan en pacientes con diabetes son el resultado de la formación de productos de la glicación avanzada, especialmente 3DG. Algunas de las complicaciones más comunes que se observan en pacientes diabéticos avanzados son daño a nervios, ceguera, insuficiencia renal y úlceras diabéticas en la piel.

Existen dos excelentes productos que contrarrestan los efectos dañinos de la glicación en la piel. MEG 21 with Supplamine® (de Dynamis Skin Science) es un tratamiento novedoso descubierto por el Equipo de Investigación de Diabetes Dynamis en el Centro de Investigación Fox Chase. Los científicos lograron generar un compuesto que baja los niveles de 3DG en los tejidos. Para su sorpresa, vieron un rejuvenecimiento absoluto en la piel, lo cual tiene sentido ya que los diabéticos tienen mayor cantidad de 3DG en la piel. MEG 21 with Supplamine® es una línea completa de cuidado de la piel que ha demostrado clínicamente reducir la aparición de líneas finas y arrugas, además de mejorar el tono y la textura general de la piel.

La otra línea de cuidado de la piel con ingredientes que ayudan a bloquear el proceso de glicación es A.G.E. Interrupter® de SkinCeuticals. Esta línea contiene un compuesto específico extraído de arándanos que interrumpe la formación de productos de la glicación avanzada (PGA, o AGE en inglés).

TECNOLOGÍA IÓNICA

¿Suena como ciencia ficción la tecnología iónica? ¿Como la tecnología de luz de láser, quizás? No es ningún secreto que los iones cumplen un rol importante en el cuerpo humano. De hecho, sin el flujo correcto de iones, ¡la fuerza bioeléctrica que nos mantiene vivos se vería comprometida, y dejaríamos de existir! Nuestro metabolismo depende de la energía bioeléctrica del cuerpo para conseguir nutrientes y excretar desechos. También dependemos de ella para la mecánica muscular y la locomoción, el ritmo cardíaco y la comunicación intercelular.

Es bien comprensible que, a medida que envejece el cuerpo, haya una disminución significativa del flujo iónico que resulte en una disminución de la comunicación intercelular y de la producción de colágeno, produciendo líneas finas, arrugas y flacidez.

Como cualquier otro órgano del cuerpo, las células epiteliales toman ventaja de esta fuerza bioeléctrica para comunicarse mensajes importantes entre sí. Los científicos en Neutrogena, conscientes de este fenómeno complicado, desarrollaron la línea Neutrogena Clinical® con tecnología Ion Complex. Este avance en el cuidado de la piel incrementa los iones positivos que fluyen en la superficie de la piel ayudando a mantener la creación continua de colágeno nuevo y a prevenir la descomposición de la matriz de la piel.

El producto es ofrecido en un envase con dos pequeños tubos. El primer tubo contiene un gel gris oscuro con una fórmula patentada con conductores minerales iónicos esenciales; el segundo tubo contiene una crema activadora blanca. Cuando se combinan los dos tubos, genera un flujo de iones con carga positiva dentro de la superficie de la piel. El resultado final es piel más resistente, hidratada y tonificada que se ve y se siente más joven. Después de haber probado yo mismo este producto, definitivamente estaba contento e impresionado. Desde entonces, lo he recomendado a todos mis pacientes.

PONIENDO EN PRÁCTICA LA INFORMACIÓN

Después de haber leído sobre los diferentes productos y la ciencia que los respalda, supongo que te sentirás algo perdido o inseguro sobre cómo utilizar la información. Permíteme desglosarla. Durante el día, necesitamos proteger nuestra piel de los radicales libres y de los efectos ambientales y solares. Por las noches, cuando cuerpo y alma rejuvenecen, es importante usar productos diseñados para reparar y regenerar las células epiteliales y para reponer la matriz de la piel. Aliento a todos mis pacientes a usar algún tipo de retinoide. También pueden agregar a la rutina nocturna un hidratante o un tratamiento que contenga péptidos o factores de crecimiento.

Aconsejo a mis pacientes a rotar el uso de productos. La piel se torna un poco holgazana cuando utilizamos continuamente un producto durante un período largo de tiempo. Por ejemplo, muchas veces intercambio la familia de retinoides que uso por las noches. Uso tretinoína por unos meses y luego cambio a tazaroteno, y viceversa. Hago lo mismo con mis antioxidantes, cremas con péptidos y con los factores de crecimiento.

Comencé a alternar el uso de productos luego de observar que los pacientes que habían estado usando la dosis más fuerte de tretinoína durante años habían maximizado los beneficios de este maravilloso producto. Cuando los hice cambiar a otra familia de retinoides, comenzaron a ver alguna mejoría casi de inmediato. Después de todo, si uno hace lo que siempre ha hecho, ¡tendrá lo que siempre tuvo! Así que no temas experimentar o probar cosas nuevas. ¡Nunca se sabe! Quizás encuentres el santo grial del rejuvenecimiento tópico de la piel.

El futuro del cuidado de la piel se ve mejor de lo que soñamos. Comprender la piel a nivel molecular de la tecnología genómica ha abierto un mundo inimaginable. Nos ha ayudado a identificar importantes biomarcadores del envejecimiento de la piel y nos ha permitido crear productos de cuidado más inteligentes que pueden intervenir en el proceso de envejecimiento. La investigación genómica para el tratamiento de la piel se encuentra aún en una etapa temprana, pero está preparando el camino para una nueva generación de productos de cuidado de la piel que harán que sea obsoleto todo lo que viste antes.

Es importante que seas consciente de los ingredientes y los mecanismos de acción de todos los productos que utilizas, y también tener en cuenta la intención de por qué los usas. Cuando me aplico una crema para los ojos en particular, imagino que cada célula de mi cuerpo oye mi intención. Entonces, cuando apliques tus propios productos, encomienda a tus células que comiencen a generar nuevo colágeno y fibras elásticas para rejuvenecer tu piel.

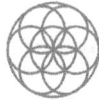

CAPÍTULO 11

La belleza está donde la encuentres

Hace varios años estaba en el aeropuerto de Atlanta esperando la conexión para regresar a mi casa en Florida cuando sucedió algo que cambiaría el curso de mi práctica médica para siempre. Finalmente había logrado mi sueño de ser dermatólogo cosmético. Tenía el consultorio soñado. Me habían invitado a ser uno de los oradores principales en una conferencia de Cynosure Lasers. Sin embargo, algo me inquietaba. No estaba contento conmigo mismo. Mi trabajo, que generalmente me daba alegría, me había encapsulado. Me sentía deprimido y no entendía por qué.

En espera para abordar el avión, un libro con tapa plateada brillante llamó mi atención. Prácticamente me estaba llamando, así que me incorporé y fui a su encuentro. Se trataba del libro *The Power of Impossible Thinking* de Yoram R. Wind. Como tiendo a leer libros espirituales y de autoayuda, decidí comprarlo. Mientras lo leía en el aeropuerto, detuve mi mirada en un dibujo que había visto una vez en una clase de psicología en la universidad. Era la famosa ilusión perceptiva de la "bella" y la "bruja" llamada "Mi esposa y mi suegra", de W. E. Hill, publicada en 1915 en la revista de humor *Puck*. Según como se observe, el cerebro alterna entre la imagen de una hermosa mujer joven y la de una anciana.

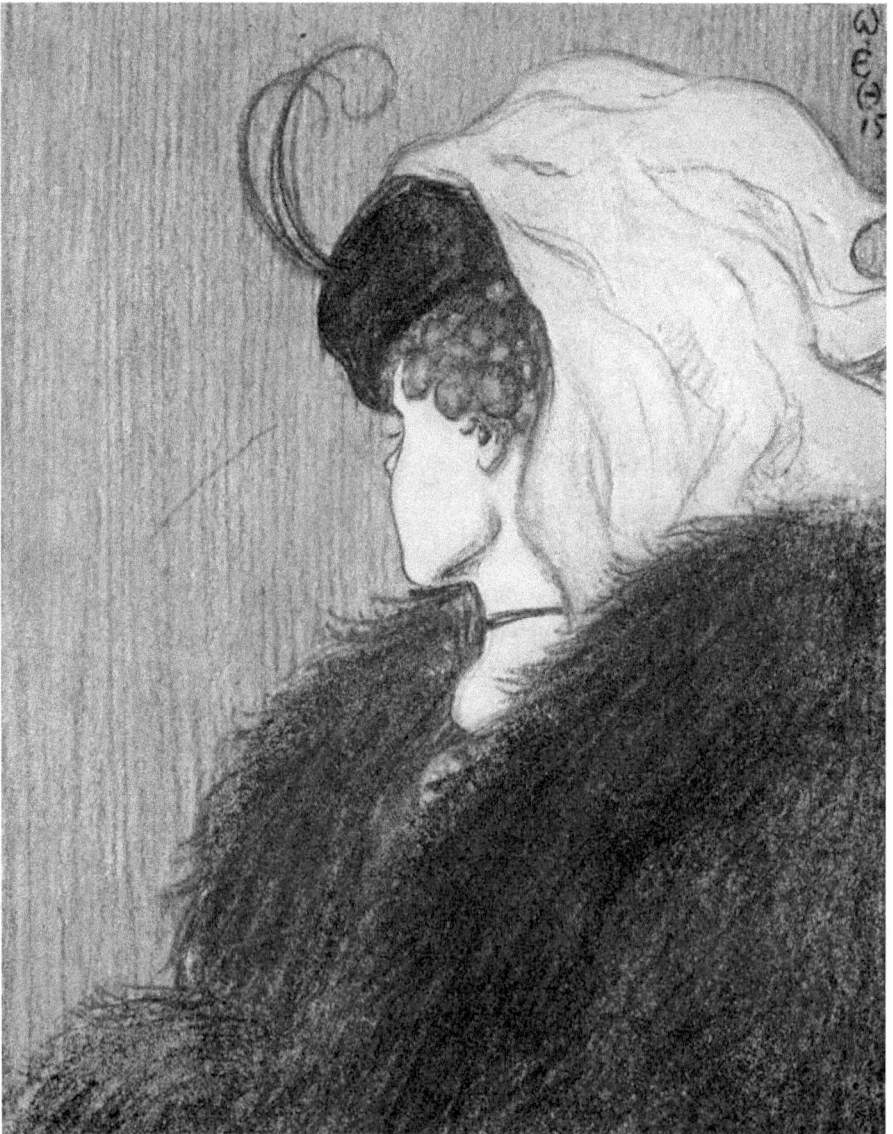

Por mucho que lo intentara, solamente podía ver a la anciana con su nariz en forma de gancho. Era extremadamente frustrante. En una ocasión anterior, cuando había visto el mismo dibujo, había podido visualizar ambas figuras en cuestión de segundos. Entonces fue claro para mí lo que realmente me estaba sucediendo. Durante mi capacitación como médico residente, y posteriormente cada día como dermatólogo cosmético, o buscaba yo imperfecciones en los rostros de la gente para corregirlos o venía a verme gente para mostrarme sus imperfecciones. De esa manera, me había condicionado a ver *solamente* las imperfecciones de los demás. Había dejado de ver la belleza de la gente. Con razón estaba triste. Darme cuenta de esto fue como un intenso despertar que me dio la oportunidad de ver la vida bajo una luz diferente.

A partir de esa experiencia en el aeropuerto, me esfuerzo por ver la belleza en todos y en todo lo que me rodea. Ahora, cuando viene alguien por una consulta, busco primero los aspectos bellos de su rostro. Todos los tenemos—algunos más que otros, pero todos revelan atributos de belleza. Cuando uso rellenos y Botox®, me esfuerzo por aportar simetría al rostro, por reponer la pérdida de volumen facial, y por restaurar los contornos juveniles del rostro. Sin embargo, primero y ante todo, siempre enfoco mi objetivo en acentuar los atributos atractivos que ya están presentes en el rostro de una persona.

Ya hemos aprendido que la belleza es un fenómeno preciso basado en las leyes de la matemática. Es una ventaja evolutiva, y hoy más que nunca sentimos la presión por mantenernos jóvenes. Estamos constantemente bombardeados por imágenes de hermosas modelos y actrices junto a los avisos publicitarios en revistas. Hasta tenemos programas de televisión sobre cambios extremos de imagen que hacen que "patitos feos" se conviertan en "hermosos cisnes".

En la búsqueda por mantenerse jóvenes y bellos, muchos han sacrificado la humanidad de sus rostros. Quizás tengan menos arrugas y piel más tersa después de tratarlas con cirugía o con inyecciones, pero muchas veces se ven extraños—y a veces hasta inapropiados. He aprendido mucho sobre el comportamiento humano y sobre la psicología de la belleza desde que comencé a dedicar el 95 por ciento de mi práctica a los tratamientos estéticos. Y es importante comprender que aunque la belleza pueda tener una base formulista, la percepción de la belleza fluctúa según la década, la etnicidad y la preferencia individual.

DIMORFISMO SEXUAL

Por definición, el dimorfismo sexual engloba las diferencias de forma entre hombres y mujeres. Estas diferencias determinan lo que el sexo opuesto considera atractivo en una pareja potencial y varían según la raza, la época, la cultura y la ubicación. Existen algunos rasgos, sin embargo, que son aceptados universalmente como sellos de lo atractivo para varones y mujeres. Las mujeres generalmente encuentran atractivas en un hombre una barbilla prominente, una frente fuerte y una mandíbula cuadrada. Las mujeres también encuentran atractiva una forma definida del cuerpo de un hombre: alto, con cintura delgada, pecho musculoso y hombros anchos. Podemos agregar a la lista abdominales definidos y una mínima cantidad de vello corporal.

Por su parte, los hombres encuentran atractivos en una mujer unos ojos grandes, una nariz pequeña, unos labios gruesos, un cutis limpio y unos pómulos altos. Los hombres también se sienten más atraídos hacia mujeres con proporciones específicas en el cuerpo—que tienden a variar un poco de una cultura a otra. En los Estados Unidos y en otras partes del continente americano, los hombres prefieren mujeres delgadas (pero no demasiado), de pechos grandes y con figura de reloj de arena.

Existe una explicación científica de por qué algunas características hacen que una persona sea atractiva para alguien del sexo opuesto. Los rasgos sexuales secundarios universales de varón y mujer mencionados recién son signos de aparente bienestar genético y reproductivo. Cuantos más de estos rasgos tenga una persona, más atractiva será para las personas del sexo opuesto.

Todos los rasgos atractivos mencionados anteriormente son el resultado de eventos en el desarrollo que están bajo el control de las hormonas sexuales durante la pubertad. Se cree que el estrógeno, por ejemplo, hace que la parte inferior de la cara femenina sea más angosta y los pómulos más anchos y más redondos.

Después de la menopausia, y con la disminución de estrógeno, la piel de una mujer se torna más delgada y más seca y comienza a arrugarse. Además, los labios se afinan, los ojos se achican y las mejillas comienzan a bajar. Estos cambios significan una pérdida de juventud y de capacidad reproductiva.

En comparación, la testosterona en los varones es responsable por la mandíbula cuadrada, la frente fuerte y un puente nasal grueso. Con la edad, los hombres experimentan la andropausia, durante la cual comienza la disminución de las hormonas testosterona y dehidroepiandrosterona. Si bien la andropausia no hace que deje de funcionar por completo el sistema reproductivo del hombre, puede llevar a episodios de impotencia. La caída de testosterona también causa un cúmulo de grasa en la parte media del cuerpo y la pérdida de musculatura y de características juveniles.

Las características sexuales secundarias que dependen de la testosterona señalan la competencia inmunológica, la fuerza y las habilidades de supervivencia, características que en tiempos primitivos eran importantes para proteger y asegurar el porvenir de la familia. A medida que los seres humanos fueron evolucionando, el atractivo de un hombre comenzó a ser más importante para una mujer que sus habilidades de lucha y supervivencia. La simetría facial y la belleza anunciaban mejor material genético y salud.

Recientemente, varios estudios concluyeron que los rasgos faciales que son más característicos de lo femenino son más atractivos tanto para los hombres como para las mujeres. Estos estudios mostraron que los rostros de hombres con rasgos femeninos eran más atractivos que el rostro masculino promedio. Después de la pubertad el varón niño bonito, por llamarlo de algún modo, tiende a tener mayor éxito con las mujeres que el hombre masculino común. El proceso de selección natural ha cambiado bastante desde la Edad de Piedra. Según algunos psicólogos, las mujeres se sienten atraídas a varones con rasgos femeninos porque los asocian con otras características deseables, tales como la capacidad de ser padres, la honestidad, la lealtad y la cooperación.

Es importante no confundir un rostro afeminado con un rostro que tiene rasgos faciales femeninos mezclados con características secundarias masculinas. Sólo la Madre Naturaleza puede lograr esta combinación sin hacer que un hombre se vea extraño. Cada vez que uso rellenos en un hombre, me aseguro de usar una técnica diferente que la que uso habitualmente con una mujer. Si utilizara la misma técnica, correría el riesgo de afeminar el rostro de mi cliente y de darle un aspecto muy extraño. Es por esta misma razón que un *lifting* completo casi nunca se ve bien en un hombre: las técnicas que utilizan los cirujanos cosméticos tienden en su mayoría a feminizar el rostro.

Continuando con el tema de verse extraño, todos hemos encontrado personas en nuestra vida diaria (o quizás en televisión) que simplemente se ven *antinaturales*. Vivo cerca de la zona de Boca Ratón, en Florida, donde veo muchas mujeres con el mismo rostro—pero en un cuerpo diferente. Cuando vienen pacientes nuevas a verme por una consulta, muchas veces me dicen de entrada que no quieren tener el aspecto de una "mamacita de Boca Ratón". Es gracioso porque sé exactamente a qué se refieren. También me deja tranquilo que no estoy alucinando cuando veo el mismo rostro en todas partes.

No sé si se trata de una nueva tendencia—como fue en su momento tener labios tipo Angelina Jolie—o si se trata de un reflejo de hacia dónde nos dirigimos con la estética. ¿Estas personas se miran al espejo y dicen "¡Vaya, me veo de maravilla!" o dicen "¡Ay Dios mío, se me fue la mano!"? Cada vez me convenzo más y más de que verdaderamente creen que se ven muy bien.

De tanto en tanto, algunas me consultan. Vienen con sus mejillas extremadamente sobrerellenadas, cejas como el Sr. Spock y labios que pasan por la puerta antes que ellas. Yo estoy pensando que probablemente quieren algún tipo de tratamiento láser o recomendación sobre el cuidado de la piel, pero no—iquieren más relleno y más Botox®! Aunque es algo difícil para mí, debo rechazarlas. No quiero herir los sentimientos de nadie, así que trato de ser lo más amable posible. Les digo que siendo minimalista no soy bueno logrando ese *look* particular.

Ellas agradecen mi honestidad y generalmente no regresan porque no soy lo que buscan en un dermatólogo cosmético. ¡Eso es lo que digo! La percepción de belleza del paciente debe coincidir con la percepción de belleza del doctor.

Comento de entrada a todos mis pacientes nuevos que no creo en rostros congelados o mejillas y labios sobrerellenados. Si están de acuerdo, entonces coincidimos. Si sienten, sin embargo, que soy demasiado conservador en mi enfoque, entonces pueden ir con alguien que les dé el aspecto que buscan.

Durante las consultas, educo a mis pacientes potenciales sobre el envejecimiento del rostro y sobre lo que pueden hacer en cada década para ayudar a prevenir su descenso y pérdida de volumen. También los aliento a consultar a otros dermatólogos cosméticos para poder elegir el doctor que comprende mejor sus necesidades y coincide con su percepción de belleza. Un consejo es que se fijen en el aspecto del personal y de los demás pacientes en el área de recepción. Que se aseguren, también, de pedir ver las fotografías de los pacientes antes y después de sus tratamientos. Esto les permitirá determinar si la percepción del doctor coincide con la propia.

Aunque para mí puede parecer antinatural la gente con me-jillas sobrerellenadas y rostros congelados, se trata simplemente de mi opinión y de mi percepción de la belleza. Si estos pacientes realmente se sienten más jóvenes y más hermosos, ¿quién soy yo para hacerles sentir lo contrario?

Todos los años voy a la reunión anual de la Academia Americana de Dermatología para tomar algunos cursos y para ver qué hay de nuevo en el mundo de la estética. La sexagésima octava reunión se llevó a cabo en Miami Beach en marzo de 2010. Me sorprendió ver algunos de mis amigos y colegas con el look de mamacitas de Boca Ratón. Me dije a mi mismo, *¡Es una epidemia!* Pero finalmente lo pude entender. Desde que descubrimos que el volumen adiposo del rostro es uno de los ingredientes clave de la fuente de la juventud, hemos estado desesperadamente intentando reemplazar la pérdida de volumen. Entretanto, sin embargo, ¿no hemos perdido acaso de vista lo que significa preservar los atributos humanos del rostro?

Volví de mi reunión y pedí a mi personal, a mis amigos y a mis pacientes que me detengan si alguna vez me entusiasmo de más con un procedimiento cosmético. Si yo no hubiese tenido la experiencia de la bella y la bruja en el aeropuerto, quizás me hubiera convertido en un "Muñeco Pimpollo" adulto yo también. Tengo que admitir que alguna vez estuve muy cerca de parecerlo. Me veía un poco demacrado y cansado así que uno de mis amigos inyectó un poco de relleno en mis mejillas. ¡Terminé pareciendo una marioneta! Tenía mejillas tan redondas y femeninas que apenas si podía mirarme al espejo durante los nueve meses que duró el relleno. Los rellenos deberían utilizarse de tal manera que no resulte obvio para todo el mundo que se ha hecho algún procedimiento.

Hoy en día, cualquiera puede verse y sentirse hermoso. Los avances en los procedimientos cosméticos han abierto un mundo de oportunidades para las personas que genéticamente no nacieron con la bendición de las proporciones perfectas. Solamente hacen falta recursos financieros y un cirujano capaz con un buen ojo. Todos hemos visto las transformaciones increíbles en programas televisivos como *The Swan* y *Extreme*

Makeover. Frente a nuestros ojos podemos ver un patito feo transformarse en un hermoso cisne. Todos también hemos sido testigos del poderoso impacto de estos cambios en la personalidad de la persona en cuestión.

Es mi experiencia personal y profesional que cuanto mejor se ve uno, mejor se siente—siempre que tenga una autoestima saludable.

Una cosa que aprendí desde el principio en esta industria es que nunca podré complacer a todos. He conocido a muchos pacientes que nunca están verdaderamente contentos con cómo se ven, no importa cuánta mejoría observen en su aspecto físico. Teniendo la autoestima tan baja, siempre encontrarán otro defecto.

Hasta he tenido pacientes que literalmente vienen a verme con imágenes de modelos de revistas y me piden que les de la mandíbula, nariz, mejillas u ojos de una modelo en particular. Irónicamente, su aspecto natural—su nariz, sus ojos o su mandíbula—a menudo es diez veces más hermosos que la del modelo al que aspiran parecerse. Estas banderas rojas me indican que probablemente estoy tratando con alguien que tiene una imagen propia pobre y una baja autoestima. Me parte el corazón porque sé lo difícil que es sentirse así y cuánto tiempo consume.

Un querido paciente mío me escribió una carta de agradecimiento que verdaderamente ilustra cómo un pequeño procedimiento que solamente dura veinte minutos puede ayudar a alguien que tiene una pobre imagen de sí mismo a sentirse mejor. Optó por recibir rellenos faciales y un procedimiento de láser microablativo CO_2 con resultados excelentes. El siguiente es un extracto de la carta que escribió.

Querido Dr. Shino,

No sé cómo agradecerle por lo que ha hecho por mí. Como Ud. sabe, sufro del trastorno dismórfico corporal (TDC). A medida que fui madurando, aumentó exponencialmente mi preocupación por el aspecto de mi rostro y de mi cuerpo. Aún de niño, nunca me sentí bien sobre mí mismo. He perseverado y recibido una buena educación, lo cual elevó mi autoestima. No puedo creer que me vea tan bien, y se lo debo a Ud. Gracias, Dr. Shino. Dios está a su lado, y vela por Ud. y quiere que siga cambiando las vidas de las personas.

Sinceramente,

M

Me conmovió mucho esta carta. Esta es mi breve respuesta.

Querido M,

Su carta fue muy conmovedora y puso lágrimas en mis ojos. Usted probablemente no sepa esto, y muy pocos lo saben, pero yo también sufro con un pequeño toque de TDC. He luchado con este trastorno desde mi niñez, y aunque puedo escribir todo un libro sobre el tema, hice las paces con el hecho de que lo que veo en el espejo no es cómo me veo en realidad ni cómo me ven los demás. Comprendo muy bien este trastorno. También me ha hecho más sensible y compasivo, con mayor entendimiento sobre las pequeñas cosas que pueden hacer que alguien busque mis conocimientos. He aprendido a mirar más allá de las imperfecciones para ver los atributos hermosos que todos poseemos. El TDC fue una maldición, pero también resultó una bendición. Me ha obligado a ver belleza verdadera en todas partes y en todas las personas.

Dios lo bendiga.

Shino

El TDC se presenta en diferentes grados. Mientras que algunas personas, como yo, tienen sólo un toque, mucho sufren de casos más severos. Los individuos con este trastorno se preocupan excesivamente por un defecto percibido en su apariencia física. Generalmente son considerados muy atractivos por los demás, pero no pueden verlo por sí mismos. Es un trastorno debilitante que conlleva al temor de ser juzgados, a la ansiedad social, a la baja autoestima y al comportamiento obsesivo-compulsivo.

La causa exacta del trastorno aún está en debate, pero la mayoría de los médicos cree que podría ser una combinación de factores psicológicos, biológicos y ambientales. En muchos casos, el abuso y el abandono han sido factores principales. Estos pacientes pueden ser una pesadilla para el dermatólogo cosmético o el cirujano plástico. Son imposibles de complacer y siempre buscan alterar cómo se ven. No obstante, no hace falta sufrir de TDC para tener problemas de autoestima o una pobre autoimagen.

Mi toque de TDC puede ser rastreado hacia atrás hasta mi primera infancia. Mientras conversaban dos de mis tías, sin querer escuché que una le decía a la otra, "Pobre Shino—es tan moreno y feo". Sólo tenía siete años, pero ahí mismo me convencí de que yo era demasiado oscuro de piel. Comencé a odiar el tono de mi piel. Mis primos y los demás parientes de mi generación o se veían como chinos o tenían tez más clara. Deseaba tanto tener un cutis más claro que hasta me bañé con lejía Clorox® para aclararme la piel. Las palabras de mi tía me hicieron sentir que tener la piel morena era lo mismo que ser feo, así que pasé el resto de mi niñez y adolescencia alejado de la luz del sol.

Otro motivo de mi toque de TDC es que siempre he sido lo que se podría llamar un "niño bonito". Cuando era niño si tenía el cabello un poco más largo la gente preguntaba a mi abuela si yo era nena o varón. Mi abuela por eso siempre se aseguraba de cortarme el cabello bien cortito para que todos supieran que yo era varón. Como tenía rasgos femeninos, los demás niños en mi escuela primaria me dieron una paliza casi todos los días durante tres años. Odiaba cómo me veía, y no podía hacer nada al respecto. En mi cabeza, yo había nacido deforme—como varón que parecía una niña.

Cuando Madonna presentó su canción "Cómo lo siente una chica", me retrotrajo al recuerdo de esos días cuando mi vida era un infierno por cómo me veía. Estaba bien si una niña se veía como varón, pero que un varón se viera como niña era motivo de constante castigo y burlas. Hasta el día de hoy, cuando la gente viene y me ve muchas veces usa palabras como bonito o hermoso para describirme. En lugar de hacerme sentir bien, muchas veces esto me da vergüenza y me hace sentir incómodo. Un hombre puede ser *guapo* o hasta *lindo*, pero *hermoso* es un adjetivo que se usa más para describir a una mujer.

Es muy importante para los padres y custodios ser conscientes del impacto potencial que pueden tener sus palabras en los niños. Los comentarios negativos pueden hacer que un niño tenga una preocupación por su imagen corporal y causarle heridas emocionales que perduren por el resto de su vida. No todos vamos a heredar genes que nos hacen delgados o bellos, pero todos podemos tener una autoestima saludable y una imagen propia positiva.

Soy muy consciente de que mi trabajo como dermatólogo cosmético abarca mucho más que simplemente demorar el maldito reloj o revertir el proceso de envejecimiento. Cada vez que hago un procedimiento de láser o trato a alguien con un inyectable, también le estoy infundiendo una dosis saludable de amor y aceptación. Cuando mis pacientes miran el espejo, quiero que celebren la esencia de quiénes son. Es un *lifting* tanto emocional como físico.

En mi búsqueda por aportar un estado de bienestar a mis pacientes, dedico mi tiempo libre a leer libros sobre espiritualidad y autoayuda. Encontré un libro excelente escrito en la década del 60 por Maxwell Maltz, M.D., un reconocido cirujano plástico. Considerado por muchos como la base de muchos libros de autoayuda que existen hoy en día, *Psycho-Cybernetics* enseña una manera práctica de vivir que asegura una vida de felicidad y realización usando el poder del subconsciente.

El capítulo más útil para mí del libro de Maltz es el que se titula "Cómo darse un *lifting* emocional a uno mismo". Algunas cicatrices emocionales necesitan ser tratadas con un bisturí espiritual. Mis pacientes muchas veces vienen a verme con sus inseguridades y temores. Algunos pueden estar en medio de un divorcio, algunos están aterrados por el proceso de envejecimiento y algunos pueden estar desfigurados por la cicatriz de una cirugía o de un accidente. No importa cuáles sean las razones iniciales de su visita, todos tienen algo en común: quieren verse más atractivos físicamente.

Con mi ayuda, podrían desaparecer los miedos y las inseguridades de mis clientes. Aunque todos tienen un cierto grado de temor o inseguridad, descubrí rápidamente que sólo puedo realmente ayudar a aquellos pacientes que ya tienen una autoimagen relativamente sana. Lleva una enorme cantidad de tiempo y esfuerzo ayudar a los pacientes que no la tienen. No importa cuánto logro mejorar sus aspectos, este tipo de pacientes rara vez se siente feliz por mucho tiempo.

Un estudio tras otro ha demostrado que a la gente bella se la trata de manera diferente. Tendemos a ver a las personas atractivas como más honestas, confiables e inteligentes que las personas menos atractivas. Como vivimos en una sociedad donde la moda, la cosmética y el estado físico son industrias globales de billones de dólares, hay un tremendo énfasis puesto en el aspecto físico. Aquellos que son percibidos como atractivos son más valorados en nuestro mundo en muchos contextos que aquellos que no lo son.

Ser bello podrá ser algo que todos deseamos, pero también puede ser un arma de doble filo. Las personas consideradas bellas también sufren de prejuicios negativos por ello. Muchas veces provocan los celos de los demás o tienen dudas sobre su valor en otros aspectos. Tuve algunas experiencias de este tipo cuando era joven, y durante el tiempo que trabajé como modelo de pasarela. De niño, las burlas y palizas eran consecuencia de ser atractivo. Después de la pubertad, cuando empezaron a tomar forma mis características sexuales secundarias, como las chicas me prestaban mucha atención me convertí en ese que los demás muchachos querían tener a su lado de copiloto.

Hoy en día, puedo entrar a un lugar y sentir al mismo tiempo rechazo y admiración. La gente me encuentra atractivo, cuestiona mi sexualidad, me ridiculiza, me alaba, me tiene antipatía o me ama. De vez en cuando esto me provoca ansiedad, pero es más fácil poder manejarlo ahora que comprendo la naturaleza humana y la ciencia de la belleza.

Otra desventaja de ser atractivo es que puede causar una incapacidad para mantener relaciones afectivas de largo plazo. Lo he observado en particular entre mis amigas que son extremadamente hermosas. Están acostumbradas a ser adoradas por tantos hombres que es difícil para ellas elegir uno y establecer un relación duradera. A medida que empiezan a pasar los años y se desvanece su juventud y su belleza, pueden encontrarse con sensación de ansiedad y soledad.

Hayas sido o no lo suficientemente afortunado para haber nacido con los genes estupendos que producen un rostro simétrico, una cosa es cierta: si no tienes la personalidad o el comportamiento correctos, tu aspecto exterior no compensará tu falta de belleza interior. Aunque inicialmente todos tendemos a gravitar hacia las personas bellas y las apreciamos, si tienen personalidades complejas al final corremos en la dirección contraria. Como escribió Oscar Wilde: "Es la belleza lo que capta tu atención; es la personalidad la que captura tu corazón".

Irónicamente, en pleno desarrollo de este capítulo, tuve la oportunidad de conocer a una hermosa joven que poco tiempo después se convirtió en la "Ladrona de Belleza" infame. De veintinueve años de edad y muy atractiva, vino a mi clínica por unos procedimientos estéticos. Cuando llegó el momento de pagar por los servicios, salió corriendo. Afortunadamente (para nosotros), tenemos cámaras de seguridad, y la policía pudo usar estas imágenes para luego arrestarla por robo mayor. Parece que cada vez que necesitaba retocar sus tratamientos de belleza, esta mujer llevaba a cabo este mismo engaño en algún centro cosmético de la ciudad.

La Ladrona de Belleza se convirtió en el símbolo de la epidemia de mujeres que hacen casi cualquier cosa para preservar sus atributos de belleza—hasta se arriesgan al punto de ir a prisión. Mientras trabajaba en ella, recuerdo claramente que sus ojos parecían muertos. Continuamente nos mirábamos fijo a los ojos como si nuestras almas supieran que iba a suceder algo malo. Al final de todo cuando había hecho el ridículo en los medios, sólo pude sentir una profunda tristeza por ella y por sus padres. Ella era una de las afortunadas con excelente genética y atributos hermosos, pero había elegido usar sus atributos para vivir una vida de desorden y oscuridad.

Una vez hace años, un paciente me había dicho, "La belleza está desperdiciada en los jóvenes". Finalmente pude comprender esa frase. Una revista de belleza me contactó y me pidió un comentario que definiera mi opinión sobre la Ladrona de Belleza. Dije, "La belleza es un arma de doble filo que puede hacer que uno conozca tanto la admiración como la desilusión. La Ladrona de Belleza es un vivo ejemplo de esto".

Durante mi residencia médica en dermatología, ya sabía que mi vocación era ser dermatólogo cosmético. Mis pruebas y aflicciones personales me prepararon para tener las habilidades y el temperamento necesarios para entrar al mundo de la cosmética. También era consciente de que era mi deber ir más allá del reino de la belleza física. Sentí que el propósito espiritual de mi trabajo es ayudar a eliminar las cicatrices emocionales, a realzar la autoestima de la gente, y a enseñar a todas las personas que encuentro el significado verdadero de la belleza.

Al entrar a nuestra clínica, nuestros pacientes se encuentran con un afiche grande de Audrey Hepburn con un fuerte mensaje del humorista Sam Levenson que muchas veces es llamado "Recomendaciones de belleza a prueba del tiempo". Escritas para sus nietos, estas líneas—que combinan dos pasajes del libro de Levenson escrito en 1973 llamado *In One Era and Out the Other*—eran casualmente muy queridas por Audrey. Cuando le pidieron en una entrevista que compartiera algunos secretos de belleza con sus admiradoras, Audrey vio una oportunidad para transmitir el verdadero significado de la belleza. Recitó las palabras del Sr. Levenson:

> *Para tener labios atractivos, di palabras amables.*
> *Para tener ojos hermosos, ve lo bueno en la gente.*
> *Para tener una figura delgada, comparte tu comida con los que tienen hambre.*
> *Para tener cabello hermoso, deja que un niño le pase los dedos una vez por día.*
> *Para tener confianza, camina confiado en que nunca estás solo.*
>
> *Las personas, más que las cosas, deben ser restauradas, renovadas, revividas, reclamadas y redimidas; nunca deseches a nadie.*
> *Recuerda, si alguna vez necesitas una mano amiga, encontrarás una al final de cada uno de tus brazos.*
> *A medida que vayas creciendo, descubrirás que tienes dos manos: una para ayudarte a ti mismo y la otra para ayudar a los demás.*

Estas líneas me fueron enviadas por una amiga el lunes 25 de noviembre de 2002, en un correo electrónico con el título: "Secretos de belleza de Audrey Hepburn". Desde el día que los leí, supe que este mensaje, junto con la hermosa fotografía de Audrey Hepburn, sería el enfoque central y el mensaje de nuestra clínica. Quería que todos recuerden lo que realmente significa ser hermoso. La belleza a prueba del tiempo comienza desde adentro, y los que practican esa belleza la encuentran.

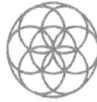

CAPÍTULO 12

Maquíllame perfecta

Aún recuerdo a mi madrastra, Frances, despertándose tempranísimo por la mañana para maquillarse. Le llevaba casi una hora, y para ella era un ritual Zen. Cada pincelada era precisa. Observarla era como ver a un artista pintar sobre un lienzo. Hasta el día de hoy, aún, es una mujer muy hermosa, pero cuando era más joven no había una sola persona que no se enamorara de su belleza cuando estaba maquillada.

Siempre me he preguntado sobre los orígenes del maquillaje. ¿Por qué las mujeres se dibujan líneas negras debajo de los ojos? ¿Por qué tienen que ser rojos los labios? ¿Por qué las mejillas sonrojadas y las pestañas como pequeñas tarántulas? Hasta existe un dicho que dice "La que es linda es linda y la que no, ¡¡¡que se maquille!!!"

El ritual del maquillaje cubre al menos 6.000 años de historia humana, comenzando con los egipcios alrededor del siglo cuatro a.C. Aunque quizás no fuesen los primeros en utilizar maquillaje, los egipcios estuvieron entre los primeros en documentar el uso del maquillaje para realzar su belleza. Cuando pensamos en Cleopatra, pensamos en sus ojos delineados de negro. Los hombres y las mujeres hacían más seductores sus ojos usando kohl, una sustancia hecha de elementos metálicos como el antimonio, el plomo, el mercurio y el cobre, además de almendras quemadas y hollín. Desconociendo los peligros de usar mercurio y plomo como productos cosméticos, los egipcios literalmente morían por verse espléndidos.

Los antiguos egipcios, griegos y romanos usaban cosméticos para realzar su apariencia física. De hecho, los arqueólogos de cada continente han documentado también el uso de maquillaje para el embellecimiento. Hasta en las zonas más remotas del mundo, los aborígenes han utilizado tinturas naturales como pintura para adornar sus cuerpos.

Desde sus comienzos, el maquillaje ha sido utilizado para ostentar o disfrazar aspectos de la apariencia. Por ejemplo, durante la Edad Media y el Renacimiento en Europa, la piel pálida era considerada una señal de riqueza que indicaba refinamiento y feminidad. Algunas mujeres sangraban al punto de la anemia para lograr el tono de piel más pálido posible. También usaban pintura blanca de plomo, polvos de arsénico y mercurio para imitar la tez clara.

Durante la época del Renacimiento ocurrió un extraño incidente en Nápoles con un cosmético. Sucedió en torno al polvo facial Acqua Tofana, nombrado por su creadora Giulia Tofana, infame y quizás la más grande envenenadora de todos los tiempos. La Signora Tofana y su hija preparaban un polvo blanco para mujeres prototipo de asesinas que contenía un compuesto líquido de arsénico extremadamente tóxico supuestamente usado para lograr esa piel pálida tan deseada. Lo vendían a mujeres adineradas que generalmente sabían bien que el producto contenía un veneno extremadamente peligroso. Aconsejaban a las mujeres empolvar sus rostros, cuellos y pechos solamente cuando estaban con sus esposos.

Resultado imaginable: hubo más de 600 víctimas conocidas

que murieron envenenadas. ¿Las víctimas? Los maridos de esposas descontentas, aunque en algunos casos hubo mujeres que mataron accidentalmente a sus esposos porque usaron inconscientemente el polvo facial para los fines cosméticos publicitados. Pasaron veinte años antes de que la Signora Tofana fuera arrestada (y posteriormente estrangulada en prisión) por sus crímenes.

Cuando alrededor del siglo dieciocho los franceses introdujeron el maquillaje rojo para mejillas y labios, la piel pálida comenzó a ser asociada con salud pobre y fragilidad. Muchas mujeres usaban maquillaje grueso o rubor como una manera de esconder sus enfermedades.

Es interesante que los hombres usaran maquillaje hasta 1850. Después de esa época, era mal visto que un hombre usara cualquier tipo de maquillaje sobre el rostro porque era considerado muy "dandy".

En los comienzos del siglo diecinueve, durante la era victoriana en Inglaterra, regresó el furor por la piel pálida. La piel bronceada por el sol demostraba que uno trabajaba a la intemperie para ganarse la vida. Por lo tanto, la piel bronceada era considerada inferior, vulgar, poco distinguida. Las mujeres llevaban sombrillas para proteger la piel del sol en un intento por permanecer pálidas. Usar rubor o maquillaje se veía mal en la sociedad "respetable" porque se lo asociaba con actrices de teatro y prostitutas. Durante este período, la única práctica cosmética que se toleraba era la mezcla de gotas de cera caliente con clara de huevo usada como rímel para las pestañas. Esta mezcla brillosa también era utilizada como pomada para los labios. Como ya no se toleraba el uso de rubor, las mujeres usaban jugo de remolacha en secreto o pellizcaban sus mejillas para obtener un rubor rojizo saludable en sus rostros.

El aspecto pálido victoriano dominó hasta la década de 1920 a 1930, cuando las mujeres estadounidenses, para demostrar su individualidad, comenzaron a adoptar el uso de lápiz labial rojo, de máscara para pestañas, de delineador de ojos y de polvos. Las mujeres comenzaron a colorear sus párpados con diferentes tonos de gris. También se pusieron de moda el verde y el turquesa. Fueron introducidos los lápices para las cejas y las pinzas, ya que la mayoría de las mujeres prefería las cejas finas con un arco descendente. Además de otorgar el voto a las mujeres e introducir ropa menos restrictiva con dobladillos más altos, esta era inauguró la revolución del maquillaje. Las mujeres disfrutaban de una mayor selección de colores y de mejor calidad, además de ingredientes más seguros en sus productos cosméticos. Globalmente hubo un cambio marcado en las actitudes sociales hacia el maquillaje. Ya no era tabú encontrar productos de belleza en el bolso de una mujer o verlas aplicándose polvo compacto o lápiz labial en la mesa.

Otro cambio en la percepción de la belleza ocurrió en 1923 cuando la influyente diseñadora de modas francesa, Coco Chanel, fue vista con un bronceado profundo después de navegar en yate desde París hasta Cannes. *Voilà!* De pronto estar bronceado era la última moda. La mayoría de la clase trabajadora ahora tenía la piel pálida por pasar la mayor parte de su tiempo puertas adentro en las fábricas, así que tener la piel bronceada se convirtió en señal de ocio demostrando seguridad financiera en lugar de la fuerza física de un obrero. Hasta hoy en día, aún vemos a los ricos y famosos tomando vacaciones al sol en lugares exclusivos o jugando en playas privadas y yates. Casi todo el mundo ama tomar sol a la orilla de una piscina o del mar, aunque, a diferencia de Coco, ahora al hacerlo usa protector solar.

Han surgido muchos cambios desde 1930. Estamos bombardeados constantemente por nuevos maquillajes y estilos de moda. Las estrellas jóvenes de Hollywood han estado fijando las tendencias en el mundo del maquillaje durante décadas. ¿Quién puede olvidar los singulares ojos de gato de Sophía Loren o los famosos labios rojos de Rita Hayworth, que fueron votados los "más perfectos" del mundo por la Liga Norteamericana de Artistas en 1949? En nuestra era, celebridades simbólicas como Halle Berry, Jennifer López y Angelina Jolie influencian a las mujeres de todo el mundo a buscar cierto *look* con cortes de cabello, dietas y regímenes de actividad física, ropa, maquillaje o con procedimientos de realce cosmético. Angelina Jolie fue responsable por la demanda por labios gruesos que vimos en los últimos años, ganándose la adoración de muchos dermatólogos y cirujanos plásticos debido a los ingresos que aportó a sus consultorios.

Para las mujeres el lápiz labial, el delineador de ojos y el rubor son más que la apoteosis de estar bien arregladas. Existe mucha ciencia detrás del arte del maquillaje. La mayoría de las empresas cosméticas emplea un equipo de químicos e ingenieros que investiga, crea y prueba centenares de nuevas fórmulas por año. Se lleva a cabo mucha experimentación de prueba y error hasta lograr las texturas y tonalidades correctas. Los productos finales deben ser efectivos, estar envasados elegantemente y tener aromas agradables.

Los científicos se aseguran de que se revele cada uno de los ingredientes de cualquier producto cosmético y de que se sigan todas las estrictas pautas de seguridad en la fabricación del maquillaje. Antes de que cualquier empresa cosmética pueda vender un producto, necesita someter su formulación a rigurosos ensayos para comprobar cómo se comporta en variadas condiciones ambientales, tales como mayor altitud, humedad, calor y frío. Finalmente, antes de ser lanzado al mercado, el producto es testeado en humanos o en animales para verificar que no haya posibles reacciones alérgicas y para asegurar que funcione según haya sido diseñado.

Muchas empresas ya no usan animales para las pruebas de los cosméticos, porque forzar a las criaturas indefensas a soportar los dolorosos efectos colaterales de las pruebas es cruel, y estas empresas generalmente lo anuncian en sus etiquetas.

Además de ayudarnos a esconder nuestros defectos y a acentuar nuestras mejores características, el maquillaje también nos ayuda a sentirnos confiados, más felices y más atractivos. A nadie le gusta sentirse desaliñado y aburrido en un evento social. El maquillaje nos permite avanzar con la mejor cara, creando una sensación de euforia que está interrelacionada con la química de nuestro cerebro. Una respuesta fisiológica nos dice "Me veo bien, por lo tanto me siento bien".

El maquillaje también provoca una respuesta fisiológica en aquellos que perciben esa habilidad artística. Crea una ilusión de ser más jóvenes, más saludables o más atractivos de lo que realmente somos. Por ejemplo, usar una base que oculta los defectos de nuestro tono de piel anuncia a los demás que somos aparentemente fértiles y libres de enfermedad.

El uso de lápices labiales de colores ha estado de moda de vez en cuando durante los milenios de la historia grabada desde antes de la edad de Cleopatra o de la Reina Isabel I. La fascinación por los labios gruesos rojos tiene que ver solamente con una cosa: la seducción. Cuando la sangre deriva a los labios durante las relaciones sexuales, éstos se hacen más grandes y más rojos. Usar lápiz labial desencadena una respuesta fisiológica de atracción porque ver labios gruesos rojos nos recuerda la gratificación que sentimos durante el sexo. Lo percibimos como una invitación.

Oscurecer el párpado superior funciona de la misma manera. Durante la última etapa del orgasmo sexual, el párpado superior cae mínimamente como reacción fisiológica a la satisfacción. La técnica de maquillaje de los "ojos ahumados" u "ojos de cama", por lo tanto, hace que las mujeres se vean como si estuvieran a punto de tener un orgasmo, y produce un efecto casi hipnótico en los hombres.

A medida que envejecemos nuestros ojos se achican y se entrecierran. Dibujar una línea oscura debajo del párpado inferior hace que los ojos se vean más grandes y amplios. Por eso, usar este sencillo truco de maquillaje es otra estrategia para anunciar juventud y para aumentar la percepción de que somos, en realidad, atractivos.

Existen muchos trucos de maquillaje que nos ayudan a ocultar nuestros defectos, a equilibrar las asimetrías faciales y a acentuar nuestras mejores facciones. He conocido muchas mujeres que sin maquillaje no son tan atractivas como cuando están maquilladas. Esto demuestra cómo algunas pinceladas pueden convertir el rostro de una persona en una encantadora obra de arte.

Finalmente hemos logrado el arte y la ciencia de hacer que alguien se vea y se sienta glamorosa usando maquillaje. Aún así, existen muchas consideraciones para tener en cuenta al elegir un cosmético, incluyendo la de seleccionar un color que concuerde con el tono de piel y tener un acabado impecable que parezca apropiado para la edad. Desafortunadamente, constantemente veo mujeres circulando con aspecto cenizo, enfermizo, o como si tuvieran puesta una mascarilla. No tienen idea alguna de que están usando el maquillaje de base equivocado.

Me interesé un poco en el arte del maquillaje en mis años jóvenes mientras hacía efectos especiales para casas embrujadas y teatros. Era muy bueno en convertir a alguien en extraterrestre o zombi, pero nunca pude hacer que alguien se vea más atractivo de la manera que lo logra un artista de maquillaje. Por eso he pedido a Loren Psaltis, una artista profesional de maquillaje, que comparta con nosotros algunos consejos. Oriunda de Sudáfrica y una gran amiga mía, accedió a revelar secretos que traerán al rostro belleza y equilibrio a cualquier edad.

Recomendaciones de maquillaje para cualquier edad

CONSEJOS DE LOREN PSALTIS

¡La belleza del maquillaje! Siendo el único procedimiento con resultados verdaderamente instantáneos, el maquillaje puede ser utilizado para realzar y transformar el rostro, para crear ilusiones o para ocultar problemas y defectos. Aunque existen muchos trucos, y sólo pocas reglas para su aplicación, el maquillaje correcto—en su rol más genuino—simplemente logra destacar lo mejor de lo que una persona tiene de la manera más natural.

El arte del maquillaje pertenece a todos. No hace falta ser un profesional para crear resultados profesionales. Después de todo, ¿quién conoce mejor su rostro que tú misma? ¿Quién más sabe con qué se siente cómoda y natural? Sé tu propia experta creando un estilo propio que puedas adaptar para cualquier ocasión.

Nuestra meta es ayudarte a elegir los productos correctos para tu apariencia y ayudarte a aprender las técnicas apropiadas de aplicación de maquillaje. La mejor recomendación que podemos ofrecerte es que inviertas algo de tiempo experimentando en una tienda, farmacia o perfumería para comprender mejor las diferencias entre las texturas y los efectos de los variados productos disponibles. Con tanto para elegir en estos días, encontrar el maquillaje correcto puede ser un proceso confuso, caro y frustrante, especialmente cuando el producto que hemos elegido no cumple con nuestras expectativas. Si adhieres a las pautas que estoy a punto de ofrecerte, podrás evitar los problemas y crear una mejor apariencia.

Te recomiendo rotundamente que pruebes antes de comprar. Los productos se ven y se sienten diferentes después de algunos horas de llevarlos puestos que cuando recién fueron aplicados. También, como el color nunca está representado con precisión bajo la iluminación de una tienda de departamentos, nunca debes comprar un producto hasta que lo hayas probado afuera. El maquillaje de base, en particular, es mejor aplicado bajo la luz natural del día. Si se ve estupendo así, se va a ver estupendo en cualquier condición.

Todas las empresas cosméticas acreditadas ofrecen muestras de sus productos. Si estás pensando en comprar una marca que sólo viene en envase sellado, lleva contigo un pequeño recipiente de plástico o un pastillero para poder probar en tu casa un poco de producto antes de comprarlo. Nunca compres un producto sin usarlo por lo menos por unos días para asegurarte de su desempeño.

Para la mayoría de las mujeres, darse cuenta de que han estado usando el tipo equivocado de maquillaje es como descubrir que han estado usando el talle incorrecto de sostén. ¡Es un gran alivio! El maquillaje debe ser fácil de aplicar, cómodo de usar. Debe ocultar nuestros defectos y resaltar nuestros mejores rasgos.

Si bien hay pocas reglas, por cierto existen algunas técnicas comprobadas que dan excelentes resultados. Al igual que con la moda, también siéntete siempre libre de expresarte experimentando con nuevas tendencias y modas de estación. Una vez que hayas desarrollado una fórmula singular que te siente bien, de ahí en más adáptala para actualizar tu imagen cuando sea necesario. Al crear tu *look* es importante tener en cuenta el tono de tu piel, tu edad, la ocasión, tu personalidad, el color de tus ojos, de tu cabello, las restricciones de tiempo y tu profesión.

Tu rutina diaria de maquillaje no debería llevarte más de veinte minutos. Aparta todos los días este tiempo para estar sola. Pon tu música favorita, relájate y presta atención a tus pensamientos. La frase "ponerse la cara" es apropiada: cómo te ves tiene un impacto grande en cómo te sientes. Aplicarte el maquillaje puede convertirse en un ritual personal que fija el tono y el humor para todo tu día. Aprende a disfrutar de esta rutina femenina que te puede empoderar.

EL MAQUILLAJE ESTUPENDO COMIENZA CON UN CUTIS ESTUPENDO

Antes de aplicar el maquillaje, tu cutis debe estar completamente limpio. Debes quitar los aceites residuales de las cremas nocturnas acumulados mientras duermes antes de aplicar los tratamientos diurnos. Ya sea que prefieras un limpiador lavable o uno que se retira con toallitas húmedas, es una buena idea completar con tonificador. Los tonificadores quitan el limpiador residual y los aceites superficiales del cutis.

Si no puedes mantener tu rutina de limpieza en casos tales como cuando estás de viaje o al final del día laboral si vas a salir derecho de la oficina, una buena opción es la que ofrecen las toallitas de limpieza desechables. Vienen en una variedad de formulaciones desde microgotas exfoliantes hasta lociones súper suaves para piel sensible. Convenientemente, combinan la limpieza y la tonificación en un solo paso—y son extremadamente portátiles. Conserva un par en tu bolso.

Después de limpiar y tonificar, aplica crema para los ojos e hidratantes. Deja que tu piel los absorba por completo antes de aplicar el maquillaje.

Si vas a usar productos adicionales, tales como sueros especializados, debes aplicarlos antes del hidratante, seguidos de alguna protección solar. Muchos hidratantes ya contienen protección solar.

Te propongo la siguiente metodología: al aplicar productos líquidos en capas, asegúrate de dejar que la piel absorba cada uno correctamente antes de aplicar la siguiente capa.

LAS HERRAMIENTAS DEL OFICIO

Cada artista o artesano reconocería la importancia de tener las herramientas correctas para su tarea. Los maquilladores continuamente incrementan su arsenal de pinceles, esponjas, rizadores de pestañas y otros accesorios. Yo recomiendo los siguientes:

PINCELES

Seguramente has visto a maquilladores en las tiendas especializadas con cartucheras de tipo militar colgando de sus cinturones, llenas de pinceles y brochas de varios tamaños y formas. Es porque la mayoría de las personas en el negocio del maquillaje está un poco obsesionada con encontrar el pincel perfecto para cada tarea. Hemos aprendido que el pincel correcto puede hacer toda la diferencia para crear la línea, el contorno o el reflejo perfectos, y para ocultar una imperfección.

Los pelos de los pinceles, sean naturales o sintéticos, marcan la diferencia en la cantidad de producto o pigmento que puede cargar un pincel. ¡Es traumático que caiga un poco de sombra para los ojos sobre el párpado inferior que ya estaba perfectamente preparado! Por eso los pinceles deben tener la densidad y forma adecuadas, como así también suficientes cerdas individuales, para permitir la adherencia del producto. Aunque sean caros, los pinceles de calidad son una gran inversión ya que nos pueden durar años con el cuidado apropiado. Un buen conjunto de pinceles no perderá ni cerdas ni fibras.

Los pinceles más baratos tienden a perder pelos en la base, y cuando es escaso el volumen en sus bases pierden rápidamente la densidad. Puede ser frustrante tener que estar constantemente retirando los pelos del pincel que se te han caído sobre el rostro y los ojos.

Yo prefiero comprar pinceles individuales según lo que necesito exactamente, en lugar de un conjunto completo de pinceles y brochas que quizás nunca use por completo. En términos generales, uno necesita los siguientes pinceles. Un pincel para:

- El polvo
- El corrector
- El contorno
- El delineador
- El bronceador

- El rubor
- La sombra base
- El iluminador
- Los labios

Muchos maquilladores eligen aplicar el maquillaje de base con un pincel. Personalmente, nunca he usado un pincel de base para mí misma o para mis clientes. Prefiero esfumarlo con los dedos y a veces uso esponjas para absorber el exceso de producto o agregarlo a otras áreas. Esto es puramente una preferencia personal. Si te sientes cómoda aplicando la base con pincel, sigue haciéndolo y agrégalo arriba a la lista de pinceles que necesitas. Ahora, veamos los aspectos específicos de cada pincel, incluyendo cómo usar cada uno eficazmente.

Los **pinceles o brochas para el polvo** deben ser amplios, redondos y suaves. Esta última aplicación de producto al maquillaje marca el *look*. Es importante la densidad del pincel. Aún esfumándolas, las manchas de polvo sobre el maquillaje de base son difíciles de dispersar. Demasiado polvo en un área puede crear un parche mate que hará que el cutis se vea opaco. Por eso, la cabeza de la brocha debe ser tan densa con fibras que casi parezca sólida. Un pincel extremadamente denso permitirá levantar una cantidad pareja de producto. También es importante quitar de la brocha cualquier exceso de producto golpeándolo suavemente antes de pasarlo ligeramente sobre el rostro.

Los **pinceles para rubor** son una versión más pequeña de las brochas para el polvo. La circunferencia de la cabeza del pincel es ligeramente más estrecha en los bordes externos. En contraste con la redondez plena de la brocha para el polvo, tiene una cúpula en forma de medialuna. Los pinceles para rubor levantan menos producto que la brocha para el polvo y deben ser apoyados más sobre el cutis durante la aplicación.

Los **pinceles para corrector** están formados para una aplicación precisa. La cabeza del pincel debería tener el aspecto de una uña de manicura con hebras planas y un arco ovalado suave.

Los **pinceles para la sombra base** son utilizados para la primera aplicación de sombra color piel sobre el párpado antes de aplicar el color. Uno de ellos debe ser una versión más pequeña del pincel para rubor.

Los **pinceles de contorno** son utilizados en el pliegue del párpado y deben por ello tener cerdas suaves redondeadas y un ángulo específico. Al igual que en el caso del pincel para polvo y el de rubor, la base metálica de un pincel de contorno debe ser redonda para permitir una dispersión plena de las hebras. El largo de las cerdas es importante en un pincel de contorno: cuanto más cortas, más duro el pincel. Las cerdas más largas permiten flexibilidad y movimientos de barrido fluido en el pliegue del párpado.

Los **pinceles para iluminador** son utilizados debajo de la ceja y en el arco. Su forma es similar a la de los pinceles para corrector.

Personalmente, uso dos **pinceles para delineador**: uno muy preciso de punta fina para delineador líquido y uno plano, cortado horizontalmente de manera precisa para la sombra en polvo. Ambos tipos de pincel deben tener una densidad firme de cerdas porque demasiada flexibilidad en el pincel puede crear una línea no definida.

El pincel de corte horizontal tiene una fila angosta de cerdas que sólo permite recolectar una pequeña cantidad de sombra en el pincel. Cuando uno trabaja con colores de delineadores oscuros, quiere tener cuidado especial para evitar que caiga un exceso de partículas de polvo sobre el área debajo del ojo, creando manchas.

Los **pinceles para los labios** deben ser firmes, ovalados y densos. Como muchas veces son utilizados para mezclar dos o más colores para los labios, es importante que tengan suficiente densidad para cargar una cantidad grande de pigmento.

Las **brochas para bronceador** deben ser los pinceles más grandes de su colección. Su poca densidad y flexibilidad muy suave son muy adecuadas para recolectar una mínima cantidad de producto sobre la brocha y para hacer una aplicación ligera. Las brochas para bronceador pueden ser utilizadas sobre todo el rostro, sobre el cuello y sobre la zona del escote.

Las cejas revoltosas necesitan ser domesticadas con un **cepillo para cejas** de cerdas firmes. Existen varias técnicas para dar forma a las cejas con color, incluyendo el uso de lápices, polvos o fórmulas líquidas. Cualquiera sea la formulación que prefieras, todas tienden a dejar residuos dentro de los pelos de las cejas. El cepillo para cejas es eficaz para quitar el exceso de tales productos después de darles forma.

RIZADOR DE PESTAÑAS

Un rizador de pestañas es imprescindible para crear una apariencia de ojos bien abiertos. Las pestañas rectas no crean la ilusión de enmarcar los ojos tan bien como las pestañas curvas. A través de la experiencia, he encontrado que las marcas menos costosas son tan efectivas como las marcas más caras.

SEPARADOR DE PESTAÑAS

Para separar las pestañas y quitar grumos de máscara de pestañas es necesario un peine metálico fino con puntas agudas muy cercanas entre sí. Aunque muchas marcas de máscara anuncian ser libres de grumos, todavía no he encontrado una que lo sea, especialmente después de la segunda capa. Después de cada uso, asegúrate de pellizcar las puntas del peine con un pañuelo para quitar el exceso de máscara de pestañas e impedir la obstrucción del mismo.

ESPONJAS

Las esponjas para maquillaje son versátiles y vienen en varias formas: redondas, cuadradas y en cuña. Pueden ser utilizadas para aplicar la base del maquillaje y el corrector, para difuminarlos, y para limpiar los excesos.

PINZAS

Unas buenas pinzas son esenciales para dar forma a las cejas, quitar la pelusita de durazno del cutis, y recoger pestañas y cejas sueltas, o cualquier cerda de pincel que se ha caído sobre el rostro durante la aplicación del maquillaje. Tengo una colección de pinzas con varias puntas y diversos ángulos para diferentes usos. Son herramientas de precisión.

Ya que la ingeniería de las puntas es fundamental para su desempeño, es inteligente invertir en pinzas de calidad. Sólo uso pinzas de acero inoxidable. Las aleaciones más económicas no mantienen el filo, y un acabado pintado se resquebraja con el tiempo.

PRIMERS, BASES, CORRECTORES Y POLVOS

No importa el tipo de maquillaje que uses—base en crema o líquida, polvo mineral o hidratante con color—un primer es esencial para lograr una aplicación impecable. También hace que la base dure más tiempo. El primer debe ser aplicado después de la completa absorción de los productos tratantes y debe ser secado o fijado por completo antes de aplicar la base.

Existen muchos tipos diferentes de primer de maquillaje. Aunque esencialmente cumplen la misma función, sus texturas varían de una marca a otra. El primer ideal debe sentirse liviano al tacto, deslizarse suavemente sobre la piel, reducir la visibilidad de los poros y crear la ilusión de una textura pareja en el cutis.

Los primers son incoloros o de color natural. Su densidad depende de su formulación y de ciertos ingredientes que actúan como rellenos de líneas y poros (por ejemplo, silicona). Idealmente, los primers deberían dar un acabado mate sin importar el tipo de piel porque la base otorga luego el acabado final. Cuando un primer es utilizado en lugar de la base para emparejar el tono de la piel o corregir problemas de textura, requiere una formulación específica.

Mi recomendación es utilizar un primer con una alta viscosidad para el cutis con poros grandes, y uno con tinte rosado para agregar calidez al cutis cetrino.

Para la piel enrojecida por una inflamación, los primers de base verde y amarilla son excelentes para balancear el rojo y el violeta. La opacidad o un tono grisáceo pueden beneficiarse de tintes rosados o de primers que promueven el brillo con partículas que reflejan la luz.

La base es uno de los productos más increíbles que han sido creados para generar una impresión de cutis excelente. También puede ser el más frustrante de todos los productos respecto de su correcta elección y aplicación. Es definitivamente un descubrimiento muy gratificante cuando una encuentra la base perfecta para su cutis.

El factor más importante al elegir una base es lo bien que coincide con el tono de tu piel. La única manera de asegurar que la base es el color correcto para ti es probarla en la luz natural del día. La luz artificial dentro de la tienda de departamento o de la farmacia puede ser engañosa. Como te sugerí anteriormente, lleva siempre un pequeño envase al mostrador de maquillaje para pedir una muestra del probador. Llévatelo a tu casa para probar el color contra tu cutis a la luz del día. La base debe ser probada sobre el rostro y no en la mano o en el brazo.

Me sorprende escuchar que muchos consultores de maquillaje prueban el tono de la base en la muñeca o en el dorso de la mano. Aplica la prueba de color sobre el mentón y la frente y luego difumínala. Una coincidencia perfecta es cuando la base desaparece por completo contra el tono propio de tu cutis. Una consideración importante al elegir una base es si igualarla o no con el tono de la piel del cuello. Muchas mujeres tienen un tono rosado en el rostro que no llega hasta el cuello. Asegúrate de que el color que elijas iguale el tono de tu cuello. Después de la aplicación no deben existir líneas visibles entre la línea de tu mandíbula y de tu cuello.

¿Entonces cómo funciona eso? ¿Cómo podemos elegir un color que se mezcle con el tono facial y con el cuello si hay una diferencia entre ambos? Primero, la base tiene como función principal rectificar el tono del rostro. El cuello es naturalmente más claro que el rostro, ya que tiene menos exposición al sol. El pecho, que muchas veces está más expuesto al sol debido a los escotes femeninos, muchas veces tiene un tono más oscuro que el cuello.

La base debe coincidir con el rostro y diseminarse sin costuras sobre y debajo de la mandíbula, que siempre está en sombra natural. Difuminar bien en la mandíbula evitará una línea delatadora. No estamos buscando igualar el rostro al cuello si existe una diferencia marcada en el tono; queremos que el rostro se vea impecable y simplemente difuminar la línea definida de aplicación entre las dos áreas para que sea invisible. Los polvos y bronceadores son convenientes para emparejar la diferencia de color entre estas dos áreas.

Como la finalidad de la base es corregir un tono dispar de la piel, el color debe mezclarse completamente con la piel natural. Muchas mujeres eligen incorrectamente una base con la intención de crear un tono de cutis. Eligen tonos con rosa para la calidez, marrón para un aspecto bronceado y amarillo o marfil para cubrir lo rojizo. Estos temas pueden ser mejor manejados, sin embargo, usando primers que corrijan el color, rubores y bronceadores. La única función de la base es crear un lienzo impecable—y hasta natural.

La segunda consideración más importante es la textura. Una base debe sentirse cómoda e ingrávida sobre la piel a pesar de la cobertura deseada. Aún las bases y los polvos de cobertura espesa pueden ser obtenidos en formulaciones livianas con propiedades correctoras ajustables.

Elegir el tipo de textura correcto—la textura de un líquido, una crema o un polvo—depende del resultado deseado y de tu preferencia. Depende también del tipo de cutis. El cutis muy graso, por ejemplo, no responde bien a bases cremosas. El cutis seco puede no ser apto para algunas formulaciones en polvo. La cobertura también es un factor. Los hidratantes con tintes generalmente no ocultan las imperfecciones tan bien como las cremas con mucha textura o las formulaciones más densas en polvo.

Los polvos minerales pueden ser una excelente opción. Generalmente combinan con la mayoría de los tipos de cutis, son cómodos y permiten aplicación de cobertura ajustable más fácilmente que algunas formulaciones en crema o líquidas.

Las estaciones del año también pueden afectar la elección de una base. Durante el verano, tal vez prefieras preferir usar un hidratante con color en lugar de una base cremosa, ya que el clima más cálido tiende a tener un impacto negativo en la durabilidad de las fórmulas cremosas. La zona grasosa de la T (la región de la frente, la nariz y la boca) es especialmente propensa al brillo a medida que transcurre el día. No importa qué tipo de base prefieras, la consideración más importante es lo bien que se difumina.

Asegúrate de que el producto que elijas aplicar pase la línea de la mandíbula si lo usas en todo el rostro. Si estás usando la base únicamente debajo de los ojos o alrededor de la nariz, difumínala bien en el perímetro externo de la zona de aplicación. El tipo de piel es una guía general para elegir la fórmula más adecuada para ti. Aquí hay una lista de texturas y los diferentes tipos de cutis para los que fueron formuladas.

HIDRATANTE CON COLOR

Tipo de cutis: Normal a seco
Textura: Crema liviana
Cobertura: Mínima
Consejo: Al usar una hidratante con color, es necesaria una mayor
cobertura debajo de la zona del ojo y para las lesiones
pigmentarias. Asegúrate de usar un corrector por
encima del producto. Si aplicas el corrector primero, la
textura cremosa de la hidratante con color lo eliminará.
También, si sientes que quieres una mejor cobertura en
alguna ocasión, pero no quieres cambiar a una base,
el corrector mezclado con una hidratante con color
funcionará muy bien.

BASE LÍQUIDA

Tipo de cutis: Todos
Textura: Líquida, cremosa
Cobertura: Liviana, media o espesa
Consejo: La mayoría de las bases líquidas son aptas para aplicar
en capas y para obtener una cobertura ajustable debido
a sus texturas livianas, líquidas, cremosas. Simplemente
deja secar por completo la primera aplicación (o seca
el exceso con pañuelo desechable) y aplica otra capa
hasta lograr la cobertura deseada. También puedes
mezclar bases. He tenido gran éxito no solamente
mezclando diferentes colores, sino también mezclando
diferentes texturas.

Durante los meses de verano cuando estás
bronceada, por ejemplo, puedes querer una formulación
más liviana que la usual. Mezclar una base hidratante
con color que sea un par de tonos más oscura con tu
base usual puede crear una versión más liviana que
coincida con el tono de tu cutis. Durante los meses
de invierno, en los que estarás un poco más pálida

y querrás más humedad en tu maquillaje de base, mezclar la fórmula básica con una fórmula hidratante que sea un par de tonos más clara podría ser lo que necesites.

BASE CREMOSA

Tipo de cutis: Normal a seco
Textura: Crema firme, suave
Cobertura: Espesa
Consejo: La base cremosa es versátil. Puedes mezclarla con hidratante para que sea más líquida, o puede funcionar como corrector cuando usas formulaciones más livianas. La base cremosa también se puede volver más transparente al aplicar muy poco con una esponja húmeda. Se logra la cobertura más completa aplicándola con los dedos.

BASE EN BARRA

Tipo de cutis: Normal a seco
Textura: Crema sólida
Cobertura: Completa
Consejo: Si bien la base en barra no es la formulación más popular comercialmente, tiene seguidoras fieles entre las que prefieren una cobertura más pesada. También es una alternativa excelente al corrector y un buen primer para el párpado.

BASE EN ESPUMA

Tipo de cutis: Todos
Textura: Crema batida
Cobertura: Media
Consejo: Mi opción favorita para el cutis maduro por su excelente

absorción. No permanece sobre el cutis como una base líquida o cremosa, y por eso no se instala en las líneas de expresión.

BASE EN POLVO CREMOSA

Tipo de cutis: Normal a graso
Textura: Crema sólida (se seca con un acabado en polvo)
Cobertura: Media a espesa
Consejo: Es una buena opción para los tipos de cutis grasos, ya que las propiedades del polvo absorben el aceite del cutis y contrarrestan el brillo.

POLVO MINERAL

Tipo de cutis: Todos
Textura: Polvo suelto
Cobertura: Liviana, media o espesa
Consejo: Los polvos minerales son maravillosos por su versatilidad. Usando un pincel de corrector y una técnica de capas, puedes cubrir por completo las lesiones pigmentarias, la rosácea y las ojeras. Utiliza una brocha redonda para lograr un polvo liviano que te dará una cobertura mínima. También, usando un pincel denso redondo y presionando en la piel con movimientos circulares, puedes crear una cobertura más espesa.

BASES DE CREMA BB

Tipo de cutis: Todos
Textura: Cremosa
Cobertura: Liviana
Consejo: Esta formulación es la base más nueva de múltiples tareas que existe en el mercado, ofrece beneficios de tratamiento, propiedades de primer, protección contra

el sol y cobertura variable. Aunque estas nuevas cremas BB prometen hacerlo todo, aún uso corrector debajo de los ojos y agrego polvo mineral para la protección solar.

Los correctores son indispensables para crear un rostro impecable. Además de cubrir las ojeras oscuras y las lesiones pigmentarias, son maravillosos para emparejar el color del párpado y prepararlo para la sombra. Los correctores también son útiles para contornear en tonalidades más oscuras o claras que el color de la base.

Los polvos son excelentes para fijar el maquillaje. También son maravillosos cuando quieres obviar la base y solamente emparejar el tono del cutis. Vienen en muchos tonos, incluyendo translúcidos, y funcionan con cualquier color de base para dar un acabado mate y fijar el maquillaje. Los polvos con color agregan tonalidad a la base. Existen también polvos con diferentes grados de brillo que pueden ser usados por la noche o como bronceadores.

Es importante evitar usar polvos brillosos con el cutis graso. Los polvos, tanto sueltos como compactos, vienen en una variedad de texturas. Los polvos compactos en mosaico son buenos para el cutis cetrino o rojizo cuando incluyen pigmentos correctivos. La aplicación de un polvo depende del tipo de polvo que se usa. Los polvos sueltos deben ser aplicados con brochas grandes de cerdas suaves y espolvoreados suavemente sobre todo el rostro. Los polvos compactos son utilizados típicamente con aplicador, presionando suavemente sobre el rostro.

RUBOR Y CONTORNO

El rubor ha sido utilizado tradicionalmente para agregar color y calidez al rostro. Históricamente se ha asociado tener mejillas rosadas con la juventud y la vitalidad. Sin embargo, la aplicación de rubor ha evolucionado en un uso más sutil del color. La técnica correcta de contorneo del rostro puede crear la ilusión de la alteración de la forma del rostro. Para agregar calidez a la tez, agrega rubor a la manzana de la mejilla. Para encontrar el lugar correcto para aplicar el color, simplemente sonríe y aplica directamente sobre la parte más prominente de la mejilla. Luego, barre con el pincel hacia arriba a lo largo del pómulo hasta la línea del cabello.

En lo que respecta al color, es una buena idea tener dos o tres tonalidades para complementar diferentes opciones de sombra para ojos y lápiz labial: coral para los rojos, naranjas y amarillos; rosa para los azules, color vino y malva; y un neutro a tostado para colores naturales o bronceados y para el contorneado. Usado sobre el párpado completo con una aplicación concentrada, el rubor también sirve como una sombra rápida de ojos para crear un aspecto natural y coordinado.

El rubor es más que el agregado de color. Es una de las herramientas más efectivas y transformadoras para contornear el rostro. Contornear nos permite crear la ilusión de profundidad, de sombra y de reflejo. Usar un tono más oscuro de rubor en el hueco de la mejilla puede crear la ilusión de un pómulo más prominente y agregar un aspecto más esculpido a un rostro de forma redonda. Para crear un efecto más estrecho en un rostro ancho o de forma cuadrada, usa la misma técnica de contorno y barre con el pincel desde las sienes y pasando los lóbulos de las orejas por los costados del rostro.

Aunque un rostro angular o con forma de óvalo rara vez necesita contorno, al aplicar el pincel de manera más ancha que lo normal se puede abarcar el hueco debajo del pómulo y suavizar las sombras. La regla del contorneado es usar tonos más oscuros para crear sombras y tonos más claros para crear reflejos. Resaltar con reflejos el hueso orbital sobre el pómulo levanta un poco cualquier forma de rostro. Esta técnica es utilizada principalmente para ocasiones de noche o especiales.

Evita a toda costa los resaltadores muy brillosos ya que casi siempre se ven poco naturales.

Un mentón alargado puede parecer más corto aplicando un tono más oscuro de rubor directamente debajo del mentón para crear una sombra. Una línea ancha de mandíbula puede volverse más angosta de la misma manera aplicando rubor más oscuro a lo largo de la mandíbula, desde el punto más ancho hasta el lóbulo de la oreja. Puedes hacer que una nariz ancha parezca más angosta con un sutil sombreado a los costados. Aquí el truco es el difuminado. El objetivo es crear sombras de aspecto natural—no líneas obvias.

Con el propósito de definir el contorno únicamente, es necesario utilizar un rubor natural y absolutamente mate que sea solamente unos pocos tonos más oscuro que el color de tu maquillaje base. Otra excelente opción para contornear es usar un tono más oscuro de base de polvo mineral.

TODO SOBRE LOS OJOS

Los ojos constituyen el aspecto más importante del rostro. Expresan nuestro humor, muestran cuando estamos cansadas, delatan nuestra edad y expresan nuestra alegría y excitación. ¡El amor se descubre a través de los ojos! Por eso necesitamos asegurarnos de cuidar muy bien de ellos. El maquillaje para los ojos puede ser sensual y dramático o natural y suave. Un poco de delineador en los párpados superior e inferior en el borde de las pestañas, y una capa adicional de máscara pueden convertir a un maquillaje más natural de ojos en un *look* dramático, sexy.

Para crear el maquillaje de ojos perfecto necesitas comenzar con un lienzo perfecto. Preferiblemente, usa un corrector con fórmula mate para cubrir el párpado superior. Ya sea que uses crema o polvo, los correctores mate libres de aceite dan como resultado una sombra para ojos de mayor duración. Debido a que los párpados tienen piel delgada, muchas de nosotras tenemos párpados enrojecidos o algo descoloridos que dejan translucir las venas y capilares. Es esencial entonces usar un corrector que actúe como base para la sombra. Después de preparar el párpado, debemos aplicar sobre toda la superficie un color piel.

Ahora es el momento de estudiar la forma de tu ojo. No importa cuál sea la forma, la distancia entre los ojos, el espacio de párpado entre las pestañas y la ceja o el ángulo del ojo, existen técnicas para realzar y transformar todo. Sin importar la forma de tu ojo o el *look* que estás tratando de crear, usando simplemente dos colores, un iluminador y un color de contorno, puedes crear cualquier resultado.

A los efectos de este capítulo, consideraremos los mejores *looks* básicos que podemos lucir a cualquier edad. Te vamos a mostrar entonces cómo crear tu propio *look* para tu vida diaria. Sin embargo, dado que es divertido cambiar y experimentar, también voy a hablarte sobre algunas técnicas creativas.

Recordando la regla de que los colores oscuros crean sombras y los colores claros realzan y acentúan, se puede transformar cualquier forma de ojo con el uso correcto del contorneado.

Formas básicas de los ojos: redondos, rasgados, almendrados, separados, juntos y hundidos.

Variadas condiciones de los párpados: hinchados, ojerosos, con surcos lagrimales profundos.

La forma del ojo está determinada por una combinación de estos factores. Existe una variedad infinita de descripciones de ojos. La meta del maquillaje correctivo para los ojos es disminuir los rasgos percibidos como poco atractivos y realzar los mejores aspectos de la forma particular de tu ojo.

Las siguientes explicaciones e ilustraciones para la aplicación del maquillaje demostrarán cómo minimizar las áreas problemáticas. Las cejas son un rasgo importante a tener en cuenta ya que dan un marco al rostro. La forma correcta de la ceja también afecta el aspecto del ojo. Un buen arco y una línea clara abren el área del ojo y crean una apariencia juvenil.

Todas las formas de ojo son atractivas y pueden ser realzadas con técnicas sencillas de aplicación. El maquillaje correctivo es solamente necesario cuando sientes que cierto aspecto de la forma (por ejemplo, un párpado prominente, un pliegue profundo u ojos juntos) debe ser alterado para crear una ilusión. Hablaré de las aplicaciones básicas adecuadas para la mayoría de las formas de ojo y luego me dirigiré a temas particulares como una sección separada.

El maquillaje para los ojos generalmente requiere de tres tonos: un color de base, un color de contorno y un color resaltador. No importa la paleta de colores que utilices, el color del contorno dicta la profundidad y la intensidad de los colores de base y de realce. Tu color de contorno es el color de guía. El color de base generalmente es neutro o cercano al tono de tu cutis. El color resaltador complementa el tono de contorno.

Existen paletas de colores "cálidos" y "fríos". La mayoría de las mujeres puede llevar ambos según la técnica de esfumado y la intensidad de la aplicación. Aunque el tono de la piel y del cabello entran en categorías de cálido y frío, también, es un mito que una mujer de tono cálido no pueda usar colores fríos de maquillaje o de accesorios, y viceversa.

APLICACIÓN BÁSICA DEL MAQUILLAJE PARA OJOS

Existen dos estilos básicos de aplicación del maquillaje para los ojos que sientan bien a casi cualquier forma de ojo: el redondo y el abanico. La aplicación en redondo es muy sencilla. Se trata de aplicar el color base sobre todo el párpado seguido por el color de contorno en el pliegue—ya sea extendiendo hacia arriba desde la línea de pestañas hacia adentro del pliegue, tocando apenas el hueso de la ceja, o sombreando solamente el pliegue y siguiendo la forma natural redonda del mismo donde se encuentra con el hueso de la ceja. En ambos casos, luego se usa el resaltador para iluminar la zona del párpado por encima del pliegue y en el arco de la ceja.

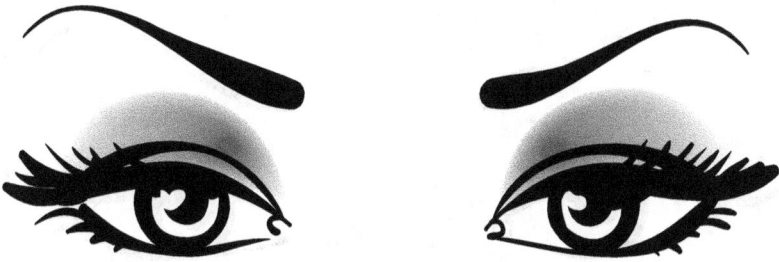

Figura 12.1. Estilo de aplicación redondo. © *Loren Psaltis*

La aplicación en abanico lleva el color de contorno por el pliegue y hacia afuera al borde del hueso de la ceja hasta la punta final de la ceja. El color de base y el resaltador son utilizados de la misma manera que en la aplicación redonda. El punto de inicio de la aplicación en abanico también puede estar en la base de las pestañas o apenas en la línea del pliegue. En ambos tipos de aplicación, la decisión de llevar el color de contorno desde la línea de las pestañas o solamente desde el pliegue dependerá de la prominencia del párpado.

Si tienes una prominencia leve o moderada, te favorece más usar el color de contorno a lo largo de todo el párpado o de la línea de las pestañas. Si tu párpado es normal, deja el color de base sobre la parte prominente del párpado, destacando el ojo. Para hacer que cualquiera de estos dos estilos básicos sean más dramáticos, simplemente intensifica el color de contorno y agrega un iluminador brilloso a la parte más prominente del hueso de la ceja. Aplica delineador líquido en la línea de pestañas superior, y una capa adicional de máscara en las pestañas para realzar el drama. Además de estos estilos básicos, podemos agregar técnicas correctivas y contorneados específicos para lograr una ilusión estética diferente.

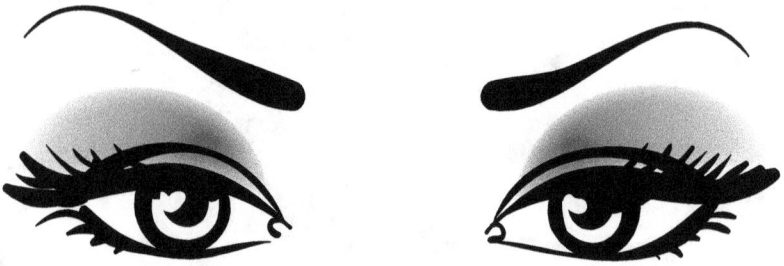

Figura 12.2. Estilo de aplicación en abanico. © *Loren Psaltis*

TÉCNICAS CORRECTIVAS

Las siguientes recomendaciones te ayudarán a compensar la forma predominante de tus ojos, que puede ser:

- Ojos separados
- Ojos hundidos
- Párpados prominentes
- Ojos almendrados
- Ojos juntos
- Ojos con párpados pesados
- Ojos rasgados

OJOS SEPARADOS

Se considera que los ojos están separados si el espacio entre los ángulos internos de ambos ojos es más ancho que un ojo. Es muy sencillo crear la ilusión de disminuir el espacio entre los ojos mediante el contorneado.

La técnica de aplicación requiere usar un color de contorno a lo largo del lado interno del puente de la nariz para crear una sombra a lo largo de cada lado de la nariz desde el ángulo del ojo hasta el punto interno de la ceja. Esto da una apariencia más angosta al puente de la nariz. Para "juntar" aún más los ojos, aplica un color de tono mediano desde el extremo externo del ojo hacia el punto medio del pliegue. Este esfumado del borde exterior crea la ilusión de menos distancia en el perímetro externo de los ojos.

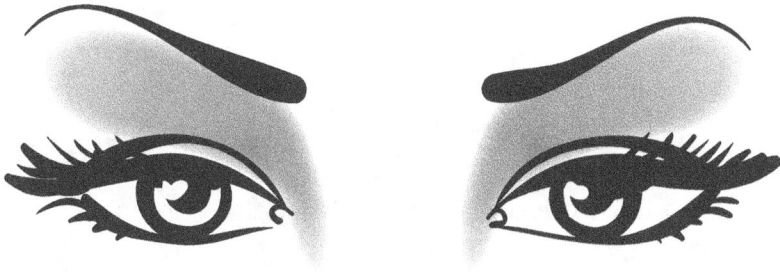

Figura 12.3. Ojos separados. © *Loren Psaltis*

OJOS JUNTOS

Si el espacio entre tus ojos es menor a un ojo, se considera que tienes los ojos juntos. Tu objetivo entonces será crear la ilusión de mayor espacio entre los ojos. Usando un color con acabado mate uno o dos tonos más claro que el tono del párpado, aplica una línea de contorno desde el ángulo interno del ojo hasta el punto interno de la ceja a lo largo del puente de la nariz. Comienza la aplicación del estilo abanico desde un tercio del pliegue y continúa hacia afuera al extremo más alejado del párpado. Aplicar un iluminador brilloso en los ángulos internos de los ojos resalta esta ilusión. Las mujeres con ojos muy juntos también deben prestar atención al punto de comienzo interno de la ceja. Depilar la parte interna de la ceja dando un par de milímetros adicionales a este espacio también puede ayudar a la ilusión.

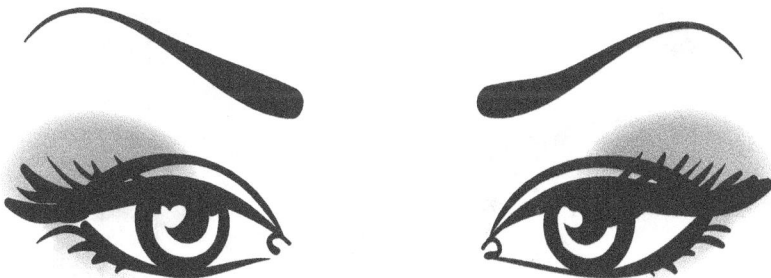

Figura 12.4. Ojos juntos. © *Loren Psaltis*

OJOS HUNDIDOS

Los ojos hundidos tienen un pliegue muy pronunciado en el párpado, que muchas veces se muestra como un hueco en lugar de un pliegue. Esta forma de ojo también suele tener ojeras. Los ojos hundidos pueden ser muy sensuales con una aplicación correcta de maquillaje. Sin embargo, las técnicas incorrectas pueden hacer que las mujeres con esta forma de ojo se vean esqueléticas o cansadas. El elemento más importante de la técnica de compensación que describo aquí es la preparación del párpado con un corrector de acabado mate para eliminar las sombras en el pliegue.

Utiliza un color de base que sea más claro que el tono del cutis y agrega un suave brillo para dispersar la sombra que se crea por el pliegue profundo. El párpado entero luego debe ser sombreado con un color de contorno más oscuro, comenzando en la línea de pestañas y extendiendo hasta el pliegue (sin entrar en él). El propósito del tono más oscuro es crear una ilusión recesiva. Combinado con el efecto del pliegue iluminado, el párpado parece más parejo y las sombras y prominencias obvias son minimizadas.

La clave para perfeccionar esta ilusión es el esfumado. Un pincel grande, amplio y suave para la sombra de ojos debe recorrer todo el párpado con una sombra de ojos translúcida mate color neutro o un polvo para el rostro para suavizar las líneas marcadas de los tonos de contorneado.

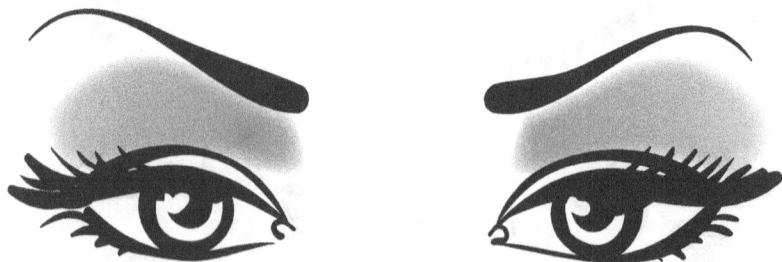

Figura 12.5. Ojos hundidos. © *Loren Psaltis*

OJOS CON PÁRPADOS PESADOS

Los ojos con párpados pesados tienen un pliegue pronunciado debajo de la ceja y un doblez poco definido de la cuenca del ojo. La mejor manera de reconocerlos es por la variación entre el espacio por encima y por debajo del pliegue. El párpado superior es aproximadamente las dos terceras partes del párpado visible total, mientras que para la mayoría de las otras formas de ojo la proporción del párpado superior a la parte debajo de la ceja por encima del pliegue es 50/50. A medida que envejecemos, muchas de nosotras comenzamos a tener un párpado más pesado debido al peso del pliegue debajo de la ceja y a la disminución del apoyo estructural de la misma.

Comúnmente llamados "ojos de cama", estos ojos pueden ser muy atractivos con las proporciones correctas, pero también tienen el potencial de hacer que una se vea cansada o envejecida. Puede ser un desafío maquillarlos, una vez dominadas las técnicas apropiadas, pues resulta una de las formas más bellas con las que una puede trabajar. Los ojos con párpados pesados son los más aptos para la aplicación de colores múltiples y esfumado con graduación debido al espacio generoso de párpado por encima del pliegue. Se trata de una forma de ojo en la que generalmente utilizo un mínimo de tres tonos.

Preparo el párpado entero con primer y una base neutral. En la porción inferior y hasta el pliegue aplico el color de tono mediano. Aplico el color de contorno desde el pliegue hasta la mitad del párpado. Finalmente, aplico un iluminador desde el arco de la ceja y siguiendo la curva de la ceja. Para "abrir" el ojo, uso lápices blancos o bien de tono piel en las pestañas más internas y en las líneas superior e inferior de las pestañas, y también agrego delineador de color al perímetro externo de las pestañas.

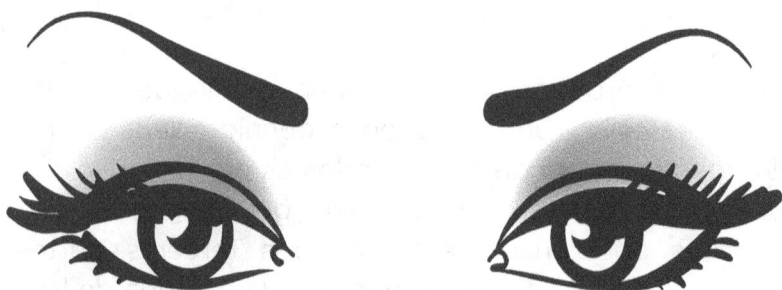

Figura 12.6. Ojos con párpados pesados. © *Loren Psaltis*

PÁRPADOS PROMINENTES

Esta forma de ojo es conocida por el párpado inferior sobresaliente. Esto ocurre cuando el globo ocular tiene una posición prominente, haciendo que el párpado se destaque. Existe una técnica sencilla para crear una ilusión dramática que puede rectificar el aspecto desproporcionado del contorno del párpado al hueso de la ceja. Aplica un color oscuro de contorno desde la línea de pestañas superiores hasta el pliegue del párpado, terminando justo por debajo éste. El pliegue puede ser iluminado usando un tono mate color piel o muy claro coordinado con el color de contorno.

La línea resaltada del pliegue debe ser lo suficientemente ancha para ser visible cuando el ojo está abierto. Por encima del pliegue y hacia la ceja, un tono medio neutral debe ser aplicado, y en el arco de la ceja, un punto de iluminador brilloso para atraer el ojo del observador hacia arriba y lejos del área del párpado inferior. Los ojos prominentes siempre tienen una apariencia redonda natural debido a la forma del globo ocular.

Para alargar el ojo, siempre hay que extender delineador oscuro más allá de la línea externa de las pestañas tanto sobre el párpado superior como sobre el inferior. El delineador debe ser aplicado lo más fino posible en los ángulos internos del ojo y hacia afuera al punto más ancho en los ángulos externos.

Un ojo ahumado puede ser muy atractivo en mujeres con este

tipo de forma de ojo por el espacio generoso de párpado entre las pestañas y el pliegue, permitiendo un barrido perfecto hacia afuera con delineador o sombra grisácea en polvo. El aspecto de ojos ahumados es excelente para minimizar la prominencia debajo del ojo.

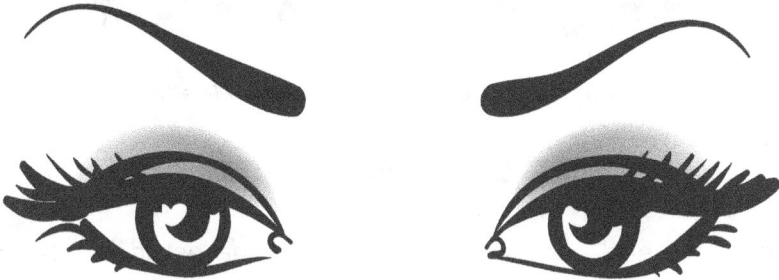

Figura 12.7. Párpados prominentes. © *Loren Psaltis*

OJOS RASGADOS

Los ojos rasgados o "asiáticos" típicamente tienen una forma casi almendrada que se inclina ligeramente hacia arriba en los ángulos externos. Esta forma de ojo muchas veces tiene un párpado plano, es decir, un pliegue muy poco profundo. Las personas con ojos rasgados son un sueño para el trabajo de un maquillador, dado que pueden usar cualquier técnica de aplicación. Los ojos rasgados, por el espacio generoso y la falta de elevación del párpado, muchas veces son considerados ojos pequeños. Para crear la ilusión de un ojo más grande, es importante concentrar esfuerzos sobre las líneas de pestañas superior e inferior. Aplica delineador de color piel, rosa pálido, beige o blanco, en los párpados superior e inferior internos para abrir el espacio del ojo.

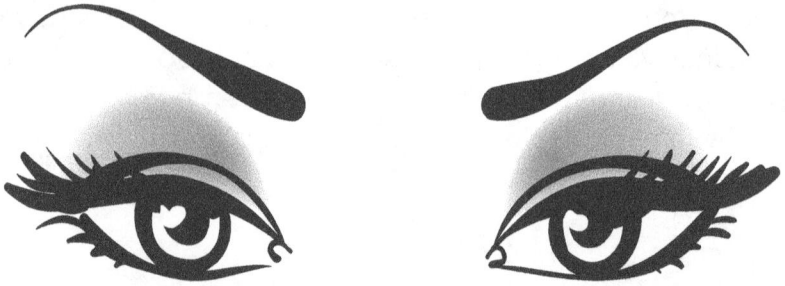

Figura 12.8. Ojos rasgados. © *Loren Psaltis*

OJOS ALMENDRADOS

Los ojos almendrados constituyen la forma estándar de ojo y por eso generalmente no se los considera candidatos para las técnicas correctivas. Las variaciones de la forma almendrada fueron incluidas en las secciones anteriores, ya que pueden tener una o más de estas características. Quedan bien tanto con una aplicación de sombra en forma redonda como de abanico.

Haz los ajustes del caso según las características ya descriptas que son más notables para ti.

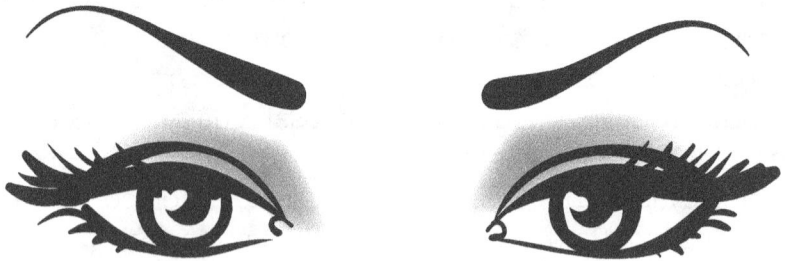

Figura 12.9. Ojos almendrados. © *Loren Psaltis*

PERMITE QUE HABLEN TUS LABIOS

Brigitte Bardot, Sophia Loren, Angelina Jolie, Megan Fox, Mick Jagger . . . Sus bocas provocan fantasías. Los labios que invitan al beso constituyen el rasgo más deseable del rostro. La boca también expresa mejor nuestro humor que cualquier otra parte del rostro: severidad, labios apretados, boca sonriente, boca burlona, pucheros, labios fruncidos, boca riendo, hablando, suspirando o gritando. Todas nuestras expresiones transitan por nuestros labios.

Si es cierto que los ojos son las ventanas del alma, ¡entonces los labios son las puertas! Mejorar la forma de la boca completa el rostro más que ningún otro rasgo. Un rostro libre de maquillaje puede verse glamoroso instantáneamente con lápiz de labios rojo o verse suave y fresco con un brillo color natural.

Los labios rellenos son considerados atractivos y juveniles. Si naturalmente tienes los labios delgados y no quieres acudir a los rellenos, los delineadores de labios son una excelente alternativa. Usar brillo para resaltar el labio interior también da la ilusión de mayor plenitud.

Existen cuatro formas básicas de la boca que pueden ser modificadas con el maquillaje: labios gruesos, labios delgados, labios caídos o con comisuras descendientes y labios sin filtro marcado en el labio superior.

Labios gruesos: Como maquilladora, casi todas mis clientes querían que sus labios se vieran más gruesos. Aunque los labios gruesos son los más deseados de todas las formas de labios, su atractivo depende de la proporción y de la simetría. Los labios naturalmente gruesos con una forma equilibrada se ven fabulosos con o sin maquillaje. Para minimizar una boca demasiado generosa, cubro el área de los labios con base de un tono perfectamente igual al del cutis. Si el labio inferior es más pronunciado que el superior, o viceversa, dibujo con delineador de labios por adentro de la línea labial del labio más pronunciado. En el labio menos grueso, aplico delineador al borde externo de la línea labial.

Labios delgados: Se puede hacer fácilmente que los labios delgados se vean más gruesos. Aplica el delineador de labios alrededor del perímetro externo de la línea labial natural para crear la plenitud deseada. Luego, aplica brillo sobre el tono de lápiz labial que estás usando. Coloca un punto de resaltador en el centro de los labios para incrementar la ilusión de plenitud. Para colocar perfectamente el resaltador, frunce los labios como si estuvieras succionando con una pajita y coloca el resaltador en la parte del labio más prominente.

Labios con comisuras descendientes: Esta forma de labios puede dar una imagen de tristeza. También es una forma que se desarrolla naturalmente con la edad, a medida que los surcos nasogenianos crean un peso en las comisuras de la boca. La técnica correctiva para este tipo de forma es un poco difícil de dominar, pero es muy eficaz cuando se hace bien. Aplica primero la base en el área labial completa. Luego utiliza delineador de labios a lo largo de toda la línea labial inferior. En la línea labial superior, comienza con el delineador desde el punto más alto del labio en las comisuras, evitando efectivamente el borde caído de la boca. En el borde externo del labio superior, usa un corrector de acabado mate uno o dos tonos más claro que tu base y difumínalo para borrar el área caída. El lápiz labial solamente debe ser aplicado al área delineada del labio y no en las comisuras externas del labio superior.

No hay filtro superior: El delineador de labios puede arreglar fácilmente la falta del llamado arco de Cupido. Simplemente debe crear la forma deseada siguiendo la línea natural del labio con el delineador y luego crear la ilusión de un arco usando como guía la forma del filtro. El filtro es el espacio entre la nariz y la boca. El arco del labio puede ser determinado midiendo la profundidad del surco del filtro.

MAQUILLAJE APROPIADO PARA CADA EDAD

¡Mi filosofía sobre el maquillaje apropiado para cada edad está basada completamente en la edad que una sienta! No me gusta definir la edad con un número.

La edad es un fenómeno interesante. Por cierto, estamos viviendo en una época en la que la percepción de la edad es difícil de definir. La medicina moderna, la expectativa de vida más larga, la nutrición superior, los procedimientos médicos estéticos y la libertad moral han combinado fuerzas para crear una sociedad más saludable, más vital y menos restrictiva. Estamos viendo edades más jóvenes evolucionando más rápidamente hacia la madurez que en cualquier otra época de la historia.

La proliferación de jóvenes celebridades con influencia, como Miley Cyrus, Lindsay Lohan, Britney Spears, Willow Smith y Katy Perry, entre otros, ha creado una generación adolescente que se viste y se comporta de una manera que hubiera sido inaceptable hace unas pocas décadas atrás. Desde los días de Elvis Presley, los adolescentes siempre han imitado a sus ídolos pop. La diferencia hoy en día es la edad de la exposición y la aceptación. Si los cuarenta ahora son los treinta de antes, entonces los trece son los nuevos quince y los dieciséis los nuevos dieciocho.

Todos estos cambios sociales se reflejan a través de la imagen. No es inusual ver a una mujer de cincuenta y tantos acompañada por un hombre de veintitantos, como observamos ante el surgimiento de las *"cougar"*. Es común en el centro comercial ver a niñas de trece años con mechones azules en el cabello, las uñas pintadas de negro y zapatos con plataforma.

Lo apropiado para la edad se ha convertido en algo más *y a la vez* menos relevante, simultáneamente. Es más relevante por las nuevas y cambiantes percepciones; es menos relevante porque hay libertad hoy en día como nunca antes.

MAQUILLAJE PARA LOS VEINTE

Los veinte representan el comienzo de la responsabilidad y muchas veces un nuevo grado de independencia financiera. Representan cuando uno se muda de la casa de sus padres y establece su propia identidad. Aumenta la importancia de la socialización a medida que los veinteañeros incorporan lugares y personas nuevas. Aunque continúen sus estudios, están obteniendo sus primeros trabajos, ya sea de tiempo parcial o como punto de partida de una carrera deseada.

La imagen de la adolescente y estudiante cambia a una imagen más pulida y profesional. El trabajo y la carrera tienen una gran influencia en la imagen personal. No importa la carrera elegida, el maquillaje siempre reflejará un estilo propio. Existen muchas mujeres que usan uniforme, incluyendo enfermeras, asistentes y policías, que expresan su femineidad casi exclusivamente a través de su maquillaje. ¡Me divierte y complace ver a una mujer con uniforme austero y pestañas postizas, delineador dramático y labios rojos!

Los veinte constituyen una época ideal para perfeccionar el *look* que siente bien en la vida cotidiana y pueda ser adaptado además para ocasiones sociales y especiales. Personalmente prefiero una imagen diurna minimalista, liviana, suave y fresca para la oficina: hidratante con color, sombras para ojos en tonos neutrales y un color suave en los labios. De la misma manera en que la luz natural del día muestra el color en su tonalidad más pura, la iluminación fluorescente de interiores es muy dura y poco favorecedora. Por esta razón siempre funcionan mejor los maquillajes neutros y naturales.

Por las noches, al salir socialmente, la veinteañera puede incrementar el factor glamoroso con brillitos y profundidad. Esencialmente, el maquillaje nocturno y para ocasiones especiales es siempre una versión amplificada del *look* propio. Una vez que ha identificado las formas de su rostro, sus ojos y sus labios y ha aprendido las técnicas apropiadas de contorneado para rectificar cualquier imperfección percibida, ésta es la plantilla que debería usar como punto de partida para cualquier ocasión.

La mayoría de las mujeres desarrolla por su cuenta un *look* propio orgánicamente a medida que descubre su estilo personal. El *look* propio de cada mujer está influenciado por muchos factores incluyendo sus ideales de belleza, su crianza, su religión, su profesión, su creatividad y su autoexpresión. Está formado por la moda y por los consejos de maquillaje tomados de revistas, de libros y de profesionales a quienes consulta.

MAQUILLAJE PARA LOS TREINTA

¡Los treinta parecen asustar a las mujeres tanto como los cincuenta asustan a los hombres! La mayoría de las mujeres ven los treinta como una época de definiciones. Si no están en una relación seria o no han tenido aún un hijo o logrado sus metas profesionales, llegar a esta edad puede ser un punto temido en sus vidas. ¡Muchas de mis amigas y colegas entran con mucha más elegancia a los cuarenta que a los treinta!

Para los cuarenta, hay un nivel de autoaceptación y un sentido del humor que simplemente no parecemos tener a los treinta. También, durante los treinta notamos los primeros signos visibles del envejecimiento. Supongo que esta es una de las razones principales por las que a las mujeres les cuesta acomodarse a esta década. Esta década es en realidad la más maravillosa de las épocas para una mujer. Según los Centers for Disease Control and Prevention (CDC) de los Estados Unidos, las tasas de natalidad para mujeres entre treinta y cuarenta años subió en 2012, mientras que simultáneamente cayeron a lo más bajo en la historia para adolescentes y mujeres entre veinte y treinta años. La edad promedio para el matrimonio de las mujeres en los Estados Unidos es de veintisiete años en la actualidad. Esta estadística sugiere que para las mujeres modernas norteamericanas los treinta parecen ser la década para enamorarse, casarse y comenzar una familia. Es también la década en la que las mujeres profesionales han completado sus estudios y sus posgrados, y están acomodándose en sus carreras elegidas o inaugurando sus negocios propios. Estadísticamente es una década única debido a la dinámica del matrimonio y de la familia. Convertirse en esposa y ser madre aún son considerados los cambios más maravillosos que una mujer puede vivir. Como mujer sin hijos en la quinta década de la vida, no formo parte de esta demografía, pero la celebro por todas aquellas mujeres que componen la mayoría de la población femenina. No importa lo que haya logrado o no de su lista de deseos privada, es una época de floración perfecta para una mujer—como una flor completamente abierta en su forma más vibrante y perfecta.

Los treinta realmente representan cuando una mujer comienza a acomodarse en su verdadero carácter adulto. Decidir qué estudiar, establecer la carrera, comenzar un negocio, elegir dónde vivir, encontrar el compañero ideal y comenzar una familia deben ser resueltos durante los treinta. En el proverbial camino de la vida, ¡ya debe tener el automóvil pagado, el tanque de combustible lleno, las provisiones y refrescos para el viaje comprados y los pasajeros con quienes quiere hacer el viaje seguros en sus asientos!

En lo que se refiere a la imagen, es el momento en el que asoma el envejecimiento. Por primera vez, la mujer de esta década tomará nota de las cremas y de los sueros antienvejecimiento y dedicará un poco más de tiempo frente al espejo al notar la aparición de líneas finas. Realmente creo que en los treinta el rostro de una mujer comienza a pertenecerle. Es un reflejo de sus elecciones espirituales, nutritivas y de estilo de vida. Encuentro que es una década fascinante para estudiar los rasgos de las mujeres.

En mi experiencia en la industria de la belleza, la mayoría de las mujeres desarrolla su propio *look* a los veinte, ya que es la primera vez que pasa a formar parte de la fuerza laboral, comienza a salir de citas más seriamente, y puede costearse el maquillaje y la moda. Las lectoras de las revistas de modas como *Elle*,

Cosmopolitan, Allure e *InStyle* son predominantemente mujeres entre los 25-35 años. Durante los veinte, una mujer joven está estableciendo su estilo propio de adulta, que evoluciona de ahí en adelante. No es necesario alterar el estilo propio de maquillaje a los treinta ya que la forma del rostro no cambiará dramáticamente. Según los cambios hormonales, condiciones del cutis, algunos medicamentos y temas emocionales o relacionados con la ansiedad, quizás quiera considerar cambiar su maquillaje de base. La zona de los ojos podría requerir también un poco más de corrector.

MAQUILLAJE PARA LOS CUARENTA

¡El gran Cuatro Cero! Si realmente los cuarenta son los nuevos treinta, ¡quizás no tengamos que hablar de esta década en absoluto! Las mujeres cada vez cuidan mejor su cutis—y es realmente evidente. Este grupo en particular está siendo más difícil de distinguir. Piensa en todas las supermodelos de la década de los 80, incluyendo a Cindy Crawford (48), Naomi Campbell (44), Christy Turlington (45), Claudia Schiffer (43), Linda Evangelista (49) y Elle MacPherson (51). También las actrices de la serie de televisión *Friends:* Jennifer Aniston (45), Courtney Cox (50) y Lisa Kudrow (50), y estrellas de cine tales como Cameron Díaz (42), Julia Roberts (47), Pamela Anderson (47), Salma Hayek (48), Gwyneth Paltrow (42), Catherine Zeta-Jones (45), Elizabeth Hurley (49), Jennifer López (45), Mónica Bellucci (50), Halle Berry (48), Sarah Jessica Parker (49) y Nicole Kidman (47). Es increíble ver cómo estas mujeres se ven hoy en día cuando están rondando los cincuenta.

Aunque estas mujeres fueron innegablemente magníficas en sus veinte y treinta años, hay algo casi más sensual en ellas debido a cómo han envejecido. La experiencia y la confianza de una mujer de cuarenta y tantos años que aún se ve tan bien como cuando tenía veinte o treinta años es atractiva. Hayan tenido o no algún procedimiento, su belleza reside en el aspecto natural de su mantenimiento. La imagen y el maquillaje que luces a los treinta y a los cuarenta—y hasta a los cincuenta—no deberían cambiar dramáticamente si estás cuidando tu cutis y viviendo una vida saludable.

MAQUILLAJE PARA LOS CINCUENTA

En la década de nuestros cincuenta es cuando notamos los cambios más obvios en nuestros rasgos faciales y en nuestros cuerpos. A pesar de las elecciones de vida y de lo que disponemos con los avances quirúrgicos y estéticos, es inevitable el proceso de envejecimiento. Debido a los cambios hormonales y a la natural disminución de la renovación celular, muchas funciones que tomábamos por contado anteriormente se convierten en problemas que comenzamos a notar. Comenzamos a concientizarnos sobre enfermedades y trastornos crónicos a medida que, al igual que nuestros contemporáneos, vamos teniendo más experiencia con los problemas de salud o del funcionamiento reducido. Nuestro tiempo de recuperación se hace más largo después de un esfuerzo físico o de una gripe, y esto nos recuerda (especialmente si no estamos en buen estado físico) que nuestros cuerpos ya no se desempeñan al máximo potencial. Disminuyen los niveles de energía y también pueden aparecer problemas con el sueño.

Por supuesto, existe el fenómeno Madonna. A los 56 años, ha redefinido por sí sola el significado del manejo de la edad y de cómo ser vital y enérgica, saludable, relevante, sensual y una dínamo a cualquier edad. Concuerdes o no con sus travesuras sobre el escenario, consideres o no atractivo su físico atlético, innegablemente tiene la energía y la vitalidad de una persona veinte años más joven debido al esfuerzo que ha hecho por mantenerse así. Tiene una imagen tensa y moderna, y sus facciones, si bien han tenido el beneficio de algún procedimiento, parecen naturalmente jóvenes.

Otros excelentes ejemplos de celebridades hermosas que

mantienen su aspecto juvenil teniendo más de cincuenta son Heather Locklear (53), Michelle Pfeiffer (55), Meg Ryan (53), Christie Brinkley (60), Demi Moore (52), Kim Basinger (60), Sharon Stone (56), Annette Benning (56), Ellen DeGeneres (56), Tilda Swinton (54), Emma Thompson (55) y Kim Cattrall (58). Estamos viviendo en una era de transformación eterna. Además de todas las celebridades y supermodelos que he mencionado, existe toda una generación de mujeres que se ve tan bien como cuando tenía diez o quince años menos.

Como resultado del manejo de la edad y de nuestro estilo de vida más saludable, estamos disfrutando de una mejor calidad de vida como nunca antes. Existe toda una nueva generación de solteros mayores activamente saliendo de cita, por ejemplo, como lo demuestra la proliferación de sitios en línea para encontrar pareja que apuntan a personas mayores de cuarenta. La tasa de divorcio en la cultura occidental ha hecho que sea más importante que nunca para las personas de esta edad tener una imagen que los demás encuentren atractiva. Las mujeres deben ser conscientes, a esta edad, de no querer parecer como que están tratando de verse más jóvenes. Es mucho más atractivo el hecho de estar seguras de sí mismas y contentas con su apariencia.

Como maquilladora, estoy expuesta a la psicología de las mujeres en distintas etapas de la vida y de la experiencia. Cuando una mujer está sentada conmigo en un ambiente íntimo, con su rostro al natural y sin maquillaje, surgen la honestidad y la vulnerabilidad. Al conversar abiertamente sobre lo que ella considera que son sus mejores y peores rasgos, la conversación revela su confianza, su conocimiento de sí misma, su sabiduría y sus inseguridades. Siempre me asombro sobre cuán autocríticas pueden ser las mujeres. Señalan defectos percibidos en sí mismas que serían casi inexistentes para un observador casual.

Encuentro que nuestro estado emocional afecta directamente nuestra autoconfianza. La mujer más hermosa, por ejemplo, probablemente se sentiría poco atractiva si descubriera que

su esposo la estaba engañando. Las mujeres que han aumenta-
do de peso se sienten menos sensuales y muchas veces inten-
tarán compensarlo vistiéndose de cierta manera o cambiando
su cabello o su maquillaje. Algunas reaccionan al aumento de
peso perdiendo por completo el interés en el aseo personal. Por
otro lado, una falta de comprensión sobre los síntomas de la
menopausia pueden terminar en depresión y frustración.

Debido a las fluctuaciones de humor, el sueño interrumpido y
los problemas de memoria que sufren (que por cierto no sufren
universalmente todas las mujeres menopáusicas), algunas de mis
clientes sintieron que enloquecían. Les pido que imaginen que
tienen un caso prolongado de tensión premenstrual, ¡y eso las
hace reír! Hablamos, compartimos y nos reímos mientras les aplico
el maquillaje y, milagrosamente, se levantan de la silla sintiéndose
felices, confiadas y esperanzadas. ¿Por qué? Porque el maquillaje
es transformador. ¿Puedes imaginar si tus celebridades favoritas
aparecieran sin el cabello arreglado y sin maquillaje? ¡Destruirían
la fantasía y la ilusión! A esta edad es importante que una mujer
se vea lo mejor posible para sentirse bien.

Es interesante señalar que he encontrado que en esta década
el maquillaje requiere de un regreso de la mujer a un estilo más
juvenil—usando el cabello y el maquillaje casi como lo hacía
alrededor de los veinte: tonos suaves de melocotón natural y
coral, neutrales y color piel en los ojos y labios. El cabello se
ve hermoso cortado hasta los hombros y algo revuelto. Mis
inspiraciones de imagen a esta edad son Michelle Pfeiffer y Elle
MacPherson. Cuando no está sobre el escenario, Madonna se ha
dejado fotografiar sin maquillaje y en su ropa de entrenamiento.
Es así como me parece que es más juvenil. Los cabellos cortos y
desprolijos de Annette Benning y Meg Ryan dan una apariencia
de rebelión casual. Es una ilusión joven que es muy atractiva.

Las opiniones ajenas nos importan. Es por eso que nos gustan
los halagos y nos duelen los comentarios hirientes. El punto
medio es encontrar cada una su propio lugar de satisfacción
con su *look* y estar consciente de las reacciones que provoca. Si

acierta, debería haber una respuesta positiva abrumadora.

Siempre me fascina cuando la gente, en especial las celebridades, dicen: "No me importa lo que piensen los demás de mí", y luego hacen todo lo que pueden para llamar la atención. La verdad es que nos vestimos para causar una buena impresión. Nos importa nuestra imagen y somos sensibles a las respuestas que recibimos. A medida que envejecemos, es más y también menos importante para nosotros: menos por nuestra confianza, autoconocimiento, sabiduría y aceptación de nuestros cuerpos; y más por las nuevas inseguridades que surgen al empezar a notarse el proceso de envejecimiento. Buscar la creación de un equilibrio saludable es el mejor consejo que podemos ofrecer.

MAQUILLAJE PARA LOS SESENTA

¡Tener sesenta nunca ha sido tan sexy! Meryl Streep (65), Sigourney Weaver (65), Helen Mirren (68), Susan Sarandon (67), Glenn Close (67), Diane Keaton (67), Jessica Lange (65), Anjélica Huston (63), Lauren Hutton (70), Goldie Hawn (68) y Cher (68) nos muestran qué hermosa y sensual puede ser esta década! Es maravilloso ver tantos ejemplos de mujeres de más de sesenta que se ven hermosas y mantienen su elegancia y su gracia. Es una época en la que las generaciones más jóvenes están pidiendo que una comparta sus consejos y recomendaciones basados en sus años de experiencia de vida. Amo a mis clientes en este grupo—ellas son tan interesantes e informativas. Desde la receta perfecta de galletas hasta la organización de una multinacional, sus vidas de prueba y error hacen que cada encuentro sea fascinante. Son la generación que vio el nacimiento del movimiento de liberación femenina, y es la edad perfecta para apreciarlo plenamente y tomar ventaja de este momento histórico del desarrollo social de la mujer.

Tu imagen en tu sexta década debe parecer algo que se logra sin ningún esfuerzo. Sabes lo que funciona mejor para ti, así sea tu *look* de todos los días o el de una ocasión especial.

Existe una gran libertad en aceptar la etapa que vives en tu vida y permitir que tu imagen calce perfectamente con tu personalidad. Disfruto cuando mis clientes de más de sesenta me sorprenden con un audaz color nuevo de cabello o anteojos nuevos con forma o color vibrantes.

Ha surgido una estadística interesante dentro de este grupo tanto para hombres como mujeres respecto de la actividad sexual. Con la introducción de Viagra y otros medicamentos que tratan la disfunción eréctil, junto a la tasa de divorcio y a la mejor salud y estado físico de este grupo demográfico, sucede el fenómeno de que las personas de más de sesenta son más activas sexualmente que en cualquier otro momento en la historia. Conjuntamente con esta tendencia, las mujeres no sólo buscan mantener su imagen, sino que quieren desarrollar su atractivo sexual. Muchas de mis clientes de esta edad me han dicho que por primera vez en años están volviendo a salir de citas. Tristemente, algunas han perdido a sus seres queridos. Otras se divorciaron por diversas razones.

Cómo nos vemos verdaderamente afecta cómo nos sentimos. También tiene influencia sobre cómo nos responde la gente. Con cada década debemos tener el *look* que funciona para esa etapa en particular de nuestras vidas.

MAQUILLAJE PARA LOS AÑOS MÁS ALLÁ DE LOS SETENTA. . .

Una cliente de setenta y tres años me dijo una vez que después de los setenta en lo único que hay que trabajar es en el sentido de humor. La recuerdo bien porque realmente nos reímos bastante durante toda la sesión de maquillaje. Esta mujer tenía un brillo en los ojos. De las innumerables mujeres interesantes y hermosas que he tenido el placer de maquillar, ella causó en mí una impresión duradera. Me ayudó a encontrar claridad respecto de un problema con el cual hacía tiempo que lidiaba en el negocio de la belleza.

Trato todos los días con mujeres y veo cómo su imagen alterna constantemente entre algo que las hace felices y más confiadas y algo que les causa inseguridad y depresión, y muchas veces me pregunto si yo estaba ayudando a mejorar esta condición o si era parte de la misma maquinaria que estaba creando las inseguridades que proclamaba remediar. Esta mujer en particular me ayudó a ver que seguir fieles a una rutina que hacemos durante toda la vida, como usar maquillaje, es un acto abrumadoramente positivo.

Las mujeres somos afortunadas por tener un ritual que puede transformar nuestra apariencia y hacernos sentir más hermosas. No importa cuál edad o qué etapa de la vida estés disfrutando, todo brilla más con un poco de color.

TU *LOOK* PROPIO:
LAS OCASIONES ESPECIALES

Una primera cita, un baile, una entrevista de trabajo, ser la novia o la dama de honor, recibir un premio, presentar la tesis doctoral, una cena de aniversario, un bautismo, un premio a la trayectoria, una entrevista en la televisión para presentar tu último libro—itodos queremos vernos lo mejor posible para eventos tan memorables como éstos! También queremos estar seguros de que si nos van a fotografiar, la foto va a ser una que querremos compartir felizmente y mirar por muchos años con orgullo y como un grato recuerdo. iDebo decir, sin embargo, que esas imágenes que todos tenemos de aquella vez que nos equivocamos tienen un valor incalculable cuando necesitamos reírnos!

Las ocasiones especiales son una oportunidad para darse el gusto de usar los servicios de un profesional. iIr a un estilista o maquillador te hará sentirte como una estrella preparándose para la alfombra roja! No es necesario pagar por los servicios de una maquilladora cuando todas las tiendas de departamento y perfumerías especializadas tienen maquilladoras capacitadas que felizmente ofrecerán sus servicios gratis sin obligación de comprar algún producto.

Sin excepción, uso pestañas postizas para el maquillaje de ocasiones especiales. No importa lo gruesas o largas que sean tus propias pestañas, la perfección de la forma que dan las pestañas postizas no tiene paralelo. Duplican el volumen e incrementan el largo.

Si te vas a maquillar tú misma, sigue siempre con tu *look* propio y agrega elementos que lo amplifiquen o que coordinen con tu atuendo. Un pequeño toque, por ejemplo igualar el tono de tu delineador de ojos con el color predominante de tu ropa, a veces crea un aspecto más terminado.

La imagen también varía según la ocasión. El maquillaje para una entrevista de trabajo no será nada como lo que usarías en un baile de fin de curso. De la misma manera, el maquillaje de la novia es distinto al de la dama de honor o al de la madre de la novia.

Mi *look* más favorito para las novias es suave y romántico con ojos ahumados. El maquillaje para las damas de honor depende del color del vestido. El maquillaje de ocasión es tu *look* propio con un agregado de encanto o drama.

Para una entrevista profesional, quieres lograr un aspecto pulido, profesional—nada de brillos. Una sombra de ojos color natural con mínima máscara de pestañas y labios en rojo audaz, sin embargo, puede ser una declaración importante y crear una impresión duradera.

La fotografía requiere de consideraciones variables. Por cierto que es clave una base con acabado mate. Los brillos pueden traducirse en grasitud con los destellos del flash.

Cada vez que pruebes una variante de tu *look* propio, todo comienza con u estilo básico de aplicación—redondo o en abanico. Luego, simplemente usa diferentes tonos, un delineador más oscuro y pestañas postizas, agregando un poco de brillo para complementar la ocasión y la vestimenta.

LA MODA Y LAS ESTACIONES

Las estaciones afectan nuestro humor y requieren que cambiemos nuestra imagen vistiéndonos apropiadamente para el clima cambiante. Por cierto, en los medios el anuncio de una nueva temporada tiene más que ver con la moda que con la temperatura. Cada temporada trae nuevos "hay que tener" y "no hagas esto". Este color está a la moda; aquel está afuera. El marrón es el nuevo negro—no, el azul marino es el nuevo negro. No, ¡el gris es el nuevo negro! Los colores pastel son el nuevo blanco—no, ¡el natural es el nuevo blanco y el rosa pálido es el nuevo beige! Puede ser todo muy confuso.

Cada vez que adoptamos una tendencia, el mundo de la moda anuncia su partida y el nacimiento de una nueva tendencia que debemos adoptar. Junto a cada nueva colección de moda de temporada, hay "colecciones puente" para interesarnos y confundirnos un poco más.

En forma pareja con los diseñadores de moda, las empresas de maquillaje lanzan un *look* para cada temporada. Con cada casa de moda y de cosméticos creando su propia interpretación del "*look* de la temporada", es virtualmente imposible cubrirlo todo. Me gusta estar al tanto de las tendencias clave de una temporada por una razón—la sensación general de colores y la inspiración global detrás de la tendencia—en lugar de ahondar en todas las interpretaciones.

Diviértete con lo que te gusta de una temporada en particular. Podrías estar de humor para pasar un verano con inspiración náutica, llevando rayas marineras y pantalones de lona blanca cortados a media pierna, y usando lápiz labial rojo. O, quizás te enamores de los colores pastel y quieras tener ojos sombreados de rosa y labios color algodón de azúcar. Las vacaciones de verano podrán encontrarte bronceada y esperando usar sombra de ojos color coral y delineador turquesa.

El invierno quizás te haga desear sombras de ojos suaves, color marrón ahumado y labios cálidos color arándano rojizo.

La moda y el maquillaje dependen mucho del humor, así que siempre guío a mis clientes a experimentar con las tendencias. Es inteligente también comprar las marcas más económicas masivas de maquillaje que generalmente están justo en la tendencia de lo que se va a vender bien.

LO QUE SE VE ES LO QUE HAY

Después de dominar tu *look* propio, y teniendo en cuenta todas las influencias a través de las décadas que han afectado cómo te presentas ante el mundo—como las estaciones cambiantes y las tendencias pasajeras—la única constante es que TÚ sigues siendo TÚ.

Quizás te hayas visto distinta en cierto momento, hayas experimentado con nuevas tendencias y tenido eventos que cambiaron tu vida, pero son consideraciones externas. Tu alma, tu carácter y tu personalidad no cambian—evolucionan. Las mujeres que han ocupado mi silla de maquillaje me han enseñado que a medida que envejecemos, el único beneficio real es que nos entendemos mejor a nosotras mismas, a nuestra vida y al mundo, y podemos acomodarnos para ser quienes verdaderamente somos.

La meseta más alta a la que podemos llegar en la vida es ser verdaderamente felices. No importan tus logros financieros, profesionales u otros, ¿qué significan si no eres feliz? Adoro la manera en la que estar asociada a la industria de la belleza me ha expuesto a muchas mujeres verdaderamente sabias. Espero sinceramente que encuentres tu verdadera belleza en la vida—la belleza de la aceptación, la paz y la felicidad—y que te veas y sientas espléndida mientras lo logras.

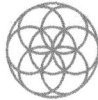

CAPÍTULO 13

Sé joven

C uando llegan los pacientes a nuestra clínica por una consulta cosmética, nunca me molesto en preguntarles su edad cronológica. No tiene ninguna importancia para mí. Lo que sí es importante para mí es lo jóvenes (o viejos) que se sienten y cómo actúan. Recién entonces les miro el rostro para ver si han adquirido algún rastro de aspecto mayor, incluyendo señales de caída facial o pérdida de volumen.

Para mí la edad no es número, sino un estado mental. He visto mujeres de ochenta y tantos años que tienen más juventud y vitalidad que mujeres de cincuenta. También he visto más arrugas en algunas mujeres de treinta y tantos años que en algunas de mis pacientes de más de sesenta años. Estoy convencido de que las personas realmente pueden envejecer con el *pensamiento*. Si uno cree que al llegar a cierta edad o cierto hito uno comienza a envejecer, entonces realmente será así. La mente subconsciente es una fuerza tan poderosa que tiene la habilidad de crear y dar forma a nuestra realidad. Uno puede literalmente comandar a cada célula del cuerpo a comenzar a envejecer y a perecer—o puede comandar lo opuesto. La elección es de cada uno.

La verdad es que estamos viviendo más tiempo. ¡Es un hecho! Sin embargo, lo que realmente deberíamos estar haciendo es intentar agregar más vida a nuestros años—no sólo más años a nuestras vidas. Me asombro cuando mis pacientes de ochenta años me cuentan que se levantan todas las mañanas a las seis para jugar al tenis o al golf o para nadar. Un paciente de setenta y cinco años entrena con CrossFit todos los días junto a su esposa de setenta años. Estas personas no sólo son fuertes físicamente, también se ven años más jóvenes que sus edades cronológicas. Solía pensar que cuando uno tiene más de ochenta años, ¡lo único que le queda es esperar a que le llegue el turno! Esta mentalidad es lo que hace que ciertas personas, una vez que llegan a cierta edad, dejen de tratar de mantenerse jóvenes. Se retiran de la vida porque creen que les llegó el turno para deteriorarse.

Mientras trabajaba como médico de pacientes terminales, me interesó aprender sobre el cuidado otorgado al final de la vida y el comportamiento humano frente a la muerte. Durante mi búsqueda, encontré un libro escrito en 1958 por Arnold A. Hutschnecker, M.D., *The Will to Live*. La premisa de este libro es que la mente y el cuerpo están interconectados: "Envejecemos, no por los años, sino por los eventos y nuestras reacciones emocionales con esos eventos". Estoy de acuerdo.

Por ejemplo, he visto que algunos de mis pacientes envejecen rápidamente a los pocos meses de divorciarse. Sin embargo, también he visto otros pacientes que se ven más jóvenes después del divorcio. Nuestra percepción de la situación es lo que nos hace envejecer o florecer. ¡El viejo dicho "Perro viejo no aprende gracias" es absolutamente falso! Debería ser "Perro viejo no aprende gracias—si se cree viejo o no le da la gana".

En la escuela de medicina, tenía algunos compañeros de alrededor de sesenta años que habían decidido regresar a la universidad para ser doctores. Su capacidad de aprendizaje era tan buena como la de cualquiera de nosotros más jóvenes—y quizás hasta mejor. Tenían la sabiduría y la disciplina que a veces sólo se logran con la edad. Si mis pacientes de más de ochenta pueden levantarse por la mañana para jugar al tenis, entonces tampoco hay evidencia fisiológica real de que tengamos que dejar de lado nuestras metas e intereses personales al llegar a cierta edad. Una persona envejece cuando permite que su cuerpo se vuelva sedentario. Es como digo a todos mis pacientes: "Si no das a tu cuerpo una razón para *regenerarse,* entonces tu cuerpo sólo podrá *degenerarse*".

Un amigo cercano me llamó un día para decirme que había grabado con TiVo un episodio de *Oprah* que me dejaría alucinado. Pensé: *¡Qué bien, Oprah está regalando más autos!* Para mi sorpresa, sin embargo, estaba entrevistando a la única e incomparable Raquel Welch. Ya me había contado un pajarito que ella seguía viéndose estupenda, pero cuando la Welch entró en escena, ¡quedé pasmado! Se veía mejor a los casi setenta que cuando había tenido su última entrevista anterior con Oprah en la década del 80. No sólo se veía bien por su edad—¡se veía increíblemente bien para cualquier edad!

Cuando hablaba sobre sus secretos para mantenerse joven física, mental y emocionalmente, en lugar de hablar de lociones, pociones o cirugía plástica, subrayó que la mejor manera de mantenerse joven es nunca retirarse del juego de la vida. La entrevista me recordó la respuesta dada por casi todos los que se ven fantásticos en sus décadas posteriores cuando les pregunto cómo hacen para verse tan juveniles. Todos me dicen "Nunca pienso en mí mismo como 'viejo'".

Oprah leyó una página del libro de la Sra. Welch, *Raquel: Beyond the Cleavage*. Decía que la palabra *viejo* es la "única mala palabra que queda en el idioma inglés". Cuánta verdad. En nuestra sociedad consciente de la juventud y la imagen, es un insulto terrible llamar a alguien viejo. A veces me preocupo cuando la gente piensa que mi edad cronológica es más que veintitantos, aunque veintitantos es la mitad de mi verdadera edad cronológica. ¡Es absolutamente ridículo!

Sin embargo, uso estos momentos como una oportunidad para difundir la noticia a mis pacientes de que la edad es más un estado mental que un número. Todos deberíamos sentirnos bendecidos por tener la oportunidad de cumplir un año más. Por mi cuenta, yo tengo la intención de nunca considerarme viejo, no importa cuántos cumpleaños haya festejado ni qué edad piensen los demás que tenga. El lema de mi clínica es: "Cuanto más envejecemos, más jóvenes nos vemos". No hay manera de que tengamos la edad que dicen nuestra partida de nacimiento, nuestra licencia de conducir o nuestro pasaporte porque nos vemos, actuamos y nos sentimos mucho más jóvenes.

Hoy en día, cuando pensamos en mujeres bellas eternas, pensamos en Suzanne Somers, Joan Collins y Raquel Welch—íconos que nos inspiran a vernos bien a cualquier edad! Sus pares masculinos son celebridades tales como Pierce Brosnan, Sting y Denzel Washington. Siendo figuras públicas y símbolos sexuales en la flor de la vida, tuvieron que mantener una apariencia juvenil. De la misma manera, muchos actores, actrices y modelos logran verse más jóvenes que sus reales edades cronológicas. En Hollywood, donde uno es juzgado aún más severamente cuando comienza a perder la belleza, existe una necesidad verdadera por mantener a toda costa la juventud y la vitalidad. Para el resto de nosotros, sin tener un imperativo profesional por mantenernos juveniles con el paso de los años, la vejez podría llegar antes de lo que quisiéramos, especialmente si creemos que es así. O nos rendimos ante las expectativas culturales, dejamos de hacer un esfuerzo coherente por mantenernos vitales, y dejamos que decline nuestra capacidad—esencialmente renunciando a la vida—o nunca aprendemos a hacer lo que hace falta para envejecer bien y con elegancia.

Estamos condicionados a creer que la vejez comienza al llegar a cierta edad, ya sea cuando cumplimos los cincuenta o sesenta, o al jubilarnos. En el caso de la mujer, la vejez supuestamente llega con la menopausia. Sin embargo una de mis pacientes de aspecto más asombroso me dijo que su edad comenzó a los 60. Constance es una mujer animada, y a los sesenta y cinco años tiene mejor rostro y cuerpo que muchas mujeres de cuarenta años que vienen a mi consultorio. Le dije que estaba escribiendo un libro y quería compartir con mis lectores los secretos que ella tiene sobre cómo mantenerse con aspecto tan joven.

Constance cree en la prevención. Sus secretos para mantenerse joven son trabajar por mantener buena postura, usar hormonas bioidénticas y atacar cualquier pequeño cambio que vea en su rostro y cuerpo. Es testimonio de que envejecer bien está relacionado directamente con la edad que uno tiene cuando comienza a cuidarse. Si uno comprende el rostro que envejece, entonces no permite que se caiga y varíe. Si quiere tener un cuerpo joven y saludable, sólo lo puede lograr con una dieta saludable, ejercicio físico regular e incorporando yoga o Pilates para literalmente mantener su postura juvenil.

Hace poco tiempo hice un viaje al Perú para ver las ruinas incaicas de Machu Picchu. Toda la gente que conozco que ha ido está muy entusiasmada con la energía espiritual tangible en ese lugar. Antes de ir a las ruinas, tuve que permanecer durante un día en la ciudad de Cuzco para aclimatarme a la altura. Mientras caminaba por las calles de la ciudad, vi muchas mujeres indígenas con la piel curtida por el sol. Sus rostros con profundas arrugas y piel distendida daban un aspecto muy envejecido, pero sus cuerpos eran fuertes como toros. Estas indígenas caminan millas y millas bajo el sol feroz junto a sus alpacas llevando sus mercancías y artesanías para vender en la ciudad.

Aunque ni necesitan ni se preocupan por la belleza o la juventud de sus rostros, sí necesitan tener la fuerza física y la resistencia para poder caminar millas bajo el ardiente sol sudamericano. Caminan con buena postura a buen ritmo, y su fuerza física es tanta como la de cualquier jovencito de su clan. Observar a estas mujeres fuertes, mayores—algunas mayores de ochenta—me ayudó a comprender que si continuamos usando nuestros cuerpos y tenemos una razón para mantenernos en buen estado, nuestros cuerpos permanecerán fuertes y ágiles, sin importar la edad.

El error que muchos cometemos, que tiende a acelerar el proceso de envejecimiento, es creer que una vez que nos jubilamos es aceptable llevar una vida sedentaria. Debería ser lo opuesto: el período después del retiro es cuando deberíamos tomar ventaja del tiempo adicional a nuestra disposición para trabajar sobre nuestras mentes, cuerpos y espíritus. Muchas personas usan sus años mayores saliendo de crucero y de vacaciones. Eso está muy bien, pero no va a ayudar al cuerpo a mantenerse joven. La única manera de mantener la buena postura y los músculos fuertes es con hábitos de elongación y ejercicio.

El retiro no debe ser equiparado con comer lo que nos plazca. Cuando vivía en Delray Beach, en Florida, solía ver carteles en muchos restaurantes anunciando precios especiales para los que cenaban más temprano, que apuntaban a toda la gente mayor que ha venido a Florida a vivir una vida de ocio. La comida es más económica durante estas ofertas especiales, pero también es muy rica—y debería agregar, poco saludable. Es un gran evento social para los mayores de las comunidades cercanas. A veces yo miraba sus platos y me horrorizaba al ver el tipo de comida que consumían. ¡Más adelante en la vida es cuando debemos estar cuidando nuestra dieta! En lugar de ello, las dietas de nuestros mayores están en realidad acelerando el proceso de envejecimiento y promoviendo todo tipo de enfermedades.

La voluntad por permanecer jóvenes ha impulsado grandes avances en la medicina, la cosmética y la nutrición. En este libro, hemos podido repasar la mayoría de los avances tecnológicos, cosmecéuticos y médicos disponibles hoy en día; sin embargo, con la excepción de nuestra charla sobre los antioxidantes existentes en la fruta y en los vegetales, hasta este capítulo sólo hemos deslizado ligeramente las maneras en las que la nutrición nos puede ayudar a agregar más juventud, salud y vitalidad a nuestros años.

Durante mi investigación sobre la dieta y la nutrición, encontré innumerables dietas y una multitud de consejos nutricionales. Cada experto parece tener su propia opinión sobre cuál dieta tiene mayor beneficio para el cuerpo humano. Es tan confuso como tratar de elegir una crema para los ojos en una tienda de departamentos.

Poco antes de darme por vencido con el tema, encontré a una paciente camino a mi clase de Pilates. Me dio unos pequeños paquetes de un producto en polvo que contienen superalimentos verdes tales como espirulina, algas marinas, pasto de trigo, hierbas adaptógenas, y espinaca y otros vegetales de hojas verdes, entre otros ingredientes. Después de investigar por mí mismo este tipo de bebida verde (existen muchas buenas marcas), me convencí de que había encontrado un camino hacia el esclarecimiento nutricional. La premisa de la dieta que sigo ahora es ingerir alimentos que restauran y mantienen el equilibrio del pH ácido-alcalino en la sangre y en los tejidos y ayuda a establecer el ambiente interno perfecto para un cuerpo saludable.

Cada célula viviente del cuerpo humano está rodeada de una fuerza vital que permite la comunicación intracelular, la producción de energía y la homeostasis. Esta fuerza invisible pero tangible es el campo electromagnético humano. Se comporta como un fluido y es la fuente de toda vida. Este campo cambia de forma y fuerza en conjunto con los cambios fisiológicos y psicológicos. Por esta razón, puede ser afectado fácilmente por los cambios o disturbios en la temperatura, los niveles de pH y las emociones.

El cuerpo humano tiene una bioquímica intrincada que nos permite generar un campo electromagnético que es vital para la regulación de nuestro ambiente interno. Este campo electromagnético, conjuntamente con el cerebro, el corazón, el hígado y los riñones, es responsable por mantener viva y saludable cada célula de nuestro cuerpo. Para mantener este campo magnético, nuestros cuerpos deben tener un cierto equilibrio de pH ácido-alcalino. Usando una escala del 1 al 14, siendo 1 extremadamente ácido y 14 extremadamente básico, o alcalino, el cuerpo humano funciona óptimamente en un nivel de pH de unos 7,36 (ligeramente básico). Un leve desplazamiento de solamente uno o dos puntos en esta escala puede ser perjudicial para nuestra salud y limitar nuestra supervivencia.

Mantener el pH del cuerpo es tan importante como mantener la temperatura esencial del cuerpo. Con cualquier cambio drástico en el nivel de pH o en la temperatura del cuerpo, la muerte es segura.

Afortunadamente, el cuerpo humano está diseñado para compensar cualquier cambio ligero de temperatura o nivel de pH. Sin embargo, a medida que hemos evolucionado y que han cambiado nuestras dietas y estilos de vida, hemos sido cada vez menos capaces de mantener el nivel de pH perfecto en los tejidos a nivel micromolecular. Debido tanto a las demandas de nuestras vidas industrializadas de alta tecnología como a los productos alimenticios procesados de fabricación masiva que consumimos frecuentemente, estamos viviendo vidas muy ácidas.

No es secreto que nuestras emociones son la causa número uno de la producción de ácido en el cuerpo. Todos hemos sentido la incomodidad de estar estresados o alterados. Recuerdo oír a mi abuela decirnos a mis primos y a mí, cuando nos portábamos mal, "Ustedes niños me dan tanta acidez—ime van a llevar a la sepultura antes de tiempo!" No fue hasta que aprendí sobre la dieta alcalina que sus palabras tuvieron algún sentido para mí. La acidez produce inflamación, que produce respuestas físicas que pueden ser curativas en el corto plazo, pero que en el largo plazo son destructivas de los tejidos del cuerpo.

Al evitar el estrés innecesario y desarrollar mejores mecanismos de supervivencia, e incorporar estrategias que interrumpen la respuesta al estrés y promueven la relajación, tales como la meditación, el ejercicio, el contacto con la naturaleza o hasta respirar profundo cuando nos sentimos provocados, podemos mantener una bioquímica ácida—alcalina saludable en nuestros cuerpos.

Todos los avances tecnológicos de los años recientes debían liberarnos de tener demasiado estrés. Tenemos mejor transporte, computadoras, máquinas de fax, teléfonos inteligentes, televisores y más información en la palma de las manos. Sin embargo, como estamos excesivamente conectados a nuestros dispositivos tecnológicos, estamos dedicando cada vez menos tiempo a disfrutar del aire libre o a estar con amigos y familiares. Veo muchas personas cenando juntas en restaurantes que en lugar de estar interactuando están enviando mensajes de texto y viendo sus mensajes electrónicos. ¡Es ridículo! Algunos estudios recientes han sugerido que estar sentados por tiempos extendidos, como hacemos al mirar la televisión, manejar o usar una computadora personal, es más peligroso para nuestra salud que fumar cigarrillos. Como resultado de las demandas y las deficiencias del estilo de vida moderno, a muchos el estrés nos está llevando demasiado temprano al ocaso.

Nuestras dietas son la segunda causa de la formación y acumulación de ácido en nuestros tejidos. El cuerpo humano fue diseñado para asimilar los nutrientes extraídos directamente de la Madre Naturaleza: frutas y vegetales, que son alcalinos. Hoy en día, la mayoría de nuestros alimentos son de producción masiva y están cargados de conservantes, hormonas, pesticidas y otros productos químicos. Estos químicos no son nutritivos—son tóxicos para el cuerpo—y hasta pueden interferir con la absorción de vitaminas, minerales y fitonutrientes.

Además, elegimos muy mal lo que comemos. Tenemos una tendencia a ir por las carnes, los almidones y los dulces, que son ácidos. Las pobres verduritas quedan tristes al costado del plato, como si estuvieran allí como elemento decorativo. Nos excedemos en comidas productoras de ácido y hacemos poco por incrementar las reservas alcalinas o para limpiar nuestros cuerpos de residuos que forman ácido. A medida que nuestros cuerpos se sobrecargan gradualmente con los residuos ácidos, comienza a deteriorarse nuestra salud.

La mayoría de la gente está convencida de que los gérmenes (bacterias y virus) son la causa principal de las enfermedades que afligen a la población humana. No obstante, aunque los gérmenes jueguen un papel importante en los procesos de varias enfermedades, éstas sólo pueden ocurrir en un cuerpo debilitado por residuos formadores de ácido o genéticamente deficiente.

Durante la época de gripe, algunos eligen ser vacunados contra la gripe mientras muchos no lo hacen. No obstante, no todos contraen la gripe, hayan sido vacunados o no. ¿Realmente creemos que el virus de la gripe espera todos los años hasta el invierno para venir a invadirnos? El virus de la gripe no hace las maletas y migra cada año para arruinarnos la vida. Está rodeándonos siempre, pero aquellos con sistemas inmunológicos debilitados (por una acumulación de residuos formadores de ácido) son los que más probablemente manifiesten una enfermedad.

Existen muchos factores que contribuyen a la acumulación de ácidos en el cuerpo durante las fiestas de fin de año, que en el hemisferio norte caen en invierno. En primer lugar, tendemos a estar estresados y preocupados por el dinero. Además, durante las fiestas en el hemisferio norte nuestros cuerpos también están ocupados tratando de soportar las temperaturas frías. Finalmente, tenemos posiblemente la peor dieta de todo el año durante las fiestas. Nuestro consumo de bebidas alcohólicas y los excesos de comidas y bebidas productores de ácido comprometen el ambiente interno del cuerpo, causando la debilitación del sistema inmunológico. Por eso, en lugar de ser atacados por el virus de la gripe, más bien nos convertimos en anfitriones perfectos para que el legendario virus de la gripe se acomode en nuestros cuerpos.

En un reconocido artículo de 1950 "Estrategias globales en la medicina preventiva" en la revista *Annals of Internal Medicine,* F. K. Meyer, M.D., escribió "La historia humana demuestra que la raíz de las epidemias no es la enfermedad sino la salud pobre". Un cuerpo que acumula mucho residuo ácido en la sangre y en los tejidos está contaminado y es entonces capaz de atraer y hospedar a todo tipo de gérmenes causantes de enfermedades. La epidemia de cólera del siglo 19 a la que el Dr. Meyer estaba refiriendo es una excelente ilustración de cómo el contaminar nuestro ambiente puede traer enfermedades que potencialmente pueden escapar de nuestro control y afectar a millones de personas en un período relativamente corto de tiempo.

Las bacterias que causan el cólera pudieron extenderse rápidamente por Europa y luego América debido al transporte inadvertido de aguas contaminadas, principalmente de barcos británicos. De los que contrajeron la enfermedad, no sobrevivió la mayoría, que tenía salud pobre, lo cual nos enseña que es vitalmente importante mantener nuestros ambientes externos e internos libres de contaminación para poder disfrutar de vidas armoniosas y saludables.

La primera vez que escuché algo sobre el equilibrio ácido—alcalino fue hace casi quince años cuando estaba en la escuela de medicina, cuando un señor mayor que había venido por su examen físico anual me contó que él debía estar muerto. Le habían diagnosticado un cáncer de garganta tan avanzado que los médicos aconsejaron a él y a su esposa que buscaran una residencia para enfermos terminales donde pudiera recibir cuidado paliativo. Investigando el cáncer y la medicina alternativa, él había aprendido sobre la alcalinización del cuerpo, y no teniendo nada que perder, se internó en un centro de medicina alternativa para poder desintoxicar y alcalinizar su cuerpo. Logró liberarse de la enfermedad—y continuó así por más de veinte años. Más tarde, le indicaron que bebiera calcio de coral durante el resto de su vida natural para mantener en su nivel máximo sus reservas alcalinas. Cuanto más investigué este tema, descubrí más testimoniales sobre el poder de la alcalinización para ayudar al cuerpo a combatir el cáncer y otras enfermedades.

Seguía escéptico, sin embargo, hasta que vi cómo una amiga cercana con cáncer de mama se había beneficiado de la alcalinización de su cuerpo. Fue a ver a un conocido médico naturópata en Sudáfrica. Después de la alcalinización de su cuerpo, sus tumores se redujeron significativamente, ante el asombro de sus oncólogos. La premisa del tratamiento que ella recibió era que las células cancerosas no pueden ni vivir ni sobrevivir en un ambiente alcalino. Ser testigo de la difícil experiencia de mi amiga y del feliz desenlace me ayudó a apreciar la importancia de una dieta que incremente las reservas alcalinas del cuerpo y neutralice los residuos ácidos en los tejidos.

El cuerpo humano es como una central eléctrica compleja que genera una enorme cantidad de energía por medio de reacciones eléctricas. Estas reacciones mantienen vivos y funcionando a cada célula, tejido y órgano. Como con cualquier central eléctrica, la generación de energía produce residuos. Estos residuos contribuyen a la formación de cenizas ácidas que se acumulan en los tejidos. Si se acumula en los tejidos demasiado residuo ácido sin neutralización, puede causar enfermedad.

Recuerda, cada célula del cuerpo necesita un nivel de pH ambiental cercano al 7,36. Si hay una acumulación constante de residuos ácidos, las células harán todo lo posible por sobrevivir. Esto puede causar mutaciones celulares.

Las células cancerosas son células nativas en un órgano o tejido que mutan, se vuelven agresivas y luego se descontrolan. El cuerpo tiene diferentes mecanismos que usa para mantener el nivel de pH correcto en los tejidos. Uno de estos mecanismos es usar las reservas alcalinas del cuerpo para neutralizar los ácidos. Sin embargo, si constantemente estamos creando más ácidos de los que podemos neutralizar, las reservas alcalinas se consumirán y será aún más difícil neutralizar los ácidos adicionales.

Son necesarias cuatro partes de alcalinidad para neutralizar una parte de ácido. Una vez que se agotan las reservas alcalinas, se usa otro mecanismo de apoyo para almacenar los ácidos adicionales en la adiposidad del cuerpo.

Todos tenemos nuestras propias debilidades genéticas heredadas. Algunas personas son más propensas a los derrames cerebrales y a los ataques cardíacos. Otras tendrán una historia familiar de hipertensión o la enfermedad de Alzheimer. Se sabe que la acumulación de ácido provocará el mayor daño en las áreas de nuestras debilidades heredadas. Por eso, las personas con predisposición a un tipo específico de enfermedad genética deben hacer todo lo que puedan por medio de la dieta y el ejercicio para mantener un nivel óptimo de pH en cada tejido del cuerpo.

Es nuestra obligación hacer todo lo posible para disminuir la cantidad de ácido en nuestros tejidos. Encontrar una manera de manejar el estrés y hacer ejercicio en forma regular es un buen comienzo. Además, ser conscientes del tipo de comida que ingerimos es muy importante para mantener el equilibrio ácido—alcalino apropiado en el cuerpo. He modificado mi propia dieta desde que aprendí sobre este tema. Me esfuerzo por consumir el 80 por ciento de mi comida de alimentos que forman alcalinos y un 20 por ciento de alimentos que forman ácidos. También desintoxico mi cuerpo de vez en cuando para eliminar residuos formadores de ácidos. Existen muchas maneras naturales de desintoxicar el cuerpo: beber jugos de frutas y vegetales crudos, practicar yoga Bikram y hacerse una terapia colónica. Muchos gastroenterólogos y médicos generales concuerdan que la hidroterapia colónica es un excelente método para mantener saludable el cuerpo.

Desde que comencé con desintoxicaciones regulares, he notado un impacto positivo en mi bienestar general. El envejecimiento normal ocurre cuando las células del cuerpo pierden su capacidad de regeneración. Es imperativo que podamos crear un ambiente bioquímico ideal en nuestro cuerpo que promueva el crecimiento y la regeneración de células saludables.

Como dermatólogo, solamente puedo ofrecer una breve explicación y algunos consejos sobre cómo lograr una dieta con un pH balanceado. Dos libros que realmente me han ayudado a comprender este concepto en profundidad son *Alkalize or Die* de Theodore A. Baroody, D.C, N.D., Ph.D., y *The Acid-Alkaline Diet for Optimum Health* de Christopher Vasey, N.D. Estos libros contienen una abundancia de conocimientos que te pueden ayudar a elegir los alimentos correctos para lograr y mantener un nivel apropiado de pH en los tejidos para lograr salud óptima.

Nuestra habilidad por mantenernos jóvenes también está influenciada por el tipo de personas con las que nos rodeamos. Rodearse de contemporáneos que conversan principalmente sobre enfermedades, turnos médicos, envejecimiento y muerte sólo acelerará el proceso de envejecimiento. Si tienes este tipo de amigos, no digo que no debes quererlos o pasar tiempo con ellos. Pero no te hagas socio del "Club de los viejos quejosos". Con quien sea que pases la mayor parte de tu tiempo es en quien te convertirás, así que forma parte de un grupo de colegas que piense y hable positivamente y que considere que mantenerse saludable y verse joven son valores importantes.

Es importante evitar sincronizar tu reloj interno con tus contemporáneos que se han retirado de la vida o que tienen una visión pesimista sobre sus años dorados. Muchas veces uso el fenómeno de la menstruación sincronizada de las mujeres para explicar el impacto de elegir nuestro grupo de pertenencia. Del mismo modo en que las mujeres que viven juntas comienzan a tener períodos coincidentes, las personas que pasan mucho tiempo juntas comienzan a pensar, hablar y creer en formas similares.

También es importante rodearse de personas más jóvenes o de colegas que actúen de manera joven. Serán tu inspiración para mantenerte sano y saludable, y hasta pueden hacer que tu reloj interno aminore un poco su marcha.

Nos guste o no, las opiniones ajenas afectan la manera en la que nos percibimos y en cómo vivimos nuestra vida. Se dice que "Dios los cría y ellos se juntan", así que es importante elegir contemporáneos optimistas con entusiasmo por la vida. Los investigadores y los médicos concuerdan con el hecho de que las personas con perspectiva positiva y espíritus jóvenes son menos susceptibles a los males físicos comunes a mediana edad.

Elegí el título *Sé joven* para este libro porque esta frase resuena con los mensajes que intento transmitir. Para ser joven, primero debemos empezar con el alma. Sí, en este libro te hemos presentado mucha información importante y útil sobre los láseres, los rellenos, Botox®, los cosmecéuticos y el maquillaje. Aún así, mantenerse joven consiste en mucho más que eso. Un alma llena de resentimiento, depresión, enojo o miedo es un alma cuyo cuerpo sufrirá un envejecimiento acelerado.

Cultivar la fe, la esperanza, la gratitud, la alegría, el entusiasmo y el aprecio, por otro lado, desacelera el proceso de envejecimiento. La combinación de estas características genera una fuerza vital en nosotros que nos mantiene jóvenes y dinámicos. Crea un estado mental que agrega entusiasmo, salud y felicidad a nuestros años. Quienes logran aprovechar su fuerza vital envejecen más lentamente y viven con mayor vitalidad que los demás.

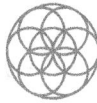

Agradecimientos

He dedicado mi carrera al servicio al prójimo. Ahora me siento afortunado por tener la oportunidad de reconocer a los que me enseñaron, trabajaron a mi lado, me ayudaron, colaboraron conmigo y me ofrecieron amistad para permitirme cumplir con mi propósito. Este libro representa la culminación de una vida de estudio y de habilidades cooperativas, de esfuerzo dedicado y de una visión compartida de muchos individuos talentosos. Si bien es imposible nombrar a cada persona que ha contribuido a *Sé joven*, aprovecho esta oportunidad para expresar mi gratitud y mi sentido agradecimiento a todos, y en particular:

A mis mentores en mi programa de residencia en dermatología en la Nova Southeastern University: Robert Berg, M.D., Les Rosen, M.D., Brad Glick, D.O., Richard Rubenstein, M.D., Marty Zaiac, M.D., y Franciso Kerdel, M.D.

A mis colegas Theresa Cao, D.O., y Jerry Obed, D.O., que amablemente revisaron el contenido de este libro. Por supuesto, cualquier error que exista en él es mío, no de ellos.

A mi querida amiga Loren Psaltis, por la generosa contribución de sus percepciones expertas sobre el maquillaje en el capítulo "Maquíllame perfecta", como así también por las ilustraciones que acompañan sus recomendaciones. Sin el aliento y el ejemplo de Loren como autora, probablemente nunca hubiera abordado este proyecto en primer lugar.

Un agradecimiento especial al equipo de Lincoln Square Books LLC: mi consultora de edición, correctora de estilo y gerente de proyecto, Stephanie Gunning; su socio Peter Rubie; investigadora Claire Putsche; editora de copia e índice Heather Dubnick; y diseñador de tapa, retiración de tapa e interior del libro Gus Yoo. Ustedes hicieron fácil y divertida mi experiencia editorial. Paul Lipton, agradezco verdaderamente que me presentaras a Stephanie y a LSB.

A los editores Alex Obed y Alejandro Suárez, estoy endeudado con ustedes por ayudarme a organizar mis ideas y a pulir mis palabras en los primeros borradores de mi manuscrito. Jake Campbell, gracias por ayudarme con la investigación.

A Alejandro Suarez Ángel, Dra. Diana Carolina Melo González y Denise Cikota, por la traducción inicial de la edición en español. A Verónica Álvarez Puente, por su traducción final, edición y descripción literaria del contenido de este libro en español.

Al fotógrafo Antonio Cuellar, por la imagen de la tapa. Al productor de la sesión de fotos Camilo Morales. A Rich Goren, por su aporte al arte de la tapa.

A mis pacientes. Al final, son USTEDES mi verdadera fuente de inspiración. A diario me motivan a seguir buscando nuevas y mejores maneras para revertir las señales del envejecimiento.

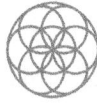

Referencias

CAPÍTULO 1: LA ADIPOSIDAD SALUDABLE ES TU ALIADA

A.K. Gosain, M.H. Klein, P.V. Sudhakar, y R.W. Prost. "A Volumetric Analysis of Soft Tissue Changes in the Aging Midface Using High-Resolution MRI: Implications for Facial Rejuvenation," *Plastic and Reconstructive Surgery*, vol. 115 (abril 2005): págs. 1143–1152.

C. Le Louarn, D. Buthiau, y J. Buis. "Structural Aging: The Facial Recurve Concept," *Aesthetic Plastic Surgery*, vol. 31 (noviembre/diciembre 2007): págs. 213–218.

N.G. Norgan. "The Beneficial Effect of Body Fat and Adipose Tissue in Humans," *International Journal of Obesity*, vol. 21 (1997): págs. 738–746.

J.E. Pessa. "An Algorithm of Facial Aging: Verification of Lambros's Theory by Three-Dimensional Stereolithography, with Reference to the Pathogenesis of Mid Facial Aging, Sclera Show, and Lateral Sub-Orbital through Deformity," *Plastic and Reconstructive Surgery*, vol. 106 (agosto 2000): págs. 479–488.

D. Vleggaar y R. Fitzgerald. "Facial Volume Restoration of the Aging Face with Poly-L-Lactic Acid," *Dermatologic Therapy*, vol. 24 (enero/febrero 2011): págs. 2–27.

D. Vleggaar. "Soft Tissue Augmentation and the Role of Poly-L-Lactic Acid," *Plastic and Reconstructive Surgery,* vol. 118, suplemento (septiembre 2006): págs. 465–545.

K.M. Zelman. "The Skinny on Fat: Good Fats vs. Bad Fats," WebMD.com com (accedido el 17 de febrero de 2014). Website: http://www.webmd.com/diet/features/skinny-fat-good-fats-bad-fats.

CAPÍTULO 2: EL "MALDITO RELOJ"

J.M. Doul, J. Ferri, and M. Laude. "The Influence of Senescence on Craniofacial Aging and Cervical Morphology in Humans," *Surgical and Radiologic Anatomy,* vol. 19 (1997): págs. 175–183.

J.E. Pessa, V.P. Zadoo, C. Yuan, et al. "Concertina Effect and Facial Aging: Non-Linear Aspects of Youthfulness and Skeletal Remodeling, and Why Perhaps Infants Have Jouls," *Plastic and Reconstructive Surgery,* vol. 103 (febrero 1999): págs. 635–644.

A.J. Pettofrezzo. Vectors and Their Applications (New York: Dover, 2005). H.E. Huntley. *The Divine Proportion: A Study in Mathematical Beauty* (New York: Dover, 1970).

D. Vleggaar y R. Fitzgerald. "Facial Volume Restoration of the Aging Face with Poly-L-Lactic Acid," *Dermatologic Therapy,* vol. 24 (enero/febrero 2011): págs. 2–27.

CAPÍTULO 3: TODO SOBRE LA PIEL

J.L. Bolognia, J.L. Jorizzo, R.P Rapini, y otros (editores). *Dermatology* (Philadelphia, PA.: Mosby, 2003).

Shakespeare. *Henry V* (h. 1599). Una obra histórica de Shakespeare, con enfoque en los eventos cercanos a la Batalla de Agincourt en 1415 durante la Guerra de Cien Años.

My Big Fat Greek Wedding, escrita por Nia Vardalos, dirigida por Joel Zwick (2002).

CAPÍTULO 4: LAS SIETE PLAGAS

J.L. Bolognia, J.L. Jorizzo, R.P Rapini, y otros (editores). *Dermatology* (Philadelphia, PA.: Mosby, 2003).

CAPÍTULO 5: LOCO POR MARY

J.L. Bolognia, J.L. Jorizzo, R.P Rapini, y otros (editores). *Dermatology* (Philadelphia, PA.: Mosby, 2003).

There's Something about Mary. Escrita por Ed Decter, John J. Strauss, Peter Farrelly y Robert Farrelly; dirigida por Peter Farrelly y Robert Farrelly (1998).

William Shakespeare, *Antony y Cleopatra*. Una de las tragedias de Shakespeare, está basada en Vidas de Plutarco y se enfoca en los eventos entre la Rebelión Siciliana y el suicidio de Cleopatra durante la Guerra Final de la República ·Romana.

Skin Cancer Foundation. "Shining Light on Ultraviolet Radiation," skincancer. org (accedido el 2 de abril de 2014).

CAPÍTULO 6: A TRAVÉS DE LOS AÑOS

J. Dover. *The Youth Equation: Take 10 Years Off Your Face* (Hoboken, N.J.: John Wiley & Sons, 2009).

Eric Finzi, M.D., Ph.D., y Erica Wasserman, Ph.D., "Treatment of Depression with Botulinum Toxin A: A Case Series," *Journal of Dermatologic Surgery,* vol. 32, nro. 5 (mayo 2006): págs. 645–650.

CAPÍTULO 7: "BOTOX® SALVÓ MI MATRIMONIO"

A. Carruthers y J. Carruthers. *Procedures in Cosmetic Dermatology Series: Botulinum Toxin* (2da edición) (Philadelphia, PA.: Elsevier Saunders, 2008).

R. Small y H. Dalano. *A Practical Guide to Botulinum Toxin Procedures* (Philadelphia, PA.: Lippincott Williams and Wilkins, 2012).

L. Baumann. *Cosmetic Dermatology,* 2da edición (New York: McGraw-Hill, 2009).

CAPÍTULO 8: RELLÉNAME

Death Becomes Her, escrita por David Koepp y Martin Donovan; dirigida por Robert Zemeckis (1992).

CAPÍTULO 9: RAYOS DE LUZ

Albert Einstein."Zur Quantentheorie der Strahlung" ("On the Quantum Theory of Radiation"), *Physikalische Zeitschrift,* vol. 18 (3 de marzo de 1917): págs. 121–128.

J.D. Goldberg. *Procedures in Cosmetic Dermatology Series: Laser and Lights* (Philadelphia, PA.: Elsevier Saunders, 2005).

P.M. Goldman. *Procedures in Cosmetic Dermatology Series: Photodynamic Therapy,* segunda edición (Philadelphia, PA.: Saunders Elsevier, 2008).

CAPÍTULO 10: LOCIONES Y POCIONES

N. Perricone. *The Wrinkle Cure: Unlock the Power of Cosmeceuticals for Supple, Youthful Skin* (New York: Warner Books, 2001).

Z. Draelos. *Procedures in Cosmetic Dermatology: Cosmeceuticals,* segunda edición. (Philadelphia, PA.: Saunders Elsevier, 2009).

L. Baumann. *Cosmetic Dermatology, ,* segunda edición. (New York: McGraw Hill, 2009).

CAPÍTULO 11: LA BELLEZA ESTÁ DONDE LA ENCUENTRES

L.S. Davis, M. Lubovich. *Hunks, Hotties and Pretty Boys: Twentieth-Century Representations of Male Beauty* (Newcastle upon Tyne, U.K.: Cambridge Scholars Publishing, 2008).

N. Etcoff. *Survival of the Prettiest: The Science of Beauty* (New York: Anchor Books, 2000).

Sam Levenson. *In One Era and Out the Other* (New York: Simon & Schuster, 1973).

Maxwell Maltz, M.D. *Psycho-Cybernetics* (New York: Prentice-Hall, 1960).

D.V.P. Marks. *Human Beauty: An Economic Analysis* [tesis]. (Cambridge, MA.: Harvard University, 1989).

Yoram Windy Colin Crook, con Robert Gunther. *The Power of Impossible Thinking: Transform the Business of Your Life and the Life of Your Business* (Upper Saddle River, N.J.: Wharton School Publishing/Pearson Education, 2005).

CAPÍTULO 12: MAQUÍLLAME PERFECTA

G. Hernandez. *Classic Beauty: The History of Make-Up* (Philadelphia, PA.: Schiffer; 2011).

CAPÍTULO 13: SÉ JOVEN

T.A. Baroody, D.C, N.D., Ph.D. *Alkalize or Die: Superior Health Through Proper Alkaline-Acid Balance,* novena edición (Waynesville, N.C.: Holographic Health, 1991).

A. Hutschnecker. *The Will to Live* (New York: Thomas Y. Crowell Company, 1951).

F.K. Meyer, M.D., "Global Strategy in Preventative Medicine," *Annals of Internal Medicine,* vol. 3, nro. 2 (1 de agosto de 1950): págs. 275–291.

C. Vasey, N.D. *The Acid-Alkaline Diet for Optimum Health: Restore Your Health by Creating pH balance in Your Diet,* , 2da edición (Rochester, VT.: Healing Arts Press, 2006).

R. Welch. Raquel: *Beyond the Cleavage* (New York: Weinstein Books, 2010).

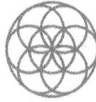

Índice

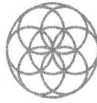

Sobre el Autor

Shino Bay Aguilera, D.O., es dermatólogo cosmético certificado y cirujano dermatológico, miembro del *American Osteopathic College of Dermatology,* y experto en tecnología láser para cosmética y en técnicas de reversión del envejecimiento. Ex Director Médico del programa de residencia dermatológica de la *Nova Southeastern University,* el Dr. Aguilera también ha enseñado dermatología en el *Lake Erie College of Osteopathic Medicine,* en la *University of Miami,* en la *Suncoast University,* y en la Universidad del Rosario en Colombia. Originalmente de Panamá, tiene una licenciatura de la *University of California,* en Los Ángeles, y de la *Western University of Health Sciences.*

Mientras asistía a la Universidad, el Dr. Aguilera trabajó como modelo masculino de modas y de pasarela. Durante esta etapa, desarrolló un profundo entendimiento de la belleza y de cómo optimizarla, y una pasión por el arte y por la ciencia de la estética. Es miembro de la *American Academy of Dermatology,* del *American Osteopathic College of Dermatology,* de la *American Society for Dermatologic Surgery,* de la *American Society of Laser Medicine and Surgery*, y de la *Broward County*

Dermatology Society.

El Dr. Aguilera es el fundador del Shino Bay Cosmetic Dermatology, Plastic Surgery & Laser Institute, en Fort Lauderdale, Florida, que ha sido nombrado un centro láser de excelencia por Cynosure Lasers, el fabricante líder de láseres en el mundo. Participa en estudios continuos de pruebas clínicas de la FDA con el fin de determinar los mejores protocolos de tratamiento y de maximizar la seguridad y eficacia de la tecnología láser emergente. Su instituto es un centro avanzado de capacitación médica para los Estados Unidos y para América Latina.

Como orador invitado y capacitador médico internacional muy solicitado, el Dr. Aguilera viaja alrededor del mundo enseñando a otros médicos el uso correcto de lo más avanzado en tecnología láser y tecnología inyectable cosmética: Sculptra Aesthetic™, Botox® y Allergan®. Es bilingüe y ha tenido apariciones frecuentes en programas de noticias de televisión en inglés y español para redes televisivas que incluyen CBS, NBC, MegaTV y Telemundo. El Dr. Aguilera ha desarrollado dos nuevas técnicas quirúrgicas usando rellenos: Precise-Sculpt (con Sculptra Aesthetic™) y HD Sculpt (con Radiesse™). Es autor o coautor de numerosos artículos en diferentes publicaciones médicas y cosméticas.

El Dr. Aguilera ha recibido muchos galardones, incluyendo el prestigioso premio nacional al "Mejor Realce Facial No Quirúrgico" de la *Aesthetic Academy* en 2011 y 2012. Es también solidario y humanitario. Su pericia médica acabada incluye una multitud de trabajos como voluntario y sin fines de lucro. El Dr. Aguilera ha sido director médico adjunto del *Hospice of the Palm Beaches* y ha ofrecido sus servicios de forma voluntaria en refugios por huracanes ayudando a los desplazados. Viajando por sus propios medios y donando sus propias provisiones, periódicamente ofrece su servicio como voluntario a personas sin cobertura médica en países empobrecidos del mundo, mediante exámenes de detección de cáncer de piel y otros importantes servicios dermatológicos.

El Dr. Aguilera vive y trabaja en la zona de Miami-Fort Lauderdale, en Florida.